中国壮医药文库

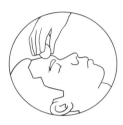

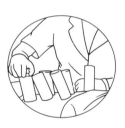

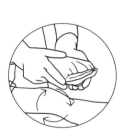

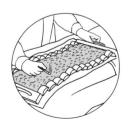

贺诗寓　潘明甫　黄国东　主编

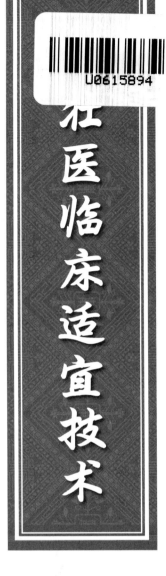

壮医临床适宜技术

广西科学技术出版社

·南宁·

图书在版编目（CIP）数据

壮医临床适宜技术 / 贺诗寓，潘明甫，黄国东主编
. -- 南宁：广西科学技术出版社，2024.11
ISBN 978-7-5551-2201-2

Ⅰ.①壮… Ⅱ.①贺… ②潘… ③黄… Ⅲ.①壮医
Ⅳ.①R291.8

中国国家版本馆CIP数据核字（2024）第095808号

壮医临床适宜技术
ZHUANGYI LINCHUANG SHIYI JISHU

贺诗寓　　潘明甫　　黄国东　　主编

策划组稿：罗煜涛　　　　　　　　　　装帧设计：韦娇林
责任编辑：李　媛　　　　　　　　　　责任校对：夏晓雯
助理编辑：梁佳艳　　　　　　　　　　责任印制：陆　弟

出 版 人：岑　刚
出版发行：广西科学技术出版社
社　　址：广西南宁市东葛路 66 号　　　邮政编码：530023
网　　址：http://www.gxkjs.com

印　　刷：广西民族印刷包装集团有限公司

开　　本：787 mm×1092 mm　1/16
字　　数：405 千字
印　　张：22
版　　次：2024 年 11 月第 1 版
印　　次：2024 年 11 月第 1 次印刷
书　　号：ISBN 978-7-5551-2201-2
定　　价：98.00 元

编委会

资助项目

广西壮族自治区中医药管理局"广西中医药学术传承试点项目"（项目编号：GXZYYXS202302）

序 言

　　壮族是我国人口最多的少数民族，壮医药文化历史绵长、内涵丰富。自20世纪80年代以来，在各级党委、政府的关心和指导下，广西对壮医药进行了一系列挖掘整理研究，先后出版了多部专著。党的十八大以来，自治区党委、政府高度重视中医药（壮瑶医药）工作，先后出台了一系列政策、文件，强化顶层设计和规划布局，并于2016年成立广西国际壮医医院，极大地推动了壮瑶医药事业的传承创新发展。

　　乘着振兴广西壮瑶医药事业的东风，广西国际壮医医院编写了《壮医临床适宜技术》，书中收集整理了多项壮医外治技术，内容精要、实操性强，非常适合作为了解和普及壮医外治技术的读物。壮医外治技术众多，关键在于对临床适宜的、有效的外治技术的提炼。本书起到了传承、整理、提高的作用，对提升人们对壮医药的知晓度、营造良好的推广氛围起了积极作用，也为广大壮医药工作者学习和运用壮医外治技术增添了宝贵的参考资料。希望医院能够秉承初心，打造壮医人才高地，坚持不懈地传承、探索、研究、运用壮医技术，为老百姓提供"简、便、验、廉"的壮医特色诊疗方案，推动壮医药传承创新发展，再续壮医药建设新篇章。

　　是为序。

黄汉儒

2024 年 10 月

前言

在中华民族多样化的传统医药宝库中，壮医药是其中一种极具地域特色的民族医药，它历史悠久、源远流长，千百年来伴随着壮族人民的繁衍生息经久不衰，并在新时代发展壮大。近年来，随着做好中医药守正创新、传承发展工作思想理念的不断深化，壮医药理论知识不断得到传承、研究和深入发展，壮医药的临床应用也逐渐被认可和关注，特别是壮医外治技术，以其效果快速、有效而深受广大患者青睐。

壮医外治技术是壮医药的重要组成部分，是壮族人民结合当地的气候、环境、物种等自然因素，探索、总结出的治疗病痛的宝贵经验。多年来，我国壮医药专家不断挖掘整理和研究，总结出多种壮医外治技术，其中很多外治技术至今仍是壮族地区群众防病治病的重要手段。随着社会的发展和人民生活水平的提高，各类痛症、睡眠障碍、肥胖、皮肤病等成为常见病，壮医外治技术在这些常见病的临床治疗中不断展现出显著优势。经过多年的临床验证、理论提升和技术规范，多种壮医外治技术发展为具有明确适应证、操作规范和疗效评价体系的壮医临床适宜技术。为积极响应健康中国战略号召，进一步推动壮医临床适宜技术的规范化应用和普及推广，广西国际壮医医院充分发挥壮医专科优势，组织壮医药临床专家编写了《壮医临床适宜技术》。

《壮医临床适宜技术》共收集整理 21 种常用壮医临床适宜技术，重点介绍各技术临床优势病种的操作规范，旨在促进壮医临床适宜技术使用的规范性、准确性和安全性，促进壮医临床适宜技术的推广应用，为壮医药工作者提供借鉴，以更好地服务患者、服务社会。

在此，对关心和支持本书编写的领导、专家表示诚挚的感谢。由于编者水平有限，书中不足之处在所难免，恳请广大同仁和读者批评指正。我们愿与大家携手，为壮医药事业的发展和造福群众贡献力量。

编者

2024 年 10 月

目录

上编　壮医临床适宜技术理论概要

第一章　壮医药线点灸疗法 …………………………………………… 2

第二章　壮医药线升阳灸疗法 ………………………………………… 7

第三章　壮医灯心草灸疗法 …………………………………………… 10

第四章　壮医神龙灸疗法 ……………………………………………… 14

第五章　壮医火攻疗法 ………………………………………………… 18

第六章　壮医刮痧疗法 ………………………………………………… 22

第七章　壮医针刺疗法 ………………………………………………… 27

第八章　壮医刺血疗法 ………………………………………………… 34

第九章　壮医莲花针拔罐逐瘀疗法 …………………………………… 38

第十章　壮医火针疗法 ………………………………………………… 44

第十一章　中针炁机针法 ……………………………………………… 48

第十二章　壮医针挑疗法 ……………………………………………… 54

第十三章　壮医敷贴疗法 ……………………………………………… 58

第十四章　壮医烫熨疗法 ……………………………………………… 62

第十五章　壮医包药疗法 ……………………………………………… 66

第十六章　壮医滚蛋疗法 ……………………………………………… 70

第十七章　壮医药物竹罐疗法 ………………………………………… 74

第十八章　壮医经筋疗法 ……………………………………………… 78

第十九章　壮医全身药浴疗法 ································· 83

第二十章　壮医香囊佩药疗法 ································· 87

第二十一章　壮医水蛭疗法 ·································· 90

中编　壮医优势病种理论概要

第一章　感冒 ·· 98

第二章　咳嗽 ··· 102

第三章　支气管哮喘 ······································· 105

第四章　慢性胃炎 ··· 109

第五章　小儿厌食症 ······································· 114

第六章　汗病 ··· 117

第七章　浮肿 ··· 121

第八章　尿闭 ··· 124

第九章　尿淋 ··· 128

第十章　水道阳虚证 ······································· 133

第十一章　原发性头痛 ····································· 135

第十二章　耳鸣 ··· 146

第十三章　睡眠障碍 ······································· 150

第十四章　带状疱疹 ······································· 153

第十五章　湿疹 ··· 157

第十六章　急性荨麻疹 ····································· 162

第十七章　扁平疣 ··· 165

第十八章　颈椎病 ··· 168

第十九章　粘连性肩关节囊炎 ······························· 174

第二十章　桡骨茎突狭窄性腱鞘炎 ··························· 177

第二十一章　腰椎间盘突出症 ······························· 180

第二十二章　类风湿关节炎 ································· 186

第二十三章　痛风 ……………………………………………… 190

第二十四章　骨关节炎 ………………………………………… 195

第二十五章　膝关节骨性关节炎 ……………………………… 198

第二十六章　陈旧性踝关节扭伤 ……………………………… 202

第二十七章　痛经 ……………………………………………… 205

第二十八章　乳腺增生病 ……………………………………… 209

第二十九章　急性乳腺炎 ……………………………………… 212

第三十章　产后身痛 …………………………………………… 215

第三十一章　甲状腺肿 ………………………………………… 218

第三十二章　勃起功能障碍 …………………………………… 221

下编　壮医临床适宜技术操作规范

第一章　壮医药线点灸疗法 …………………………………… 226

　　第一节　壮医药线点灸疗法治疗带状疱疹 ………………… 226

　　第二节　壮医药线点灸疗法治疗感冒 ……………………… 227

　　第三节　壮医药线点灸疗法治疗湿疹 ……………………… 228

第二章　壮医药线升阳灸疗法 ………………………………… 230

　　第一节　壮医药线升阳灸疗法治疗汗病 …………………… 230

　　第二节　壮医药线升阳灸疗法治疗浮肿 …………………… 231

　　第三节　壮医药线升阳灸疗法治疗尿闭 …………………… 232

　　第四节　壮医药线升阳灸疗法治疗尿淋 …………………… 233

　　第五节　壮医药线升阳灸疗法治疗水道阳虚证 …………… 234

　　第六节　壮医药线升阳灸疗法治疗原发性头痛 …………… 235

　　第七节　壮医药线升阳灸疗法治疗耳鸣 …………………… 236

　　第八节　壮医药线升阳灸疗法治疗睡眠障碍 ……………… 237

　　第九节　壮医药线升阳灸疗法治疗勃起功能障碍 ………… 238

第三章　壮医灯心草灸疗法 ································ 240

　　第一节　壮医灯心草灸疗法治疗甲状腺肿 ············· 240

　　第二节　壮医灯心草灸疗法治疗扁平疣 ··············· 241

　　第三节　壮医灯心草灸疗法治疗腰椎间盘突出症 ······· 243

第四章　壮医神龙灸疗法 ······························ 245

　　第一节　壮医神龙灸疗法治疗谷道气虚型胃痛（慢性胃炎）

　　　　　　 ··· 245

　　第二节　壮医神龙灸疗法治疗睡眠障碍 ··············· 246

　　第三节　壮医神龙灸疗法治疗腰椎间盘突出症 ········· 247

　　第四节　壮医神龙灸疗法治疗痛经 ··················· 249

第五章　壮医火攻疗法 ································ 251

　　第一节　壮医火攻疗法治疗扁平疣 ··················· 251

　　第二节　壮医火攻疗法治疗颈椎病 ··················· 252

　　第三节　壮医火攻疗法治疗腰椎间盘突出症 ··········· 254

第六章　壮医刮痧疗法 ································ 256

　　第一节　壮医刮痧疗法治疗感冒 ····················· 256

　　第二节　壮医刮痧疗法治疗咳嗽 ····················· 257

　　第三节　壮医刮痧疗法治疗颈椎病 ··················· 258

第七章　壮医针刺疗法 ································ 260

　　第一节　壮医针刺（脐环针）疗法治疗睡眠障碍 ······· 260

　　第二节　壮医针刺疗法治疗颈椎病 ··················· 261

　　第三节　壮医针刺（脐环针）疗法治疗痛经 ··········· 262

第八章　壮医刺血疗法 ································ 264

　　第一节　壮医刺血疗法治疗急性荨麻疹 ··············· 264

　　第二节　壮医刺血疗法治疗粘连性肩关节囊炎 ········· 265

　　第三节　壮医刺血疗法治疗腰椎间盘突出症 ··········· 266

　　第四节　壮医刺血疗法治疗陈旧性踝关节扭伤 ········· 268

第九章　壮医莲花针拔罐逐瘀疗法 …………………………………… 270

　　第一节　壮医莲花针拔罐逐瘀疗法治疗带状疱疹 ………………… 270

　　第二节　壮医莲花针拔罐逐瘀疗法治疗腰椎间盘突出症 ………… 272

　　第三节　壮医莲花针拔罐逐瘀疗法治疗膝关节骨性关节炎 …… 274

第十章　壮医火针疗法 …………………………………………………… 276

　　第一节　壮医火针疗法治疗颈椎病 ………………………………… 276

　　第二节　壮医火针疗法治疗痛风 …………………………………… 277

　　第三节　壮医火针疗法治疗骨关节炎 ……………………………… 279

第十一章　中针炁机针法 ………………………………………………… 281

　　第一节　中针炁机针法治疗慢性胃炎 ……………………………… 281

　　第二节　中针炁机针法治疗睡眠障碍 ……………………………… 283

　　第三节　中针炁机针法治疗腰椎间盘突出症 ……………………… 286

第十二章　壮医针挑疗法 ………………………………………………… 289

　　第一节　壮医针挑疗法治疗慢性咳嗽 ……………………………… 289

　　第二节　壮医针挑疗法治疗支气管哮喘 …………………………… 290

　　第三节　壮医针挑疗法治疗慢性胃炎 ……………………………… 291

第十三章　壮医敷贴疗法 ………………………………………………… 293

　　第一节　壮医敷贴疗法治疗感冒 …………………………………… 293

　　第二节　壮医敷贴疗法治疗谷道气虚型胃痛（慢性胃炎）… 294

　　第三节　壮医敷贴疗法治疗睡眠障碍 ……………………………… 296

第十四章　壮医烫熨疗法 ………………………………………………… 298

　　第一节　壮医烫熨疗法治疗颈椎病 ………………………………… 298

　　第二节　壮医烫熨疗法治疗腰椎间盘突出症 ……………………… 299

　　第三节　壮医烫熨疗法治疗膝关节骨性关节炎 …………………… 300

第十五章　壮医包药疗法 ………………………………………………… 302

　　第一节　壮医包药疗法治疗痛风 …………………………………… 302

　　第二节　壮医包药疗法治疗类风湿关节炎 ………………………… 303

第三节　壮医包药疗法治疗急性乳腺炎 ……………… 304

第十六章　壮医滚蛋疗法 ………………………………… 306

第一节　壮医滚蛋疗法治疗感冒 ……………………… 306

第二节　壮医滚蛋疗法治疗偏头痛 …………………… 307

第三节　壮医滚蛋疗法治疗睡眠障碍 ………………… 309

第十七章　壮医药物竹罐疗法 …………………………… 311

第一节　壮医药物竹罐疗法治疗睡眠障碍 …………… 311

第二节　壮医药物竹罐疗法治疗颈椎病 ……………… 312

第三节　壮医药物竹罐疗法治疗腰椎间盘突出症 …… 314

第十八章　壮医经筋疗法 ………………………………… 316

第一节　壮医经筋疗法治疗偏头痛 …………………… 316

第二节　壮医经筋疗法治疗颈椎病 …………………… 318

第三节　壮医经筋疗法治疗腰椎间盘突出症 ………… 319

第十九章　壮医全身药浴疗法 …………………………… 322

第一节　壮医全身药浴疗法治疗湿疹 ………………… 322

第二节　壮医全身药浴疗法治疗腰椎间盘突出症 …… 323

第三节　壮医全身药浴疗法治疗产后身痛 …………… 325

第二十章　壮医香囊佩药疗法 …………………………… 327

第一节　壮医香囊佩药疗法治疗感冒 ………………… 327

第二节　壮医香囊佩药疗法治疗小儿厌食症 ………… 328

第三节　壮医香囊佩药疗法治疗乳腺增生病 ………… 329

第二十一章　壮医水蛭疗法 ……………………………… 331

第一节　壮医水蛭疗法治疗带状疱疹 ………………… 331

第二节　壮医水蛭疗法治疗湿疹 ……………………… 332

第三节　壮医水蛭疗法治疗桡骨茎突狭窄性腱鞘炎 …… 334

第四节　壮医水蛭疗法治疗痛风 ……………………… 335

参考文献 ……………………………………………………… 337

上编 …

壮医临床适宜技术理论概要

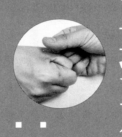

…

第一章　壮医药线点灸疗法

一、概述

壮医药线点灸疗法是将经过多种壮药制备液浸泡过的、直径为 0.25 ~ 1 mm 的苎麻线线头点燃，使之形成圆珠状炭火星（简称"珠火"）后，迅速将珠火灼灸于患者体表穴位或部位，以预防和治疗疾病的一种壮医特色外治法。此疗法取材简单、操作简便、疗效确切、安全可靠、费用低廉、易于学习和推广应用，具有"简、便、验、廉、捷"的特色和无毒副作用的优势。

二、功效

壮医药线点灸疗法具有通痹、止痛、止痒、祛风、消炎、活血化瘀、消肿散结、通调龙路和火路等功效，可改善体液免疫功能，提高 T 淋巴细胞转化率，从而提高机体免疫力。

三、机理

壮医药线点灸疗法对人体局部进行温热刺激，通过三道两路的传导，调整人体气血归于平衡，使人体各部功能恢复正常。

四、适应证

壮医药线点灸疗法对畏寒、发得（发热）、唉佛（肿块）、唉尹（疼痛）、缩印糯哨（痿证）、麻抹（麻木）、能晗能累（瘙痒）等病症效果显著。

五、禁忌证

（1）眼球、男性外生殖器龟头部和女性小阴唇部禁用。

（2）血糖控制不佳患者及精神病患者禁用。

（3）过度疲劳、过度饥饿及精神高度紧张者禁用。

（4）黑痣忌用。

（5）孕妇慎用。

六、操作规范

（一）器械及材料

药线（苎麻线，大号直径约 1 mm、中号直径约 0.7 mm、小号直径约 0.25 mm）、酒精灯、打火机、镊子、剪刀、生理盐水、碘伏、医用棉签、无菌纱布、一次性注射器针头、烧伤膏或紫草膏、一次性无菌手套、医用口罩、帽子等。

（二）技术操作

1. 患者体位

根据病情确定体位，常取坐位、俯卧位、仰卧位、侧卧位等，以患者舒适及便于施术者操作为宜，避免用强迫体位。

2. 取穴

（1）以灶为穴：在病灶处选取一个、多个或一组穴位施治。

（2）龙氏取穴：寒手热背肿在梅，痿肌痛沿麻络央，唯有痒疾抓长子，各疾施灸不离乡。在病灶处选穴，以壮医梅花穴、莲花穴、葵花穴、长子穴及病灶局部穴位为主，配以中医辨证取穴。

①梅花穴：皮损类疾病，按照局部皮肤病损的形状和大小，沿其部位选取一组穴位，组成梅花形。

②莲花穴：皮损类疾病，按照局部皮肤病损的形状和大小，沿其部位选取一组穴位，组成莲花形。

③葵花穴：皮损类疾病，按照局部皮肤病损的形状和大小，沿病损部位及其周边取穴，组成葵花形。

④长子穴：皮疹类疾病引起皮肤瘙痒，首先出现的疹子或最大的疹子为长子穴。

3. 施术前准备

（1）洗手，戴医用口罩、帽子，非常规手法施术者须戴一次性无菌手套。

（2）用生理盐水清洁施灸处皮肤。

4. 施术流程

（1）取线。用镊子从药液中取出药线。

（2）整线。将松散的药线搓紧、拉直（图1-1-1）。

（3）持线。常规手法：右手食指和拇指夹持药线的一端，露出线头1～2 cm；药线另一端卷入掌心（图1-1-2）。非常规手法：像针刺持针一样的方法持药线的一端，露出线头2～5 cm；药线另一端卷入掌心（图1-1-3）。

（4）点火。将露出的线头在酒精灯火焰上点燃，使线头形成珠火（图1-1-4）。

（5）施灸。常规手法：将带珠火的线头对准穴位或治疗部位，手腕和拇指顺势屈曲，拇指指腹迅速将带珠火的线头点按在穴位上，一按珠火灭即起为1壮（图1-1-5）。非常规手法：用带珠火的线头直接点灸穴位，无拇指点按动作，一点珠火灭即起为1壮（图1-1-6）。

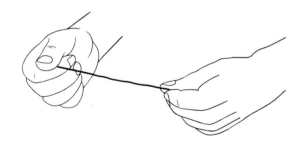

图1-1-1 整线

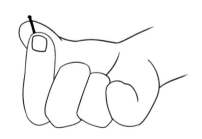

图1-1-2 持线（常规手法）

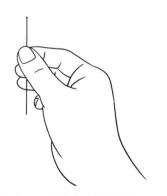

图1-1-3 持线（非常规手法）

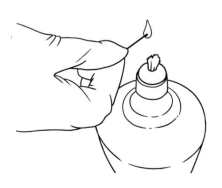

图1-1-4 点火

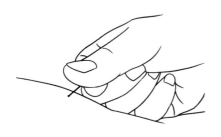
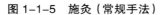
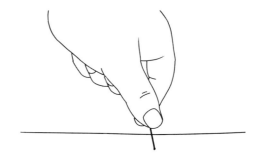

图 1-1-5　施灸（常规手法）　　　　图 1-1-6　施灸（非常规手法）

5. 关键技术环节

（1）搓紧药线，以免影响珠火形成。

（2）药线点燃后如有明火，须扑灭明火。

（3）药线点燃后，只有珠火适用，以珠火最旺时为点灸良机，在点灸部位留下药线白色炭灰时效果最佳。

（4）采用常规手法时，应注意顺应手腕和拇指的屈曲，用拇指指腹迅速将带珠火的线头直接点按在穴位或治疗部位上。

七、注意事项

（1）暴露治疗部位时，应注意保护患者的隐私，并为患者保暖。

（2）一般情况下应用常规手法施灸。使用非常规手法施灸，如点灸口腔部位，局部有破溃、渗液，或传染性皮肤病患者等，施术者必须戴一次性无菌手套，不可直接接触患处，避免交叉感染。

（3）注意手法轻重。施灸时，珠火接触治疗部位时间短、点灸壮数少者，为轻手法，适用于面部穴位及未成年人；珠火接触治疗部位时间较长、点灸壮数较多者，为重手法，适用于疼痛类疾病、足底穴位及急救；珠火接触穴位时间及点灸壮数介于轻手法和重手法之间者，为中手法，适用于一般疾病。

（4）点火时如有火苗，应轻轻抖灭，不可用嘴吹灭。

（5）点灸外眼区及面部靠近眼睛的穴位时，嘱患者闭眼，避免火花飘入眼内引起烧伤。

（6）施灸过程中随时观察患者局部皮肤情况及病情，并随时询问患者对点灸刺激的耐受程度。

（7）操作后交代患者局部会出现浅表的灼伤痕迹，停止点灸1～2周可自行消失。若施灸部位有瘙痒或轻度灼伤，属正常现象，避免用手抓破，以免引起感染。

（8）治疗后，嘱患者在饮食上应注意忌口（如皮肤病患者，在点灸治疗期间忌食牛肉、公鸡、鲤鱼等发物），以清淡饮食为主。

八、可能出现的意外情况及处理方案

（1）如烫伤，用生理盐水清洁创面及浸润无菌纱布湿敷创面，直至疼痛明显减轻或消失后外涂烧伤膏。

（2）如起水疱，水疱较小，皮肤可自行吸收，注意保持局部干燥及水疱的完整性即可；如水疱较大，可用一次性注射器针头将水疱戳破，放出疱内液体，每日用碘伏消毒，外涂烧伤膏或紫草膏，保持局部干燥及清洁，预防感染。

第二章　壮医药线升阳灸疗法

一、概述

壮医药线升阳灸疗法是将经过多种壮药制备液浸泡过的、直径为 0.25 ～ 1 mm 的苎麻线线头点燃，使之形成珠火后，迅速将珠火伸至耳孔内，以调气升阳、疏通道路、强壮安神、补虚、解毒，使天、地、人三气复归同步运行的预防和治疗疾病的壮医特色外治法。此疗法是壮医药线点灸疗法在临床实践中的创新应用。

二、功效

壮医药线升阳灸疗法具有补虚强壮、疏通龙路和火路气机、恢复三气同步等功效。

三、机理

壮医药线升阳灸疗法对耳郭进行温热刺激，通过三道两路的传导，调整气血归于平衡，使人体各部功能恢复正常。

四、适应证

壮医药线升阳灸疗法适用于虚弱性疾病，常见病症有畏寒、四肢冰凉、咖哄（耳鸣）、兰奔（眩晕）、巧尹（头痛）等。

五、禁忌证

（1）精神高度紧张者禁用。

（2）孕妇慎用。

六、操作规范

（一）器械及材料

药线（苎麻线，大号直径约 1 mm、中号直径约 0.7 mm、小号直径约 0.25 mm）、酒精灯、打火机、镊子、剪刀、生理盐水、碘伏、医用棉签、无菌纱布、一次性注射器针头、烧伤膏或紫草膏、一次性无菌手套、医用口罩、帽子等。

（二）技术操作

1. 患者体位

根据病情确定体位，常取坐位、俯卧位、仰卧位、侧卧位等，以患者舒适及便于施术者操作为宜，避免用强迫体位。

2. 取穴

外耳道（耳孔穴）。

3. 施术前准备

（1）洗手，戴医用口罩、帽子。

（2）用生理盐水清洁施灸处皮肤。

4. 施术流程

（1）取线。用镊子从药液中取出药线。

（2）整线。将松散的药线搓紧、拉直。

（3）持线。像针刺持针一样的方法持药线的一端，线头露出 2 ～ 5 cm；药线另一端卷入掌心。

（4）点火。将露出的线头在酒精灯火焰上点燃，使线头形成珠火。

（5）施灸。将带珠火的线头对准耳孔，缓慢从外耳道居中伸进耳内，不触碰耳道内皮肤，数数计时，每次 20 秒或患者耳内有轻度烫灼感后移出为 1 壮，一般灸 5 ～ 9 壮，然后换另一边耳道施灸（图 1-2-1）。施灸顺序为男性先左耳后右耳，女性先右耳后左耳。

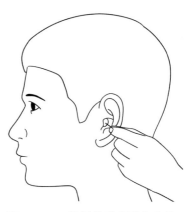

图 1-2-1　壮医药线升阳灸疗法

5. 关键技术环节

（1）不同壮药制备液浸泡的苎麻线功效不同，针对病症取相应功效的药线。

（2）选穴准确，体位舒适。

（3）缓慢将带珠火的线头从外耳道居中伸进耳内，手法轻慢，不要触碰耳道内皮肤。

（4）按常规壮数施灸后仍未感觉温暖者，可适当增加壮数，直至耳孔穴感觉温暖即可。

七、注意事项

（1）施灸时应充分暴露耳孔，避免烧灼毛发引起烧伤。

（2）施灸过程中随时观察耳孔皮肤情况及病情，并随时询问患者对点灸刺激的耐受程度。

八、可能出现的意外情况及处理方案

（1）如烫伤，用生理盐水清洁创面及浸润无菌纱布湿敷创面，直至疼痛明显减轻或消失后外涂烧伤膏。

（2）如起水疱，水疱较小，皮肤可自行吸收，注意保持局部干燥及水疱的完整性即可；如水疱较大，可用一次性注射器针头将水疱戳破，放出疱内液体，每日用碘伏消毒，外涂烧伤膏或紫草膏，保持局部干燥及清洁，预防感染。

第三章　壮医灯心草灸疗法

一、概述

壮医灯心草灸又名灯花灸、油捻灸或爆灯火，是用灯心草蘸茶油或花生油点燃后直接或间接灸灼穴位或病变部位治疗疾病的一种灸法，分明灯灸、阴灯灸、余热灸三种。此疗法取材简洁，疗效确切，安全可靠，费用低廉，易于学习和推广应用，具有"简、便、验、廉、捷"的特色和无毒副作用的优势。

二、功效

壮医灯心草灸疗法具有温经通络、祛湿散寒、消瘀散结、拔毒泄热、保健养生、防病治病、调节人体免疫功能和抗衰老等功效。

三、机理

壮医灯心草灸疗法对人体局部进行温热刺激，通过三道两路的传导，调整气血归于平衡，使人体各部功能恢复正常。

四、适应证

壮医灯心草灸疗法适用于谷道病、气道病、龙路和火路病的治疗或调理，常用疾病有沙呃（呃逆）、胴尹（胃痛）、白冻（腹泻）、喯疳（疳积）、墨病（哮喘）、发北谋（癫痫）、巧尹（头痛）、发得（发热）、迷给（昏迷）、喯埃（甲状腺功能亢进症、甲状腺肿）、惹脓（慢性中耳炎）、航靠谋（痄腮）、货烟妈（急性扁桃体炎）、活邀尹（颈椎病）、核尹（腰痛）、发旺（关节痛、风湿病）、喯呗啷（带状疱疹）、能晗能累（湿疹）、扁平疣等。

五、禁忌证

（1）眼球、男性外生殖器龟头部和女性小阴唇部禁用。

（2）血糖控制不佳患者、精神病患者等禁用。

（3）孕妇慎用。

（4）过度疲劳、过度饥饿及精神高度紧张者禁用。

（5）黑痣慎用。

六、操作规范

（一）器械及材料

1. 灯心草

秋初割下全草，顺茎划开皮部，剥取茎髓，捆扎成把，晒干备用。干燥的茎髓呈细圆柱形，表面呈白色或淡黄白色，有细纵纹。用时除去杂质，切成长 3～4 cm 的小段。

2. 其他

茶油、酒精灯、打火机、软棉纸、弯盘、治疗盘、垫巾、一次性注射器针头、生理盐水、烧伤膏、记录表、笔、一次性无菌手套、医用口罩、帽子等。

（二）技术操作

1. 患者体位

根据病情确定体位，常取坐位、俯卧位、仰卧位、侧卧位等，以患者舒适及便于施术者操作为宜，避免用强迫体位。

2. 取穴

（1）以灶为穴：在病灶处选取一个、多个或一组穴位施治。

（2）龙氏取穴：寒手热背肿在梅，痿肌痛沿麻络央，唯有痒疾抓长子，各疾施灸不离乡。在病灶处取穴，以壮医梅花穴及病灶局部穴位为主，配以中医辨证取穴。

3. 施术前准备

（1）洗手，戴医用口罩、帽子。

（2）用生理盐水清洁施灸处皮肤。

4. 施术

（1）点穴。根据疾病选定穴位并做标记。

（2）燃火。取 1 根灯心草，将一端蘸茶油，点火前用软棉纸吸去浮油以防燃油下滴引起烫伤，施术者用右手拇指、食指捏住灯心草上三分之一处，在线头端燃火。

（3）爆焠。将燃火端慢慢向穴位移动，并稍停瞬间，待火焰略变大，则快速垂直接触穴位标志点焠烫（勿触之太重或离穴太远，使燃火端与皮肤似触非触为宜），此时从穴位点引出一股气流，将灯草头部爆出，随即发出清脆的"啪啪"爆焠声，火亦随之熄灭。如无爆焠声，当即重复施术 1 次（图 1-3-1）。灸后皮肤稍发黄，或起小水疱，此为恰到好处。施灸局部应保持清洁，防止感染。灼灸次数可根据病情需要灵活掌握，一般每日 1 ～ 2 次。

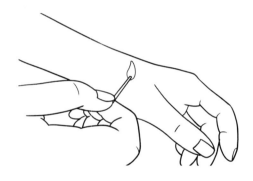

图 1-3-1　灯心草灸疗法

5. 关键技术环节

（1）搓紧灯心草，以免影响珠火形成。

（2）灯心草点燃后如有明火，须扑灭明火。

（3）应在线头珠火最旺时点灸焠烫穴位，注意不要平按，要使灯线头珠火着穴。

七、注意事项

（1）暴露治疗部位时，应注意保护患者的隐私，并为患者保暖。

（2）一般情况下应用常规手法施灸。使用非常规手法施灸，如点灸口腔部位，局部有破溃、渗液，或传染性皮肤病患者等，施术者必须戴一次性无菌手套，不可直接接触患处，避免交叉感染。

（3）注意手法轻重。施灸时，珠火接触治疗部位时间短，点灸壮数少者，为轻手法，适用于面部穴位及未成年人；珠火接触治疗部位时间较长，点灸壮数较多者，为重手法，适用于疼痛类疾病、足底穴位及急救；珠火接触穴位时间及点灸壮数介于轻手法和重手法之间者，为中手法，适用于一般疾病。

（4）点火时如有火苗，应轻轻抖灭，不可用嘴吹灭。

（5）点灸外眼区及面部靠近眼睛的穴位时，嘱患者闭眼，避免火花飘入眼内引起烧伤。

（6）施灸过程中随时观察患者局部皮肤情况及病情，并随时询问患者对点灸刺激的耐受程度。

（7）操作后交代患者局部会出现浅表的灼伤痕迹，停止点灸 1～2 周可自行消失。若施灸部位有瘙痒或轻度灼伤，属正常现象，避免用手抓破，以免引起感染。

（8）治疗后，嘱患者在饮食上应注意忌口（如皮肤病患者，在点灸治疗期间忌食牛肉、公鸡、鲤鱼等发物），以清淡饮食为主。

八、可能出现的意外情况及处理方案

（1）如烫伤，用生理盐水清洁创面及浸润无菌纱布湿敷创面，直至疼痛明显减轻或消失后外涂烧伤膏。

（2）如起水疱，水疱较小，皮肤可自行吸收，注意保持局部干燥及水疱的完整性即可；如水疱较大，可用一次性注射器针头将水疱戳破，放出疱内液体，每日用碘伏消毒，外涂烧伤膏或紫草膏，保持局部干燥及清洁，预防感染。

第四章　壮医神龙灸疗法

一、概述

壮医神龙灸疗法是将姜渣及艾绒平铺于人体背部或胸腹部施灸的一种疗法，施术步骤分为放灸器、铺姜渣、铺艾绒、燃艾绒。该疗法广泛应用于临床，具有操作简便、易学易懂、无明显创伤、安全可靠、便于推广的优势。

二、功效

壮医神龙灸疗法具有祛邪、止痛、调气补虚、固肾壮阳、通调三道两路、调畅气血平衡等功效。

三、机理

壮医神龙灸疗法利用生姜、艾绒之辛散温通的药力及灸法之热力，激发人体天、地、人三气，调整气血归于平衡，使人体各部功能恢复正常。

四、适应证

壮医神龙灸疗法常用于风、湿、寒、痰、瘀等毒邪阻滞三道两路所致的各种疾病，如贫痧（感冒）、埃病（咳嗽）、楞涩（鼻炎）、年闹诺（失眠）、令扎（强直性脊柱炎）、发旺（风湿病）、核嘎尹（腰腿痛）、活邀尹（颈椎病）、旁巴尹（肩周炎）、兰奔（头晕）、喯呗啷（带状疱疹及带状疱疹后遗神经痛）、腊胴尹（腹痛）、京尹（痛经）、约京乱（月经不调）、卟很裆（不孕）、巧尹（头痛）、勒爷屙细（小儿泄泻）、嘞内嘘内（虚劳）等。

五、禁忌证

（1）辨证为阳证患者禁用。

（2）发热（体温 ≥ 37.3 ℃）、脉搏 ≥ 90 次／分者禁用。

（3）开放性创口或感染性病灶禁用。

（4）血糖控制不佳患者及精神病患者禁用。

（5）过度疲劳、过度饥饿或精神高度紧张者禁用。

六、操作规范

（一）器械及材料

姜渣、艾绒、桑皮纸、灸器、95% 酒精、95% 酒精棉球、喷壶、酒精灯、打火机、止血钳、治疗单、消毒毛巾、无菌纱布、压舌板、一次性注射器针头、生理盐水、碘伏、烧伤膏或紫草膏、一次性无菌手套、医用口罩、帽子等。

（二）技术操作

1. 患者体位

根据病情确定体位，常取俯卧位、仰卧位等，以患者舒适及便于施术者操作为宜，避免用强迫体位。

2. 取穴

（1）近部取穴：在病痛的局部和邻近部位取穴。

（2）远部取穴：在距病痛较远的部位取穴。

（3）循道路取穴：在疾病所属道路取穴。

3. 施术前准备

洗手，戴医用口罩、帽子、一次性无菌手套。

4. 施术

（1）放灸器。再次评估施灸部位皮肤情况，将桑皮纸铺在施灸部位，灸器放在桑皮纸上。

（2）铺姜渣。戴手套，用手将姜渣压紧后放入灸器，铺满，厚度为 2 ～ 3 cm。

（3）铺艾绒。将艾绒压成扁平状后铺在姜渣上，厚度为 1 ～ 2 cm（图 1-4-1）。

（4）燃艾绒。用喷壶将 95% 酒精均匀喷洒在艾绒上，点燃艾绒（图 1-4-2），使药力迅速通达龙脊，此为 1 壮；待第 1 壮艾绒燃烧至大部分焦黑后，另取艾绒压成扁平状后铺撒在第 1 壮艾绒上，取 95% 酒精棉球沿龙脊自上而下点燃艾绒，每次可灸 2 ～ 5 壮，以患者自觉施灸部位温煦发热为宜。

（5）灸毕。确认艾绒燃烧完毕，撤除灸器。检查患者皮肤情况，用无菌纱布轻拭施灸部位的水迹，立即给患者盖被保暖。

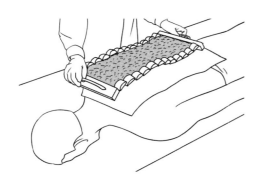

图 1-4-1　铺艾绒

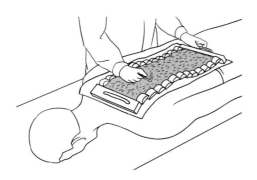

图 1-4-2　燃艾绒

5. 关键技术环节

（1）随时观察及询问患者的感受，如患者诉温度过高，可将压舌板插入灸器下平行滑动以隔热及散热；或短暂轻抬灸器，观察患者皮肤情况。

（2）姜渣需铺满灸器，控制姜渣的厚度为 2 ～ 3 cm，艾绒的厚度为 1 ～ 2 cm。

（3）姜渣的湿度以无水滴漏为度。

七、注意事项

（1）情绪紧张或过度饥饿者禁用。暴露治疗部位时，应注意保护患者的隐私，并为患者保暖。

（2）施灸后注意观察患者皮肤情况，皮肤出现微红灼热或轻微瘙痒，属正常现象，无需处理。

（3）治疗后 4 ～ 6 小时内不宜洗澡，注意保暖，避免吹风着凉。

（4）治疗当天避免过度运动，忌食寒凉、热性及酸辣刺激、肥甘厚味、鱼腥等食物。

八、可能出现的意外情况及处理方案

（1）如烫伤，用生理盐水清洁创面及浸润无菌纱布湿敷创面，直至疼痛明显减轻或消失后外涂烧伤膏。

（2）如起水疱，水疱较小，皮肤可自行吸收，注意保持局部干燥及水疱的完整性即可；如水疱较大，可用一次性注射器针头将水疱戳破，放出疱内液体，每日用碘伏消毒，外涂烧伤膏或紫草膏，保持局部干燥及清洁，预防感染。

第五章 壮医火攻疗法

一、概述

壮医火攻疗法亦称神火疗法，是利用药枝（鸡血藤、四方藤、过山香、五味藤、断肠草、吹风散等）加工制成药棒或药条，点燃后熄灭明火，用两层牛皮纸包裹燃端熨灸身体某个部位，以刺激肌肤筋脉，从而达到损盈补亏、防病治病的一种方法。该疗法是桂东南壮族颇为流行的传统医疗技法，起初只在民间世代口耳相传，其形成和发展经历了漫长的历史过程。《黄帝内经》载，"南方者，多病挛痹，其治宜微针，故九针从南方来"。壮族善用火攻疗法，以神火代针"调阳驱邪"，灸按疗疾。其治疗范围广，疗效显著，副作用小，具有"简、便、廉、验"的特色及优势。

二、功效

壮医火攻疗法具有祛风、湿、痧、瘴、水、痰等毒邪，止血活血，祛瘀排毒，通络止痛，消肿散结，调气安神，补虚强体等功效。

三、机理

壮医火攻疗法对人体进行局部的温热刺激，通过三道两路的传导，调整人体气血归于平衡，使人体各部功能恢复正常。

四、适应证

壮医火攻疗法主要用于风、寒、湿等毒邪及瘀毒阻滞经脉等所致的各种病症，如得凉（感冒）、奔埃（咳嗽）、楞涩（鼻炎）、年闹诺（失眠）、令扎（强直性脊柱炎）、发旺（风湿病）、核嘎尹（腰腿痛）、活邀尹（颈椎病）、旁巴尹（肩周炎）、兰奔（头晕）、奔呗啷（带状疱疹及带状疱疹后遗神经痛）、腊胴尹（腹痛）、京尹（痛经）、约京乱（月经不调）、卟很档（不孕）、巧尹（头痛）、勒爷屙细（小儿泄泻）、嘞内嘘内（虚劳）等。

五、禁忌证

（1）过度疲劳、饥饿及精神高度紧张者禁用。

（2）眼球、男性外生殖器龟头部和女性小阴唇部禁用。

（3）疮疡已溃及体表的恶性肿瘤病灶局部禁用。

（4）孕妇慎用。

六、操作规范

（一）器械及材料

（1）药枝准备：选取鸡血藤、四方藤、过山香、五味藤、断肠草、吹风散等道地原生新鲜药材中的任一种，切成 15 ～ 20 cm 长，阴干后配生姜、大葱、两面针、黄柏、防己适量，加入 40 ～ 50 度的白酒浸泡半个月，取出药枝阴干后备用。

（2）其他：酒精灯、双层牛皮纸、打火机、灭灸器、生理盐水、碘伏、无菌纱布、一次性注射器针头、烧伤膏或紫草膏、医用口罩、帽子等。

（二）技术操作

1. 患者体位

根据病情确定体位，常取俯卧位、仰卧位等，以患者舒适及便于施术者操作为宜，避免用强迫体位。

2. 取穴

（1）近部取穴：在病痛的局部和邻近部位取穴。

（2）远部取穴：在距病痛较远的部位取穴。

（3）循道路取穴：在疾病所属道路取穴。

（4）龙氏取穴：寒手热背肿在梅，痿肌痛沿麻络央，唯有痒疾抓长子，各疾施灸不离乡。

3. 施术前准备

洗手，戴医用口罩、帽子。

4. 施术

（1）选药枝。选择一根长 15 ～ 20 cm 的药枝。

（2）持药枝。右手拇指、食指夹持药枝一端并露出 8 ～ 10 cm。

（3）燃药枝。在酒精灯上点燃药枝一端（图 1-5-1）。

（4）包药枝。待明火熄灭后，用两层牛皮纸包裹燃着暗火的药枝，或将双层牛皮纸铺在要熨灸的部位。

（5）熨灸。用包裹两层牛皮纸的药枝在患者身上特定部位或穴位熨灸（图 1-5-2），或将燃着暗火的药枝直接熨灸于铺在熨灸部位的牛皮纸上（图 1-5-3）。初起药枝温度高，熨灸如鸟啄食样一上一下快速操作，待药枝温度下降，熨灸速度可渐慢下来，以患者耐受温度为宜。如药枝无热度，即重复上述操作，以皮肤微微潮红为度。

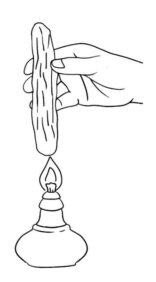

图 1-5-1　燃药枝

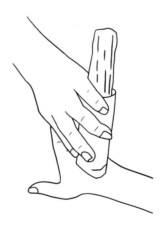

图 1-5-2　直接熨灸

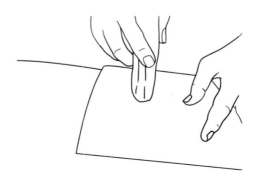

图 1-5-3　间接熨灸

（6）灸毕。熨灸完毕，将药枝放入灭灸器以备下次使用。

5. 关键技术环节

（1）选取容易采收的药枝（鸡血藤、四方藤、过山香、五味藤、断肠草、吹风散等），以免影响火攻熨灸法。

（2）药枝点燃后须扑灭明火，用两层牛皮纸包裹点火端熨灸身体某个部位或穴位。

（3）熨灸的整个过程，施术者需要间断地在自己手背上试温，熨灸动作要快，即药枝接触皮肤的时间宜短，以局部皮肤轻微潮红为度。熨灸过程中，当患者感觉药枝无热度时，需将药枝重新引燃，重复上述操作。

七、注意事项

（1）暴露治疗部位时，应注意保护患者的隐私，并为患者保暖。

（2）施灸过程中随时观察患者局部皮肤情况及病情，注意手法轻重，并随时询问患者对灸热的耐受程度，避免烫伤。

（3）灸后应让患者休息片刻，以使药气周流畅达全身经络，直达病所，驱逐病邪。

八、可能出现的意外情况及处理方案

（1）晕灸。如患者在火攻治疗过程中出现气短、面色苍白、出冷汗等晕灸现象，立即停止操作，让患者头低位平卧 10 分钟左右，亦可加服少量糖水。

（2）如烫伤，用生理盐水清洁创面及浸润无菌纱布湿敷创面，直至疼痛明显减轻或消失后外涂烧伤膏。

（3）如起水疱，水疱较小，皮肤可自行吸收，注意保持局部干燥及水疱的完整性即可；如水疱较大，可用一次性注射器针头将水疱戳破，放出疱内液体，每日用碘伏消毒，外涂烧伤膏或紫草膏，保持局部干燥及清洁，预防感染。

第六章　壮医刮痧疗法

一、概述

壮医刮痧疗法是采用边缘光滑的牛角片、羊角片、嫩竹板、瓷片、动物骨等工具，以刮痧油、茶油、药酒或凡士林等为介质，在体表部位反复刮拭的一种疗法。其方法是将介质涂在刮具上，然后由头颈部向下，先躯干后四肢、由近端向远端顺向刮拭，禁止逆向或横向刮拭，刮拭动作要求轻而有力，以使患者有酸、胀、麻及轻度疼痛感为度，刮拭程度以皮肤出现轻微红晕为宜。此疗法具有"简、便、验、廉、捷"的特点和无毒副作用的优势。

二、功效

壮医刮痧疗法具有宣通透泄、发表散邪、舒筋活络、清热解毒、祛湿止呕、通经止痛、活血化瘀、疏通三道两路等功效。

三、机理

壮医刮痧疗法通过刮治局部或相应穴位，刺激体表经络，充分激发人体天、地、人三部之气，使三气同步运行，可疏通三道两路，使瘀血消散，新血得生，也可使气血畅通，脏腑器官得以润养，并促进人体各种生理功能活动正常进行。

四、适应证

壮医刮痧疗法的常见适应证有奔痧（痧病）、发得（发热）、埃病（咳嗽）、发旺（痹痛）、巧尹（头痛）、活邀尹（颈椎病）、旁巴尹（肩周炎）、核嘎尹（腰腿痛）、麻抹（麻木）、甫裆呷（半身不遂）、年闹诺（失眠）、林得叮相（跌打损伤）、肥胖症等。

五、禁忌证

（1）自发出血性疾病、凝血功能障碍者禁用。

（2）血糖控制不佳患者、精神病患者及身体极度消瘦虚弱患者等禁用。

（3）皮肤有损伤及病变处禁用。

（4）急性扭伤、创伤的疼痛部位或骨折部位禁用。

（5）孕妇的腹部、腰骶部及妇女的乳头处禁用。

（6）大病初愈、重病、气血亏虚及体形过于消瘦者禁用。

（7）过度疲劳、过度饥饿、饮酒后或恐惧刮痧者禁用。

六、操作规范

（一）器械及材料

刮痧板、刮痧油（或茶油、药酒、凡士林等）、治疗盘、治疗碗、75%酒精、生理盐水、棉球、无菌纱布、治疗巾、烧伤膏、医用口罩、帽子、一次性无菌手套等。

（二）技术操作

1. 患者体位

根据病情确定体位，常取坐位、俯卧位、仰卧位、侧卧位等，以患者舒适及便于施术者操作为宜，避免用强迫体位。

2. 取穴

（1）近部取穴：在病痛的局部和邻近部位取穴。

（2）远部取穴：在距病痛较远的部位取穴。

（3）循道路取穴：在疾病所属道路取穴。

（4）龙氏取穴：寒手热背肿在梅，痿肌痛沿麻络央，唯有痒疾抓长子，各疾施灸不离乡。

（5）根据病症选取治疗部位。

3. 刮痧方向

由上向下，由内向外，单方向刮拭，尽可能拉长刮拭距离。头部一般采用梳头法，由前向后刮拭；面部一般由正中向两侧、下颌向外上刮拭；胸部正中由上向下刮拭，肋间由内向外刮拭；背、腰、腹部由上向下、由内向外扩展刮拭；四肢宜向末梢方向刮拭。

4. 刮痧顺序

先头面后手足，先背腰后胸腹，先上肢后下肢。

（1）全身刮痧顺序依次为头、颈、肩、上肢、背腰、胸腹及下肢。

（2）颈部刮痧顺序依次为头、颈、肩、上肢。

（3）肩部刮痧顺序依次为头、颈、肩上、肩前、肩后、上肢。

（4）背腰部刮痧顺序依次为背腰部正中、脊柱两侧、双下肢。

5. 施术前准备

（1）洗手，戴医用口罩、帽子、一次性无菌手套。

（2）用棉球或无菌纱布蘸生理盐水清洁要刮痧部位的皮肤。

6. 施术

（1）涂擦介质。将刮痧油（或药酒、凡士林等）倒入治疗碗内，用棉球或无菌纱布蘸刮痧油（或药酒、凡士林等）均匀涂抹在刮痧部位皮肤上，以刮痧油不滴出为度。

（2）刮痧。施术者右手持刮痧板，刮痧板一般选用水牛角刮痧板，刮痧板厚的一面对手掌，底边横靠在掌心部位，五指呈弯曲状，分别放在刮痧板的两侧（图1-6-1、图1-6-2）；另一面在患者体表治疗部位与皮肤成45°角（图1-6-3）。刮痧板与刮拭方向一般保持45°～90°（图1-6-4），沿同一方向，采用腕力，力量均匀地刮拭。一般每个部位刮10～20次，时间3～5分钟，最长不超过20分钟，以皮肤出现紫色痧点或局部皮肤微微发热为宜。

（3）施术后处理。用无菌纱布清洁皮肤（根据病情需要可在刮痧部位涂擦药酒），洗净刮痧板，用75%酒精消毒刮痧板。

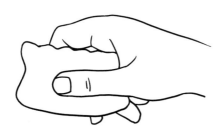

图1-6-1　持刮痧板①

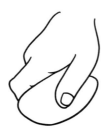

图1-6-2　持刮痧板②

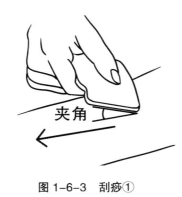

夹角

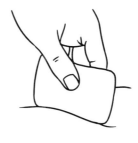

图 1-6-3　刮痧① 　　　　　　　　　　图 1-6-4　刮痧②

7. 关键技术环节

（1）患者体位舒适，刮痧时遵循"由上向下，由内向外，先中间后两边，由近端向远端，不逆刮"原则。

（2）手法力量要均匀。

（3）皮肤出现紫色痧点为宜。

七、注意事项

（1）暴露治疗部位时，应注意保护患者的隐私，并为患者保暖。

（2）不能干刮，刮痧板必须边缘光滑、没有破损，以免刮伤皮肤。

（3）对于部分不出痧或痧点的患者，不可强求出痧或痧点，以患者感到舒适为宜。

（4）年轻、体壮、新病、急病的实证患者用重刮，即刮拭按压力大、速度快。正常人保健或虚实兼见证患者用平补平泻法，即刮拭按压力中等、速度适中。

（5）刮拭部位要正确，只有根据不同的病症选取相应的部位刮痧，效果才会显著。

（6）前一次刮痧部位的痧斑未退之前，不宜在原处再次刮痧。再次刮痧时间需间隔3～6日，以皮肤痧痕褪去为准。

（7）治疗过程中随时观察患者局部皮肤情况及病情，随时询问患者的耐受程度，防止晕刮。

（8）治疗后避免患者立即起身离开，为其安置舒适的体位，饮一杯温水，并嘱其休息15～20分钟后方可活动。

（9）告知患者刮痧部位有疼痛、灼热感属于正常现象；刮痧部位出现红紫色痧点或瘀斑，数日后方可消失，不必害怕。

（10）告知患者刮痧后 6 小时内忌洗澡，刮痧部位注意保暖，避免吹风受寒。

（11）告知患者治疗后在饮食上注意忌口，以清淡饮食为主。

八、可能出现的意外情况及处理方案

1. 晕刮

晕刮为刮痧过程中患者发生的晕厥现象，临床表现为气短、面色苍白、出冷汗等。

（1）原因。晕刮与患者体质虚弱、精神紧张、恐慌、刺激过强等有关。在施术前应对患者做好解释工作，以消除患者的恐惧心理；施术时按患者的体质情况适当选取刺激强度，并随时观察患者的反应，以防止发生晕刮现象。

（2）处理。立即停止操作，扶持患者平卧；头部放低，松解衣带，注意保暖。轻者静卧片刻，给饮少量糖水，即可恢复。如未能缓解，甚则昏迷者，立即行急救处理。

2. 刮伤

刮伤指刮痧操作过程中，局部皮肤出现破损、渗血。

（1）原因。操作时患者皮肤干燥，或刮痧板不够光滑，或施术时用力过大直接扯伤皮肤，或局部小血管、淋巴管和毛细血管、毛细淋巴管、静脉被损伤，血液、淋巴液瘀积在狭小的组织间隙所致。

（2）处理。施术前注意患者皮肤情况，检查刮痧板边缘是否光滑，施术时用力均匀柔和，以患者耐受度调整操作力度。用生理盐水清洁创面及浸润无菌纱布湿敷创面，外涂烧伤膏，预防感染。

第七章　壮医针刺疗法

一、概述

　　壮医针刺疗法是在壮医理论和壮医临床思维方法的指导下，运用针具刺激人体体表一定穴位或部位以防治疾病的方法。此法起源于原始社会时期，春秋战国时期已较盛行，并传到中原地区，是壮族人民长期生产生活实践和同疾病作斗争的经验总结。此法操作简便，疗效确切，易于学习和推广应用，具有"简、便、验、廉、捷"的特点和无毒副作用的优势。

二、功效

　　壮医针刺疗法具有解毒解热、通道养路、活血养血、均衡气血、减压安神、解郁止痛、散结消肿、扶正补虚、激发并增强人体自愈力等九大功效，可治疗全身多种疾病。

三、机理

　　壮医针刺疗法运用针具刺激人体体表一定穴位或部位，疏通三道两路，调整气血归于平衡，使人体各部功能恢复正常，增强人体正气，提高人体抗病能力，加速毒邪化解或通过三道排出体外，天、地、人三气复归同步，使疾病痊愈。

　　壮医针刺疗法根据患者的体质、症状和体征，分为补法、泻法和平补平泻法。此外还有壮医特定穴针法——脐环针法。根据《六桥医话》记载，脐环针法由鸡臀尖治疗抽搐童子所得。"脐环穴"首次出现在黄瑾明教授等主编的《壮医针灸学》一书中。壮医认为，脐是人整体的缩影，人体各脏腑器官在脐部均有相应的投影，犹如一个正立位的胎儿。脐既是人体的"微诊系统"，又是治疗全身疾病的"窗口"，分为天、人、地三部，分别与不同的脏腑器官相通应。脐环穴是按钟表的时间刻度分别在不同点上取穴，不同点对应不同的脏腑（图1-7-1）。临床常取脐内环穴，可疏通道路、调节气血平衡，具有调气、解毒、补虚、祛瘀等作用，可治疗全身多种疾病。

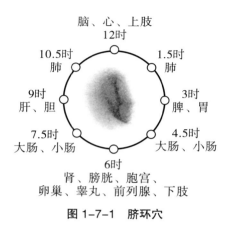

图 1-7-1 脐环穴

四、适应证

凡内科、外科、妇产科、儿科、皮肤科、男科、眼科、耳鼻喉科、口腔科等临床各科常见病、多发病、疑难杂症均可治疗，尤其对得凉（感冒）、发得（发热）、啼佛（肿块）、啼尹（疼痛）、缩印糯哨（痿证）、麻抹（麻木不仁）、能晗能累（瘙痒）等病症有良效。

五、禁忌证

（1）孕妇禁用或慎用。孕期禁刺手十甲穴、扁担穴等具有通龙路、火路作用的穴位。

（2）皮肤有感染、溃疡、瘢痕或肿瘤的部位，不宜针刺。

（3）有出血倾向或损伤后出血不止者，不宜针刺。

（4）针刺脐环穴时，必须严格消毒，并严格掌握进针方向、角度、深度。

（5）针刺眼区、项部及脊椎部的穴位时，要注意掌握针刺的深度和角度，避免损伤重要组织器官，出现意外事故。

（6）过度疲劳、过度饥饿或精神高度紧张的患者禁用。

六、操作规范

（一）器械及材料

各种型号的一次性毫针（管针）、碘伏、75% 酒精、医用棉签、弯盘、利器盒、一次性无菌手套、医用口罩、帽子等。

（二）技术操作

1. 患者体位

根据病情确定体位，常取坐位、俯卧位、仰卧位、侧卧位等，以患者舒适及便于施术者操作为宜，避免用强迫体位。

2. 取穴

（1）直接适用中医的穴位，主治病症相同。

（2）壮医特色穴位。

（3）龙氏取穴：寒手热背肿在梅，痿肌痛沿麻络央，唯有痒疾抓长子，各疾施灸不离乡。

（4）以环为穴：以人体体表的一些特有标志、组织或器官为中心，以一定距离围绕该中心作一圆环，以钟表的数字位置作为穴位点。

（5）以应为穴：以疾病在人体体表的某一部位出现的反应点作为穴位。

（6）以痛为穴：以疾病在人体体表的疼痛点作为穴位。

（7）以灶为穴：在病灶部位选取一个、多个或一组穴位作为穴位。

（8）以边为穴：以人体的肌肉边、肌腱边、骨边为标志点，通过摸、捏、按、压等方法，选取一个、多个或一组穴位作为穴位。

（9）以间为穴：在两肌肉之间、两肌腱之间、两骨之间，即筋间、骨间、肉间的孔隙、四陷处取穴。

（10）以验为穴：壮医对长期临床实践经验的总结所流传下来的固定的、特定的穴位或穴位组，即经验穴。

3. 施术前准备

（1）洗手，戴医用口罩、帽子。

（2）碘伏消毒施术部位皮肤，消毒范围直径大于施术部位 5 cm。

4. 施术

（1）进针。一般双手配合。右手持针，以拇指、食指夹持针柄，中指固定于穴位处，拇指、食指沿中指用力快速进针（图 1-7-2）。注意进针时的力量和针刺角度、深度，根据病情需要采取相应的补泻手法。

针刺脐内环穴，以脐为中心，向外呈 10° 角放射状平刺，进针深度约为 0.8 寸（图 1-7-3）。采用壮医针灸调气法。方法：进针前先嘱患者做腹式吐纳运动，调整呼吸，稳定情绪，消除紧张感，然后采用无痛进针法进针，针毕嘱患者继续做腹式吐纳运动，施术者右手掌心对准患者肚脐（距离 15 ～ 30 cm），做顺时针缓慢旋转运动 3 ～ 5 分钟。在整个进针过程中，患者不要停止吐纳运动，进针后仍坚持 3 ～ 5 分钟，直至脐部出现温暖感。如果留针过程中身体某个部位出现疼痛，提示局部三道两路受阻，随即在痛点加刺 1 针，疼痛即可缓解，以利于调气继续进行。其他穴位进针后行平补平泻手法。

（2）出针。手持针做轻微的捻转动作，感觉针下松动后，将针缓慢退至皮下，再将针迅速退出。在出针后，应迅速用医用棉签揉按针孔，以防出血。检查针数，谨防遗漏。

（3）施术后处理。用过的针具置于利器盒中处理。

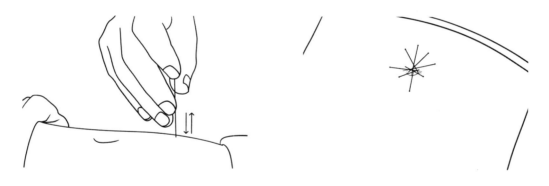

图 1-7-2　壮医针刺　　　　　　　　　图 1-7-3　壮医针刺脐内环穴

5. 关键技术环节

（1）严格消毒，防止感染。

（2）按腧穴深浅和患者体形选择合适的毫针。

（3）施术者施针前先用 75% 酒精消毒持针的拇指、食指及固定于穴位的中指，将毫针对准穴位，趁患者吐气时将针刺入穴位至所需深度。

七、注意事项

（1）应向患者做好解释工作，争取患者的配合。

（2）令患者选择舒适体位，取坐位或卧位，避免晕针。

（3）严格遵守无菌操作，治疗前后均严格消毒局部皮肤，防止感染。

（4）嘱患者避风寒，注意休息，保持心情舒畅，清淡饮食。

八、可能出现的意外情况及处理方案

1. 晕针

晕针是指患者在针刺过程中发生晕厥的现象。在针刺过程中，患者出现神情异常、头晕目眩、恶心欲吐等，甚至心慌气短、面色苍白、出冷汗、四肢厥冷、脉沉细等，重者出现神志昏迷、唇甲青紫、大汗淋漓、二便失禁、脉微欲绝等。

（1）原因。多为患者首次接受针刺，恐针、畏痛、情绪紧张；素体虚弱，劳累过度，空腹，大汗、大泻、大出血后等；体位不当，刺激手法过强；治疗室闷热或过于寒冷；等等。

（2）处理。立即停止针刺，迅速全部出针。患者平卧，头部放低，松解衣带，保暖，饮用糖类饮料或制品（可能影响患者自身原有疾病者慎用）或温开水，使空气流通。轻者可逐渐恢复正常。若不省人事、呼吸微弱、脉微欲绝，可配合现代医学急救措施。如出针后患者有晕针现象，应休息观察并做相应处理。

2. 滞针

滞针是指在行针或出针时，捻转、提插、出针均感困难，且患者感觉疼痛或疼痛加剧的现象。

（1）原因。针刺入腧穴后，引起局部肌肉痉挛；进针后患者变换体位；向单一方向捻针太过，肌纤维缠绕于针身；等等。

（2）处理。如因精神紧张而致肌肉痉挛引起，须向患者耐心解释，消除其紧张情绪；改变体位者，需帮助其恢复原来的体位；单向捻转过度者，需向反方向捻转；或用手指在滞针邻近部位做循按手法，或弹动针柄，或在针刺邻近部位再刺一针，以宣散邪气、解除滞针。

3. 弯针

弯针是指进针、行针或留针时，针身在患者体内出现弯曲的现象。

（1）原因。施术者手法不当，进针过疾；进针后患者改变了体位；外力撞击或压迫针柄；针刺部位处于痉挛状态；滞针处理不当；等等。

（2）处理。出现弯针后，不得再行手法，切忌强拔针、猛出针，以防引起折针、出血等。若为体位改变所致者，须先恢复原来的体位，局部放松后即可出针。若针身弯曲度较小，可按一般的出针方法，随弯针的角度将针慢慢退出；若针身弯曲度大，可顺着弯曲的方向轻微地摇动出针。如针身弯曲不止一处，须结合针柄倾斜的方向逐次分段出针。

4. 折针

折针又称断针，是指针刺过程中，毫针针身折断在患者体内的现象。

（1）原因。针具检查疏忽或使用劣质针具。针刺或留针时患者改变了体位。针刺时将针身全部刺入；行针时强力提插、捻转，引起肌肉痉挛。遇弯针、滞针等异常情况处理不当，并强力出针。外物碰撞、压迫针柄等。

（2）处理。施术者应冷静、沉着，并安慰患者不要恐惧，保持原有体位，以防残端向深层陷入。若残端尚有部分露于皮肤之外，可用镊子钳出。若残端与皮肤相平或稍低，而折面仍可看见，可用左手拇指和食指分别按压针旁皮肤，使残端露出皮肤之外，右手持镊子将针钳出。若残端深入皮下，须结合影像学检查等寻取。

5. 针后异常感

针后异常感是指患者针刺后，针刺部位遗留疼痛、沉重、麻木、酸胀等不适感的现象。

（1）原因。针前失于检查针具，针尖带钩。针刺时体位选择不当，患者改变体位或外物碰压针柄。施术者手法不熟练，行针手法过重，留针时间过长等。

（2）处理。让患者休息片刻，不要急于离去。在针刺局部做循按手法或推拿，后遗感即可消失或改善。

6. 针刺导致血管损伤

针刺导致血管损伤包括出血和皮下血肿。出血是指出针后针刺部位出血，皮下血肿是指针刺部位因皮下出血而引起肿痛等现象。

（1）原因。针刺过程中刺伤血管，或患者凝血机制障碍所致。

（2）处理。出血者，可用干棉球长时间按压针孔。若微量的皮下出血而出现局部小块青紫时，一般不必处理，可自行消退。若局部肿胀疼痛较剧，青紫面积大而且影响到活动功能时，可先冷敷止血后再热敷，使局部瘀血吸收消散。

7. 针刺导致神经损伤

针刺不当，可刺伤脑、脊髓、内脏神经及穴位附近的神经等。

（1）刺伤中枢神经系统。

刺伤中枢神经系统是指颈项部、背部、脊柱及其附近腧穴针刺不当，刺入脑、脊髓，引起头痛、恶心、呕吐，甚至昏迷等现象。

①原因。针刺与脑、脊髓邻近的腧穴时，针刺的方向、角度或深度不当。

②处理。立即出针。轻者，加强观察，安静休息，渐渐能恢复；重者，应配合现代医学措施及时救治。

（2）刺伤周围神经。

刺伤周围神经是指针刺引起周围神经损伤，出现损伤部位感觉异常、肌肉萎缩、运动障碍等现象。

①原因。在有神经干或主要分支分布的腧穴上，行针手法过重，或留针时间过长，或同一腧穴反复针刺等。

②处理。应在损伤后立即采取治疗措施。轻者可做按摩，嘱患者加强功能锻炼；重者应配合现代医学措施进行处理。

8. 针刺引起创伤性气胸

针刺引起创伤性气胸是指针刺入胸腔，使胸膜破损，空气进入胸膜腔造成的气胸。

（1）原因。针刺胸部、背部及邻近穴位不当，刺伤胸膜，空气聚于胸腔而造成气胸。

（2）处理。一旦发生气胸，应立即出针。患者采取半卧位休息，避免屏气、用力、高声呼喊，应平静心情，尽量减少体位翻转。一般轻者可自然吸收；如有症状，可对症处理，如给予镇咳、消炎等药物，以防止因咳嗽扩大创孔，避免病情加重和感染。重者，如出现呼吸困难、发绀、休克等现象，应立即组织抢救。

9. 针刺引起其他内脏损伤

针刺引起其他内脏损伤是指针刺胸、腹和背部相关腧穴不当，引起心、肝、脾、肾等内脏损伤而出现的各种症状。

（1）原因。施术者缺乏腧穴解剖学知识，或未能掌握正确的进针角度、方向和深度。

（2）处理。损伤轻者，卧床休息后，一般即可自愈；损伤严重或出血征象明显者，应立即采取现代医学急救措施处理。

第八章　壮医刺血疗法

一、概述

壮医刺血疗法是采用刺血的针具针刺人体的一定穴位、病灶处、病理反应点或浅表血络，运用挤压或拔罐等方法放出适量血液，从而达到治疗疾病目的的一种外治方法。此法是壮医针法之一，在壮族民间广泛应用。操作简便、疗效确切，具有"简、便、验、廉、捷"的特点和无毒副作用的优势。

二、功效

壮医刺血疗法具有调整阴阳、调整气血、通调三道两路、解毒救急的功效。

三、机理

壮医刺血疗法通过对穴位、病灶处、病理反应点或浅表血络刺血放血，从而改变局部气血运行不畅的病理状态，调整脏腑气血功能归于平衡，使人体各部功能恢复正常。

四、适应证

壮医刺血疗法主要应用于火毒、热毒盛之阳证、热证，如兵尹（痛症）、贫痧（痧病）、发得（外感发热）、林得叮相（跌打损伤瘀积）、昏迷风（昏厥）、发痧（中暑）、嘀疳（疳积）、货烟妈（急性咽炎）等。

五、禁忌证

（1）自发出血性疾病、凝血功能障碍者禁用。

（2）过度疲劳、过度饥饿或精神高度紧张者禁用。

（3）局部皮肤有破溃、瘢痕、高度水肿及浅表大血管处禁用。

（4）孕妇慎用。

六、操作规范

（一）器械及材料

一次性注射器针头或三棱针、医用口罩、帽子、一次性无菌手套、碘伏、75%酒精、医用棉签或棉球、无菌纱布或创可贴、胶布、利器盒等。

（二）技术操作

1. 患者体位

根据病情确定体位，常取坐位、俯卧位、仰卧位、侧卧位等，以患者舒适及便于施术者操作为宜，避免用强迫体位。

2. 取穴

（1）近部取穴：在病痛的局部和邻近部位取穴。

（2）远部取穴：在距病痛较远的部位取穴。

（3）循道路取穴：在疾病所属道路取穴。

（4）龙氏取穴：寒手热背肿在梅，痿肌痛沿麻络央，唯有痒疾抓长子，各疾施灸不离乡。

（5）随症取穴：也称为经验取穴，对于个别突出的病症，可以结合临床经验取穴。

3. 施术前准备

（1）洗手，戴医用口罩、帽子、一次性无菌手套。

（2）碘伏消毒施术部位皮肤，消毒范围直径大于施术部位 5 cm。

4. 施术

（1）持针。右手拇指、食指持针，中指抵住针体，露出针尖 1 ～ 2 cm，左手捏住或夹持刺血部位皮肤（图 1-8-1、图 1-8-2）。

（2）进针。右手持针迅速浅刺治疗部位，深 0.1 ～ 0.3 cm，左手挤按针孔，使出血，每穴放血 10 滴为宜。

（3）术后清洁。用无菌纱布擦拭治疗部位的瘀血，常规消毒治疗部位的皮肤。

（4）术后处理。用过的针具置于利器盒中。

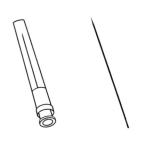

图 1-8-1　刺血针具

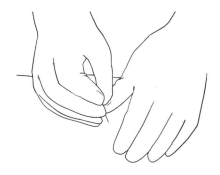

图 1-8-2　针刺放血

5. 关键技术环节

（1）严格消毒针具、施术者的手部、患者施针部位，防止感染。

（2）选穴准确，掌握刺血深浅度。

（3）施术者要有较强的指力及腕力，手法宜轻、准、快。

（4）每穴出血量在 10 滴左右为宜，根据病情可增加出血量，根据病情加用拔罐以增加出血量（微量：出血量≤ 1.0 mL；少量：出血量在 1.1 ～ 5.0 mL；中等量：出血量在 5.1 ～ 10.0 mL；大量：出血量＞ 10.0 mL。）。

七、注意事项

（1）暴露治疗部位时，应注意保护患者的隐私，并为患者保暖。治疗过程中随时观察患者局部皮肤情况及病情，随时询问患者对刺激的耐受程度。

（2）注意切勿刺伤深部大动脉。

（3）治疗后避免患者立即起身离开，为患者安排舒适体位，并嘱患者休息 5 ～ 10 分钟后方可活动。

（4）治疗后必须交代患者，若治疗部位有瘙痒，属正常的治疗反应，避免用手抓破，以免引起感染。保持治疗部位皮肤清洁干燥，6 小时内不宜淋浴。

八、可能出现的意外情况及处理方案

1. 晕针

晕针是指患者在针刺过程中发生晕厥的现象。在针刺过程中，患者出现神情异常、头晕目眩、恶心欲吐等，甚至心慌气短、面色苍白、出冷汗、四肢厥冷、脉沉细等，重者出现神志昏迷、唇甲青紫、大汗淋漓、二便失禁、脉微欲绝等。

（1）原因。多见于首次接受针刺，恐针、畏痛、情绪紧张；素体虚弱，劳累过度，空腹，大汗、大泻、大出血后等；体位不当，刺激手法过强，治疗室闷热或过于寒冷等。

（2）处理。立即停止针刺，迅速全部出针。患者平卧，头部放低，松解衣带，保暖，饮用糖类饮料或制品（可能影响患者自身原有疾病者慎用）或温开水，使空气流通。轻者可逐渐恢复正常。若不省人事、呼吸微弱、脉微欲绝，可配合现代医学急救措施。如出针后患者有晕针现象，应休息观察并做相应处理。

2. 血肿

治疗完成后，局部皮肤呈青紫色，或操作部位出现肿胀、疼痛症状。

（1）原因。针刺时损伤局部小血管、淋巴管和毛细血管、毛细淋巴管或静脉，血液、淋巴液瘀积在狭小的组织间隙所致。

（2）处理。局部形成血肿后，易引起局部胀痛，如在关节处可影响肢体活动。血肿形成2～3日后，瘀血可向皮肤表层散开，可见局部皮肤上出现紫红色出血斑片，后转为青紫色。一般的小血肿不会留下后遗症，出血量大的血肿可适当用温水热敷，或按揉局部，促进血液吸收，防止血块硬化影响关节功能。

第九章 壮医莲花针拔罐逐瘀疗法

一、疾病概述

壮医莲花针拔罐逐瘀疗法是使用一次性无菌莲花针叩刺相应穴位或部位后，再立即用罐具对准叩刺部位吸拔以吸出瘀滞之气血，以达到预防和治疗疾病目的的独特医疗保健方法。此疗法为黄瑾明教授从壮族民间挖掘、整理、提升所得的一种独特、有效的外治方法，属于壮医针刺法中的一种。

二、功效

壮医莲花针拔罐逐瘀疗法具有祛风、湿、痧、瘴、热、痰、瘀等毒邪，活血，消肿散结，通痹止痛，通调三道两路，调节气血平衡之功效。

三、机理

壮医莲花针拔罐逐瘀疗法将莲花针叩刺与拔罐结合使用，一方面可直接刺激龙路、火路的体表网络，疏通龙路、火路气机，以达到祛邪外出的目的；另一方面可调整脏腑功能，畅通三道两路，促进天、地、人三气复归同步运行，平衡阴阳气血，使人体各部功能恢复正常。

四、适应证

壮医莲花针拔罐逐瘀疗法常用于热毒、瘀血、湿毒、风毒阻滞三道两路所致的疼痛、皮肤病等疾病，如贫痧（痧病）、年闹诺（失眠）、麻邦（中风）、发旺（痹病）、核尹（腰痛）、活邀尹（颈椎病）、旁巴尹（肩周炎）、隆欠（痛风）、麻抹（麻木）、林得叮相（跌打损伤）、喯呗啷（带状疱疹）、能晗能累（湿疹）等。

五、禁忌证

（1）自发出血性疾病、凝血功能障碍者禁用。

（2）血糖控制不佳患者、精神病患者及身体极度消瘦虚弱患者等禁用。

（3）局部皮肤有破溃、瘢痕、高度水肿及浅表大血管处禁用。

（4）过度疲劳、过度饥饿或精神高度紧张者禁用。

（5）孕妇慎用。

六、操作规范

（一）器械及材料

一次性莲花针（单头或双头皮肤针）、真空抽气罐（或壮医药物竹罐、壮医陶罐、玻璃罐等）、碘伏、医用口罩、帽子、一次性注射器针头、烧伤膏或紫草膏、医用棉签、无菌纱布、镊子、一次性无菌手套、大毛巾、真空抽气枪、利器盒、含氯消毒液、治疗车等。

（二）技术操作

1. 患者体位

根据病情确定体位，常取坐位、俯卧位、仰卧位、侧卧位等，以患者舒适及便于施术者操作为宜，避免用强迫体位。

2. 取穴

（1）循路：依龙路、火路循行路线叩刺。

（2）循点：根据龙路、火路网结穴位的主治病症进行叩刺，常取各种特定穴位、反应点等。

（3）局部：取局部病变部位进行围刺、散刺。

（4）龙氏取穴：寒手热背肿在梅，痿肌痛沿麻络央，唯有痒疾抓长子，各疾施灸不离乡。

3. 施术前准备

（1）洗手，戴医用口罩、帽子、一次性无菌手套。

（2）选择一次性莲花针。

（3）碘伏消毒施术部位皮肤，消毒范围直径大于施术部位5 cm。

4. 施术

（1）叩刺。

右手握莲花针针柄尾部，食指在下，拇指在上，针尖对准叩刺部位，用腕力借助针柄弹性将针尖垂直叩刺在皮肤上（图1-9-1）。反复进行，直至皮肤微微渗血，以刺破龙路、火路网络分支，使之形成比罐口略小的梅花形状，叩刺强度视患者及病情而定。叩刺的手法根据叩刺的力度、局部皮肤出血情况及患者疼痛程度，分为轻、中、重三种。

①轻手法。用较轻腕力叩刺，以局部皮肤潮红无出血、患者无疼痛为度。适用于老年人、体弱者、妇儿及头面等肌肉浅薄处。

②中手法。介于轻叩刺手法和重叩刺手法之间，以局部皮肤潮红、隐隐出血、患者稍感疼痛为度。适用于一般疾病及多数患者。

③重手法。用较重腕力叩刺，至局部皮肤轻微出血，感觉疼痛，但仍可忍受为度。适用于体壮者、实证及肌肉丰厚处。

（2）施罐。

①拔罐。拔罐器具可选用壮医药物竹罐、壮医陶罐、玻璃罐、真空抽气罐等，其中壮医针刺最常用的是真空抽气罐（注意罐口需依据拔罐部位及叩刺范围选择）。以真空抽气罐为例：叩刺完毕，左手将真空抽气罐扣压在叩刺部位，右手持真空抽气枪连接真空抽气罐气嘴进行抽气，使罐内形成负压（图1-9-2）。抽气次数以患者耐受为度，然后撤枪，盖上大毛巾。

②留罐。留罐10～15分钟，若病情较轻或面部拔罐，可选择闪罐，不必留罐。留罐时间应视病情和叩刺部位适当调整。

③起罐。将气罐活塞拔起，然后把罐向一侧倾斜，让空气进入罐内，同时让瘀血流入罐内，慢慢将罐提起，用无菌纱布擦拭所拔部位的瘀血，常规消毒治疗部位的皮肤。

（3）施术后处理。

一次性莲花针一人一针，用后丢入利器盒。冲洗罐内瘀血，放入含氯消毒液中浸泡，送消毒供应中心统一消毒，防止交叉感染。

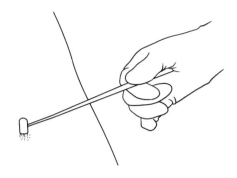
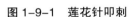

图 1-9-1　莲花针叩刺

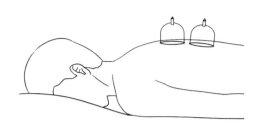

图 1-9-2　拔罐

5. 关键技术环节

（1）严格消毒针具、施术者的手部、患者施术部位，防止感染。

（2）选穴准确，体位舒适。

（3）依据患者病情和叩刺部位适当选择叩刺手法。

（4）每穴出血量在 10 ～ 20 mL 为宜，根据病情可增加出血量。

七、注意事项

（1）暴露治疗部位时，应注意保护患者的隐私，并为患者保暖。

（2）注意检查一次性莲花针针尖，针尖应平齐、无钩、无锈蚀和无缺损。

（3）叩刺时，针尖应垂直皮肤，避免勾挑。叩刺范围应小于所选的罐号罐口。

（4）根据患者的病情及施术部位，选择相应规格的皮肤针及力度适宜的手法。

（5）治疗过程中随时观察施术部位皮肤情况及病情，随时询问患者对叩刺及施罐的耐受程度，防止晕针、晕罐。

（6）治疗过程中应遵守无菌操作规则，防止感染。

（7）治疗后避免患者立即起身离开，为患者安排舒适的体位，并嘱患者休息 5 ～ 10 分钟后方可活动。

（8）治疗后必须交代患者，若治疗部位有瘙痒，属正常的治疗反应，避免用手抓破，以免引起感染；保持治疗部位皮肤清洁干燥，6 小时内不宜淋浴。

（9）治疗后在饮食上应注意忌口，以清淡饮食为主。

八、可能出现的意外情况及处理方案

1. 晕针

晕针是指患者在针刺过程中发生晕厥的现象。在针刺过程中，患者出现神情异常、头晕目眩、恶心欲吐等，甚至心慌气短、面色苍白、出冷汗、四肢厥冷、脉沉细等，重者出现神志昏迷、唇甲青紫、大汗淋漓、二便失禁、脉微欲绝等。

（1）原因。多见于首次接受针刺，恐针、畏痛、情绪紧张；素体虚弱，劳累过度，空腹，大汗、大泻、大出血后等；体位不当，刺激手法过强，治疗室闷热或过于寒冷等。

（2）处理。立即停止针刺，迅速全部出针。患者平卧，头部放低，松解衣带，保暖，饮用糖类饮料或制品（可能影响自身原有疾病者慎用）或温开水，使空气流通。轻者可逐渐恢复正常。若不省人事、呼吸微弱、脉微欲绝，可配合现代医学急救措施。如出针后患者有晕针现象，应休息观察并做相应处理。

2. 水疱

起罐后局部皮肤出现水疱，水疱可大可小，多无症状，严重时可见局部瘙痒、疼痛。

（1）原因。

①拔罐时间过长。拔罐是通过负压的方式达到治疗目的，如果拔罐时间过长，皮肤表面的负压过大，可能造成皮肤受损，出现起水疱的现象。一般情况下，留罐的时间5～10分钟为宜，体质较差或皮肤敏感的患者，应适当缩短拔罐时间。

②体内湿毒过重。拔罐时，罐内产生的负压比较容易将人体内的湿气聚集到皮肤表面，若患者湿毒过重，则可能出现拔罐起水疱的现象。

（2）处理。

如起水疱，水疱较小，皮肤可自行吸收，注意保持局部干燥及水疱的完整性即可；如水疱较大，可用一次性注射器针头将水疱戳破，放出疱内液体，每日用碘伏消毒，外涂烧伤膏或紫草膏，保持局部干燥及清洁，预防感染。

3. 血肿

治疗完成后，局部皮肤呈青紫色，或操作部位出现肿胀、疼痛症状。

（1）原因。针刺时损伤局部小血管、淋巴管和毛细血管、毛细淋巴管或静脉，血液、淋巴液瘀积在狭小的组织间隙所致。

（2）处理。局部形成血肿后，易引起局部胀痛，如在关节处可影响肢体活动。血肿形成 2～3 日后，瘀血可向皮肤表层散开，可见局部皮肤上出现紫红色出血斑片，后转为青紫色。一般的小血肿不会留下后遗症，出血量大的血肿可适当用温水热敷，或按揉局部，促进血液吸收，防止血块硬化影响关节功能。

第十章　壮医火针疗法

一、概述

壮医火针疗法是在壮医理论指导下，将针尖烧红至发白后，迅速刺入人体龙路、火路的穴位、筋结点或特定部位，通过经筋摸结、火针消结以预防和治疗疾病的一种方法。此疗法操作简便，起效快，适应证广泛，具有"简、便、验、廉、捷"的特点和无毒副作用的优势，易于学习和推广使用。

二、功效

壮医火针疗法具有祛风、湿、痧、寒、痰、瘀等毒邪，消肿散结，通痹止痛，通调三道两路，调节气血平衡等功效。

三、机理

壮医火针疗法通过三道两路传导温热刺激，温壮脏腑阳气，使人体气血畅通，增强抗病能力，加速毒邪化解或排出体外，使天、地、人三气复归同步。

四、适应证

壮医火针疗法适用于内科、外科、妇科、儿科、五官科、皮肤科等常见病、多发病。常见适应证有贫痧（痧病）、年闹诺（失眠）、巧尹（头痛）、喯呗啷（带状疱疹、带状疱疹后遗神经痛）、发旺（痹病）、核嘎尹（腰腿痛）、活邀尹（颈椎病）、旁巴尹（肩周炎）、骆芡（骨性关节炎）、隆芡（痛风）、麻抹（麻木）、甬裆呷（半身不遂）、林得叮相（跌打损伤）、能晗能累（瘙痒、湿疹）、呗仇（痤疮）等。

五、禁忌证

（1）自发出血性疾病、凝血功能障碍者禁用。

（2）血糖控制不佳患者、精神病患者等禁用。

（3）过度疲劳、过度饥饿或精神高度紧张者禁用。

（4）孕妇慎用。

六、操作规范

（一）器械及材料

一次性针灸针（可根据病情及病位选择不同规格的针具，一般选用规格 0.40 mm×40 mm）、一次性无菌手套、医用口罩、帽子、碘伏、医用棉签或棉球、打火机、酒精灯等。

（二）技术操作

1. 患者体位

根据病情确定体位，常取坐位、俯卧位、仰卧位、侧卧位等，以患者舒适及便于施术者操作为宜，避免用强迫体位。

2. 取穴

以痛处为中心，采取"顺藤摸瓜""顺筋摸结"的方法，查找相关筋结病灶点作为治疗部位。

3. 施术前准备

（1）洗手，戴医用口罩、帽子、一次性无菌手套。

（2）选择一次性针灸针。

（3）碘伏消毒施术部位皮肤，消毒范围直径大于施术部位 5 cm。

4. 施术

（1）经筋摸结。施术者运用拇指的指尖、指腹及拇指与其余四指的合力，或用肘尖，对经筋循行路线按浅、中、深层次，由浅至深、由轻至重，以切、循、按、摸、弹拨、推按、拨刮、拑掐、揉捏等手法行检。筋结分点、线、面等形状，触摸有粗糙样、小颗粒状、结节状、条索状、线样，甚至成片状，大小、深浅不一，以触压疼痛异常敏感为特征。

（2）火针消结。施术者以左手按压固定查及的筋结点，右手持火针针具，将针尖置于酒精灯上烧红直至发白（图1-10-1），根据筋结的大小、部位深浅迅速将针尖垂直刺入皮肤（图1-10-2），直达筋结点，疾进疾出，不留针，每个筋结点施针3～5次。

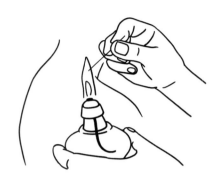
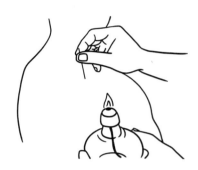

图1-10-1　烧针　　　　　　　　　　　　　　图1-10-2　火针针刺

5.关键技术环节

（1）选穴、摸结准确，患者体位舒适。

（2）进针手法宜稳、准、快。

七、注意事项

（1）患者过度疲劳、过度饥饿、过度饱或精神高度紧张时不能操作。暴露治疗部位时，应注意保护患者的隐私，并为患者保暖。治疗过程中随时观察患者局部皮肤情况及病情，随时询问患者对刺激的耐受程度，防止晕针。

（2）根据患者体质和病情，注意掌握刺激手法和刺激强度。

（3）操作过程中应小心、谨慎，动作迅速，刺入深浅适度，避免损伤龙路、火路及内脏。

（4）治疗过程中应遵守无菌操作规则，防止感染。

（5）治疗后必须交代患者，若治疗部位有瘙痒，属正常的治疗反应，避免用手抓破，以免引起感染。保持治疗部位皮肤清洁干燥，6小时内不宜淋浴。

（6）治疗后在饮食上应注意忌口（如各种皮肤病，在针刺治疗期间忌食发物），以清淡饮食为主。

八、可能出现的意外情况及处理

1. 晕针

晕针是指患者在针刺过程中发生晕厥的现象。在针刺过程中，患者出现神情异常、头晕目眩、恶心欲吐等，甚至心慌气短、面色苍白、出冷汗、四肢厥冷、脉沉细等，重者出现神志昏迷、唇甲青紫、大汗淋漓、二便失禁、脉微欲绝等。

（1）原因。多见于首次接受针刺，恐针、畏痛、情绪紧张；素体虚弱，劳累过度，空腹，大汗、大泻、大出血后等；体位不当，刺激手法过强，治疗室闷热或过于寒冷等。

（2）处理。立即停止针刺，迅速全部出针。患者平卧，头部放低，松解衣带，保暖，饮用糖类饮料或制品（可能影响患者自身原有疾病者慎用）或温开水，使空气流通。轻者可逐渐恢复正常。若不省人事、呼吸微弱、脉微欲绝，可配合现代医学急救措施。如出针后患者有晕针现象，应休息观察并做相应处理。

2. 血肿

治疗完成后，局部皮肤呈青紫色，或操作部位出现肿胀、疼痛等症状。

（1）原因。针刺时损伤局部小血管、淋巴管和毛细血管、毛细淋巴管或静脉，血液、淋巴液瘀积在狭小的组织间隙所致。

（2）处理。局部形成血肿后，易引起局部胀痛，如在关节处可影响肢体活动。血肿形成 2 ～ 3 日后，瘀血可向皮肤表层散开，可见局部皮肤上出现紫红色出血斑片，后转为青紫色。一般的小血肿不会留下后遗症，出血量大的血肿可适当用温水热敷，或按揉局部，促进血液吸收，防止血块硬化影响关节功能。

第十一章　中针炁机针法

一、概述

中针炁机针法是以壮医理论为指导，通过对发旋穴、调气穴、脉证穴等特定穴位进行针刺，从而改变人体脉象、面象、舌象及症状，用以预防和治疗疾病的一种壮医针灸疗法。此疗法是流传于壮族民间的一种独特的针灸方法，起源于广西，是黄氏家族先人经过学习古人的针灸理论并结合自己丰富的临床治疗经验总结而来的，经口传心授，至今已有百年历史，历经四代传人。第四代传人黄智姜医生，将其归纳、总结、整理并推广应用于临床。此疗法临床应用广泛，疗效确切，易于学习和推广，在全国各地开展应用，疗效良好。

二、功效

中针炁机针法具有调节人体气机、疏通三道两路等功效。

三、机理

中针炁机针法通过对发旋穴、调气穴、脉证穴等特定穴位进行针刺，从而调节人体气机，疏通三道两路，改变人体脉象、面象、舌象及症状，达到天、地、人三气同步。

四、适应证

中针炁机针法适用于内科、外科、妇科、儿科、男科、耳鼻喉科、皮肤科等临床多学科疾病及各种疑难杂症，对痛证、中风及中风后遗症、精神类疾病、消化系统疾病有显著疗效，甚者立竿见影。

五、禁忌证

（1）孕妇慎用。

（2）小儿囟门未闭合时及头顶部穴位不宜针刺。

（3）皮肤有感染、溃疡、瘢痕或肿瘤处禁用，凝血功能障碍者禁用。

六、操作规范

（一）器械及材料

（1）针具选择。根据患者的性别、年龄、胖瘦、体质、病情、病位及所选穴位，选取长短、粗细适宜的针具。如男性、体壮、形胖且病位较深者，可选取稍粗、稍长的毫针（如直径 0.30 mm 以上，长 50 ～ 75 mm）；女性、体弱、形瘦且病位较浅者，则应选用较短、较细的针具（如直径 0.25 ～ 0.30 mm，长 25 ～ 40 mm）。所选针具的长度，常以将针刺入穴位应至之深度，而针身还露在皮肤外稍许为宜。

（2）治疗盘、碘伏、医用口罩、帽子、一次性无菌手套、医用棉签、弯盘、消毒大毛巾、脉枕、利器盒等。

（二）技术操作

1. 患者体位

根据病情确定体位，常取坐位、俯卧位、仰卧位、侧卧位等，以患者舒适及便于施术者操作为宜，避免用强迫体位。

2. 取穴

（1）脉证穴位：穴位选择男女不同，具体针刺穴位详见各章节病种。

（2）发旋穴：位于天部，头顶头发旋涡处是穴。

（3）调气穴：位于脐上 4 寸，上脐行穴之上。

3. 施术前准备

（1）洗手，戴医用口罩、帽子、一次性无菌手套。

（2）选择一次性毫针。

（3）消毒：碘伏消毒施术部位皮肤，消毒范围直径大于施术部位 5 cm。

4. 施术

（1）针刺。

①脉证穴。根据具体穴位选择合适的针具。针刺时强调针感，需针到火路，有传导感 1～3 次，不强求留针，亦可留针 30 分钟。针后再持脉，感受脉的变化。

②发旋穴。取 0.30 mm×40 mm 或 0.35 mm×40 mm 的毫针，沿皮下骨膜外、帽状腱膜下疏松结缔组织处针刺。针刺顺序详见各章节病种示意图。

③调气穴。取仰卧位，嘱患者行腹式深呼吸运动。取 0.25 mm×25 mm 或 0.25 mm×40 mm 毫针，向四周八方以 10° 平刺，针刺深度 2～4 cm（1.0～1.5 寸）（图 1-11-1）。针刺部位详见各章节病种示意图，注意不要刺伤腹内脏器。呼气时进针，不强求得气，无须捻转及提插，使患者自觉手或脚有冷风或暖风吹出。留针 30 分钟，留针过程中嘱患者安静休息，持续行腹式呼吸。

（2）出针。

嘱患者做腹式呼吸运动，若行补法，则趁患者纳气时，将针缓慢拔出，出针后立即用医用棉签按压针眼，并轻揉几次，防止气血外泄及出血；若行泻法，则趁患者吐气时，将针缓慢拔出，无须按压针眼。检查针数，谨防遗漏。

（3）施术后处理。

用过的针具置于利器盒中。

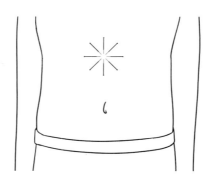

图 1-11-1 炁机针法

5. 关键技术环节

（1）选穴准确，穴位选择男女不同。

（2）针刺脉证穴时强调针感，需针到火路，有传导感 1～3 次，不强求留针，亦可留针 30 分钟。针后再持脉，感受脉的变化。

（3）针刺发旋穴，沿皮下骨膜外、帽状腱膜下疏松结缔组织处针刺。针刺顺序详见各章节病种示意图。

（4）针刺调气穴，注意不要刺伤腹内脏器，呼气时进针，不强求得气，无须捻转及提插，使患者自觉手或脚有冷风或暖风吹出。留针过程中嘱患者安静休息，持续行腹式呼吸。

七、注意事项

（1）向患者耐心解释，消除患者的紧张心理，使患者放松心情，配合治疗。

（2）严格执行无菌操作规则。

（3）准确取穴，准确运用进针方法，掌握好进针角度和深度，勿将针身全部刺入，以防折针。

（4）针刺过程中应观察患者的面色、神情，询问患者有无不适反应，了解患者的心理、生理感受，发现病情变化，立即处理。

（5）出针时要核对穴位和针数，以免毫针遗留在患者身上。嘱患者术后避免立即剧烈活动。

八、可能出现的意外情况及处理

1. 晕针

晕针是指患者在针刺过程中发生晕厥的现象。在针刺过程中，患者出现神情异常、头晕目眩、恶心欲吐等，甚至心慌气短、面色苍白、出冷汗、四肢厥冷、脉沉细等，重者出现神志昏迷、唇甲青紫、大汗淋漓、二便失禁、脉微欲绝等。

（1）原因。多见于首次接受针刺，恐针、畏痛、情绪紧张；素体虚弱，劳累过度，空腹，大汗、大泻、大出血后等；体位不当，刺激手法过强，治疗室闷热或过于寒冷等。

（2）处理。立即停止针刺，迅速全部出针。患者平卧，头部放低，松解衣带，保暖，饮用糖类饮料或制品（可能影响患者自身原有疾病者慎用）或温开水，使空气流通。轻者可逐渐恢复正常。若不省人事、呼吸微弱、脉微欲绝，可配合现代医学急救措施。如出针后患者有晕针现象，应休息观察并做相应处理。

2. 滞针

滞针是指在行针或出针时，捻转、提插、出针均感困难，且患者感觉疼痛或疼痛加剧的现象。

（1）原因。针刺入腧穴后，引起局部肌肉痉挛；进针后患者变换体位；向单一方向捻针太过，肌纤维缠绕于针身等。

（2）处理。如精神紧张而致肌肉痉挛引起，须向患者耐心解释，消除其紧张情绪；改变体位者，需帮助其恢复原来的体位；单向捻转过度者，需向反方向捻转；或用手指在滞针邻近部位做循按手法，或弹动针柄，或在针刺邻近部位再刺一针，以宣散邪气、解除滞针。

3. 弯针

弯针是指进针、行针或留针时，针身在患者体内出现弯曲的现象。

（1）原因。施术者手法不当，进针过疾；进针后患者改变了体位；外力撞击或压迫针柄；针刺部位处于痉挛状态；滞针处理不当等。

（2）处理。出现弯针后，不得再行手法，切忌强拔针、猛出针，以防引起折针、出血等。若为体位改变所致者，须先恢复原来的体位，局部放松后即可出针。若针身弯曲度较小，可按一般的出针方法，随弯针的角度将针慢慢退出；若针身弯曲度大，可顺着弯曲的方向轻微地摇动出针。如针身弯曲不止一处，须结合针柄倾斜的方向逐次分段出针。

4. 折针

折针又称断针，是指针刺过程中，针身折断在患者体内的现象。

（1）原因。针具检查疏忽或使用劣质针具。针刺或留针时患者改变了体位。针刺时将针身全部刺入；行针时强力提插、捻转，引起肌肉痉挛。遇弯针、滞针等异常情况处理不当，并强力出针；外物碰撞、压迫针柄等。

（2）处理。施术者应冷静、沉着，并安慰患者不要恐惧，保持原有体位，以防残端向深层陷入。若残端尚有部分露于皮肤之外，可用镊子钳出。若残端与皮肤相平或稍低，而折面仍可看见，可用左手拇指和食指分别按压针旁皮肤，使残端露出皮肤之外，右手持镊子将针钳出。若残端深入皮下，须结合影像学检查等寻取。

5. 针后异常感

针后异常感是指患者针刺后，针刺部位遗留疼痛、沉重、麻木、酸胀等不适感的现象。

（1）原因。针前失于检查针具，针尖带钩。针刺时体位选择不当，患者改变体位或外物碰压针柄。施术者手法不熟练，行针手法过重，留针时间过长等。

（2）处理。让患者休息片刻，不要急于离去。在针刺局部做循按手法或推拿，后遗感即可消失或改善。

6. 针刺导致血管损伤

针刺导致血管损伤包括出血和皮下血肿。出血是指出针后针刺部位出血，皮下血肿是指针刺部位因皮下出血而引起肿痛等现象。

（1）原因。针刺过程中刺伤血管，或患者凝血功能障碍所致。

（2）处理。出血者，可用干棉球长时间按压针孔。若微量的皮下出血而出现局部小块青紫时，一般不必处理，可自行消退。若局部肿胀疼痛较剧，青紫面积大而且影响到活动功能时，可先冷敷止血后再热敷，使局部瘀血吸收消散。

7. 针刺引起创伤性气胸

针刺引起创伤性气胸是指针刺入胸腔，使胸膜破损，空气进入胸膜腔造成的气胸。

（1）原因。针刺胸部、背部及邻近穴位不当，刺伤胸膜，空气聚于胸腔而造成气胸。

（2）处理。一旦发生气胸，应立即出针。患者采取半卧位休息，避免屏气、用力、高声呼喊，应平静心情，尽量减少体位翻转。一般轻者可自然吸收；如有症状，可对症处理，如给予镇咳、消炎等药物，以防止因咳嗽扩大创孔，避免病情加重和感染。重者，如出现呼吸困难、发绀、休克等现象，应立即组织抢救。

8. 针刺引起其他内脏损伤

针刺引起其他内脏损伤是指针刺胸、腹和背部相关腧穴不当，引起心、肝、脾、肾等内脏损伤而出现的各种症状。

（1）原因。施术者缺乏腧穴解剖学知识，或未能掌握正确的进针角度、方向和深度。

（2）处理。损伤轻者，卧床休息后，一般即可自愈。损伤严重或出血征象明显者，应立即采取现代医学措施急救处理。

第十二章　壮医针挑疗法

一、概述

壮医针挑疗法，或称挑刺，是一种民间疗法。"针挑"一词，首见于晋代的《肘后备急方·沙虱毒方》"岭南人初有此，即以茅叶细细刮去……已深者，针挑取虫子"。壮医针挑疗法由古代"九针"的"络刺"发展而来，是指在壮医理论指导下，运用大号缝衣针、三棱针（古时用植物硬刺、青铜针、银针）等作为针具，根据患者病症，选择体表上有关部位或穴位（网结），运用不同手法，挑破浅层皮肤异点，使皮肤微出血并流出组织液，或挑出皮下纤维从而达到治疗疾病目的的一种壮医外治疗法。此疗法是流传于广西壮族地区、使用甚广的一种古老治病方法，具有取材容易、施治方便、疗效确切、副作用少等优点，不但可以单独应用，而且可以配合药物或拔罐、针刺等应用，深受群众欢迎，广泛流传于民间。

二、功效

壮医针挑疗法具有通龙路和火路、调节气机等功效。

三、机理

壮医针挑疗法通过针挑体表的挑点或反应点，使皮肤微出血并流出组织液，或挑出皮下纤维，从而逐毒外出，改善机体功能，同时激发人体的正气，疏通龙路、火路，从而治疗疾病。

四、适应证

壮医针挑疗法主要用于滚克（类风湿关节炎）、骆芡（骨关节炎）、令扎（强直性脊柱炎）、巧尹（头痛）、京尹（痛经）等80多种疾病，尤其对痧病有良效，如羊毛痧、七星痧、五梅痧等。

五、禁忌证

（1）自发出血性疾病、凝血功能障碍者禁用。

（2）血糖控制不佳患者、精神病患者等禁用。

（3）过度疲劳、过度饥饿或精神高度紧张者禁用。

六、操作规范

（一）器械及材料

一次性三棱针或一次性注射器针头、医用口罩、帽子、一次性无菌手套、胶布、碘伏、医用棉签、无菌纱布、消毒大毛巾、治疗车等。

（二）技术操作

1. 患者体位

根据病情确定体位，常取坐位、俯卧位、仰卧位、侧卧位等，以患者舒适及便于施术者操作为宜，避免用强迫体位。

2. 取穴

挑点常为龙路、火路网络在体表的反应穴、网结或皮下反应点，一般而言多选关节周围痛点或皮下节点。

（1）近部取穴：在病痛的局部和邻近部位取穴。

（2）远部取穴：在距病痛较远的部位取穴。

（3）循道路取穴：在疾病所属道路取穴。

（4）龙氏取穴：寒手热背肿在梅，痿肌痛沿麻络央，唯有痒疾抓长子，各疾施灸不离乡。

3. 施术前准备

（1）洗手，戴医用口罩、帽子、一次性无菌手套。

（2）碘伏消毒施术部位皮肤，消毒范围直径大于施术部位 5 cm。

4. 施术

在反应点或穴位处进行针挑，施术者以左手拇指和食指将治疗部位的皮肤捏起，右手持针将挑治部位的表皮挑破，然后针尖深入皮下挑到皮下纤维（图 1-12-1），拇指和食指紧捏针身，无名指轻压针尾向皮肤外挑出白色细丝样纤维，上下或左右摇摆将纤维拉断扯出（图 1-12-2），每个挑点挑 3 ~ 5 针，以挑尽纤维为度。如挑出的纤维多且较难挑断时，可调节提拉和摆动的频率，慢慢拉出纤维，或用手术刀割断，直至将皮下纤维挑尽。

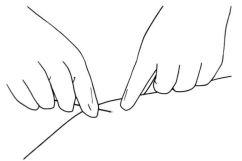

图 1-12-1　进针　　　　　　　　　　图 1-12-2　行针、摆针

5. 关键技术环节

（1）严格消毒针具、施术者的手部、患者治疗部位，防止感染。

（2）挑点准确，患者体位舒适。

（3）宜疾进疾出（慢挑除外）挑断表皮或皮下部分组织，以针孔能挤出少许血液为要。

七、注意事项

（1）术前应向患者做好解释工作，争取患者配合。

（2）患者最好取卧位，以防晕针。

（3）嘱患者挑治后 24 小时内局部不宜水洗，以防伤口感染。

（4）挑治后有热痛感，嘱患者当天不宜做重体力劳动，注意休息。

（5）忌食辛辣等刺激性食物。

八、可能出现的意外情况及处理

1. 晕针

晕针是指患者在针刺过程中发生晕厥的现象。在针刺过程中，患者出现神情异常、头晕目眩、恶心欲吐等，甚至心慌气短、面色苍白、出冷汗、四肢厥冷、脉沉细等，重者出现神志昏迷、唇甲青紫、大汗淋漓、二便失禁、脉微欲绝等。

（1）原因。多见于首次接受针刺，恐针、畏痛、情绪紧张；素体虚弱，劳累过度，空腹，大汗、大泻、大出血后等；体位不当，刺激手法过强，治疗室闷热或过于寒冷等。

（2）处理。立即停止针刺，迅速全部出针。患者平卧，头部放低，松解衣带，保暖，饮用糖类饮料或制品（可能影响患者自身原有疾病者慎用）或温开水，使空气流通。轻者可逐渐恢复正常。若不省人事、呼吸微弱、脉微欲绝，可配合现代医学急救措施。如出针后患者有晕针现象，应休息观察并做相应处理。

2. 出血过多

针挑后，针挑口出血过多。

（1）原因。挑治针口过大，针头过于深入，挑破较大的血管。

（2）处理。停止治疗，用医用棉签压迫针口 5 ～ 10 分钟以止血，敷上医用棉纱，用胶布固定。

第十三章　壮医敷贴疗法

一、概述

壮医敷贴疗法是将壮药研成细粉，加以适量的姜汁（或米醋、黄酒、温开水等）调和，待药粉干湿适中后加工成圆饼（圆饼大小视治疗部位而定），贴在选定的部位或穴位上，通过皮肤对药物的吸收以达到治疗目的的一种外治法。此疗法历史悠久，是壮族民间疗法的精华之一。此疗法操作简便、安全、灵活、靶向，广泛用于内科、外科、妇科、儿科等各科疾病，尤其适用于老幼虚弱之体、攻补难施之时及不肯服药者，为患者提供了更多行之有效的治疗选择。

二、功效

壮医敷贴疗法具有祛风、湿、寒、痰、瘀等毒邪，散结消肿，补虚强体，通调三道两路，调畅气血平衡等功效。

三、机理

壮医敷贴疗法将药物加工制成圆饼敷贴于人体某些部位或穴位，药力直达病灶或通过皮毛腠理而由表及里，循经络传至脏腑，以调节脏腑气血阴阳，扶正祛邪，从而治愈疾病。

四、适应证

壮医敷贴疗法主要用于内科、外科、妇科、儿科、五官科等常见病、多发病，如楞涩（过敏性鼻炎）、埃病（咳嗽）、年闹诺（失眠）、胴尹（胃痛）、奔鹿（呕吐）、沙呃（呃逆）等。

五、禁忌证

（1）皮肤过敏、局部皮肤溃烂者禁用。

（2）开放性创口或感染性病灶处禁用。

（3）孕妇慎用。

六、操作规范

（一）器械及材料

（1）一次性无纺布穴位敷贴、无菌纱布、绷带、胶布、压舌板、米酒、生理盐水、医用棉签、一次性无菌手套、剪刀、医用口罩、帽子、一次性注射器针头、碘伏、烧伤膏或紫草膏等。

（2）药物准备：根据病症选取相应药物制作药饼。

（二）技术操作

1.患者体位

根据病情确定体位，常取坐位、俯卧位、仰卧位、侧卧位等，以患者舒适及便于施术者操作为宜，避免用强迫体位。

2.取穴

（1）近部取穴：在病痛的局部和邻近部位取穴。

（2）远部取穴：在距病痛较远的部位取穴。

（3）循道路取穴：在疾病所属道路取穴。

（4）龙氏取穴：寒手热背肿在梅，痿肌痛沿麻络央，唯有痒疾抓长子，各疾施灸不离乡。

3.施术前准备

（1）环境清洁，温度适宜，符合制作卫生标准。

（2）洗手，戴医用口罩、帽子、一次性无菌手套，保持双手清洁干燥。

4.施术

（1）调药。将药粉加适量米酒调和，干湿适中。

（2）制作药饼。将调和好的药粉加工成圆形药饼（大小视治疗部位而定）（图1-13-1）。

（3）敷贴。将药饼贴在选定的穴位或部位上，用胶布固定（图1-13-2）。

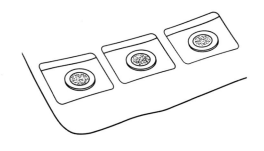

图 1-13-1　制作药饼

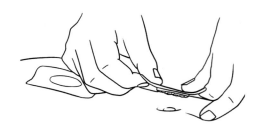

图 1-13-2　敷贴

5.关键技术环节

根据阴证、阳证选择不同的药物。

七、注意事项

（1）刺激性强、毒性大的药物，敷贴腧穴不宜过多，敷贴面积不宜过大，敷贴时间不宜过长，以免刺激过大或发生药物中毒。

（2）对于幼儿、久病、体弱者，一般不贴刺激性强、毒性大的药物，敷贴时间不宜过长，一般 1～2 小时，并在敷贴期间注意病情变化和有无不良反应。

（3）不宜空腹治疗，敷贴时注意休息，避免食用生冷、辛辣等刺激性食物及海鲜。

（4）敷贴治疗后尽量减少出汗，注意局部防水。

（5）此疗法会出现局部皮肤色素沉着、潮红、微痒、烧灼感、疼痛、轻微红肿、轻度起水疱等反应，水疱可自然吸收，无需特殊处理。如无法忍受刺激，可提前揭去药物。

八、可能出现的意外情况及处理

1.过敏

如在治疗过程中发生局部皮肤红肿，或出现皮疹、风团、瘙痒等不适，立即停止施术。轻者可予抗过敏治疗；严重者需立即评估呼吸、循环功能障碍等，及时进行救治，可予高流量吸氧，循环系统不稳定的患者可予液体复苏。有支气管痉挛、呼吸困难、喘鸣的患者，可令其吸入短效 β_2 受体激动剂，若应用后效果不显著，酌情及时应用肾上腺素。

2. 起水疱

如水疱较小，皮肤可自行吸收，注意保持局部干燥及水疱的完整性即可；如水疱较大，可用一次性注射器针头将水疱戳破，放出疱内液体，每日用碘伏消毒，外涂烧伤膏或紫草膏，保持局部干燥及清洁，预防感染。

第十四章　壮医烫熨疗法

一、概述

壮医烫熨疗法是将壮药装入纱布袋，置于沸水上隔水蒸热，趁热将药包直接烫熨患处，加以手法反复烫熨，利用其药力、热力来治疗疾病的一种壮医特色疗法。壮医烫熨疗法操作简便、副作用小、费用低廉，适宜在基层医疗机构推广应用。

二、功效

壮医烫熨疗法具有祛风、湿、瘴、寒、痰、瘀等毒邪，消肿散结，通痹止痛，通调三道两路，调节气血平衡等功效。

三、机理

壮医烫熨疗法通过热熨患者体表的一定部位，将药力、热力导入肌腠，配合手法的局部刺激，使三道两路畅通，调节天、地、人三气同步平衡，恢复人体脏腑功能。

四、适应证

壮医烫熨疗法适用于临床各科多种病症，对各种痛证、痿证、痹证、寒性疼痛、跌打损伤等局部病症具有较好的疗效，对某些脏腑功能失调引起的全身性疾病也有一定的治疗作用。

五、禁忌证

（1）辨证为阳证患者禁用。

（2）发热（体温≥37.3℃）、脉搏≥90次／分患者禁用。

（3）开放性创口或感染性病灶禁用。

（4）过度疲劳、过度饥饿或精神高度紧张者禁用。

（5）血糖控制不佳患者、精神病患者等禁用。

（6）孕妇慎用。

六、操作规范

（一）器械及材料

（1）一次性无菌手套、纱布袋、防烫厚胶手套、消毒毛巾、生理盐水、无菌纱布、烧伤膏或紫草膏、一次性注射器针头、碘伏、一次性治疗巾。

（2）药物。根据病情选择相应的用特制药酒浸泡过的壮药，将其装入纱布袋，然后置于沸水上隔水蒸热 30 分钟。

（二）技术操作

1. 患者体位

根据病情确定体位，常取坐位、俯卧位、仰卧位、侧卧位等，以患者舒适及便于施术者操作为宜，避免用强迫体位。

2. 取穴

（1）近部取穴：在病痛的局部和邻近部位取穴。

（2）远部取穴：在距病痛较远的部位取穴。

（3）循道路取穴：在疾病所属道路取穴。

（4）龙氏取穴：寒手热背肿在梅，痿肌痛沿麻络央，唯有痒疾抓长子，各疾施灸不离乡。

3. 施术前准备

（1）洗手，戴医用口罩、帽子、一次性无菌手套。

（2）根据病情选择相应的用特制药酒浸泡过的壮药，将其装入纱布袋，然后置入煮沸的水中蒸 30 分钟。

4. 施术

（1）悬熨。将药熨包悬在治疗部位上方处快速环形移动（图 1-14-1）。

（2）点熨。将药熨包由内向外快速垂直点烫治疗部位（图 1-14-2）。

（3）按熨。将药熨包按压于治疗部位使皮肤接触面积增大（图 1-14-3）。

（4）揉熨。持药熨包用力揉按治疗部位，速度稍慢，力度逐渐加大（图 1-14-3）。

（5）敷熨。将还有余温的药熨包敷在治疗部位，盖上防水垫巾及一次性治疗巾，使药力进一步渗透，保持 10 ～ 15 分钟（图 1-14-4）。

（6）熨毕。用无菌纱布轻拭治疗部位水迹，立即给患者覆盖被子以保暖。

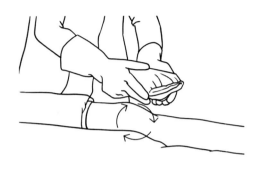

图 1-14-1　悬熨

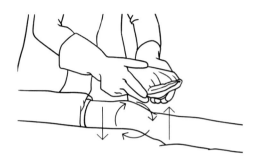

图 1-14-2　点熨

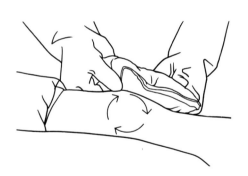

图 1-14-3　按熨、揉熨

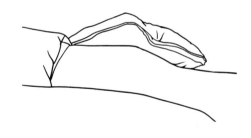

图 1-14-4　敷熨

5. 关键技术环节

（1）应配用毒副作用小、疗效显著的壮药。

（2）壮药温度应适中（也可根据个体耐受度确定），急性乳腺炎属于阳证，温度不宜超过 38 ℃。

（3）包药部位应松紧适宜，以免造成局部循环障碍或内包药物漏出而降低疗效或污染衣物。

（4）将一块防水小方巾放在药包上，可以有效防止药液渗出污染衣物，同时也有助于避免药液流失，保持药物的有效性。

七、注意事项

（1）暴露治疗部位时，应注意保护患者的隐私，并为患者保暖。

（2）治疗过程中随时观察患者局部皮肤情况及病情，随时询问患者的耐受程度。

（3）皮肤轻微发红为正常现象，如疼痛、起水疱，要及时告知医护人员予以处理。

（4）烫熨后 6 小时内不得洗澡，不吹冷风，注意保暖。

（5）忌食寒性、热性、酸辣刺激性食物。

八、可能出现的意外情况及处理方案

（1）如烫伤，用生理盐水清洁创面及浸润无菌纱布湿敷创面，直至疼痛明显减轻或消失后外涂烧伤膏。

（2）如起水疱，水疱较小，皮肤可自行吸收，注意保持局部干燥及水疱的完整性即可；如水疱较大，可用一次性注射器针头将水疱戳破，放出疱内液体，每日用碘伏消毒，外涂烧伤膏或紫草膏，保持局部干燥及清洁，预防感染。

第十五章 壮医包药疗法

一、概述

壮医包药疗法是根据病情选定相应的壮药饮片打粉或鲜品捣烂，用特制药酒调和后装入纱布袋，加热后或直接包于患处以治疗疾病的一种特色疗法。该疗法操作简便，无明显创伤性，安全可靠，易于学习和推广使用。

二、功效

壮医包药疗法具有祛风、湿、寒、热、瘀等毒邪，消肿散结，止痛，疏通三道两路，调畅气血平衡等功效。

三、机理

壮医包药疗法以其药效及对局部的温热刺激，通过三道两路传导，调整气血归于平衡，使人体各部功能恢复正常。

四、适应证

壮医包药疗法适用于内科、外科、妇科、儿科、五官科、皮肤科等的常见病、多发病，如夺扼（骨折）、林得叮相（跌打肿痛）、发旺（风湿骨痛）、隆芡（痛风）、呗农（痈疮肿痛）、额哈（虫蛇咬伤）、麻抹（麻木不仁）、嗦佛（包块肿块）、旁巴尹（肩周炎）、活邀尹（颈椎病）、核尹（腰椎间盘突出症）、产后腊胴尹（产后腹痛）、京尹（痛经）、兵嘿细勒（疝气）、北嘻（乳腺炎）、航靠谋（腮腺炎）等。

五、禁忌证

（1）局部皮肤大面积破溃、高度水肿、开放性骨折、外伤出血处禁用。

（2）孕妇慎用。

六、操作规范

（一）器械及材料

药袋、药粉、绷带或胶布、防水小铺巾、剪刀、碘伏、医用口罩、一次性无菌手套、一次性注射器针头、碘伏、烧伤膏或紫草膏、短效 β_2 受体激动剂、肾上腺素、无菌纱布、医用棉签、生理盐水、药酒或白醋或药汁（常用的药汁为芒硝溶液）。

（二）技术操作

1. 患者体位

根据病情确定体位，常取坐位、俯卧位、仰卧位、侧卧位等，以患者舒适及便于施术者操作为宜，避免用强迫体位。

2. 取穴

（1）近部取穴：在病痛的局部和邻近部位取穴。

（2）远部取穴：在距病痛较远的部位取穴。

（3）循道路取穴：在疾病所属道路取穴。

（4）龙氏取穴：寒手热背肿在梅，痿肌痛沿麻络央，唯有痒疾抓长子，各疾施灸不离乡。

3. 施术前准备

（1）洗手，戴医用口罩、帽子、一次性无菌手套。

（2）部位：如有创面，先予碘伏消毒施术部位皮肤，消毒范围直径大于施术部位5 cm；如无创面，只需用生理盐水清洁局部皮肤。

4. 施术

（1）按治疗部位大小取适量壮药，加水、药酒或药汁炒热或蒸热备用。

（2）将调和的壮药置于纱布袋内，封口备用。

（3）清洁或消毒患处后，待壮药温度适宜（不超过38 ℃）后包敷于患处，用胶布或绷带加以固定（图1-15-1）。

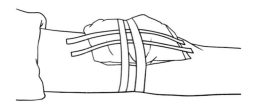

图 1-15-1　膝盖包药

5. 关键技术环节

（1）应配用毒副作用小、疗效显著的壮药。

（2）壮药温度应适中（也可根据个体耐受度确定），急性乳腺炎属于阳证，温度不宜超过 38 ℃。

（3）包药部位应松紧适宜，以免造成局部循环障碍或内包药物漏出降低疗效或污染衣物。

（4）将一块防水小方巾放在药包上，可以有效防止药液渗出污染衣物，同时也有助于避免药液流失，保持药物的有效性。

七、注意事项

（1）暴露治疗部位时，应注意保护患者的隐私，并为患者保暖。治疗过程随时观察患者局部皮肤情况及病情，随时询问患者对温度的耐受程度。

（2）注意患者对药包温度的耐受程度，若温度过高，则可待温度适宜时再进行治疗。

（3）注意掌握包药的松紧度，以免造成局部循环障碍或内包药物漏出降低疗效或污染衣物。

（4）嘱患者严格遵守包药时间，一般每次 2～4 小时，不宜擅自延长包药时间。

（5）换药时注意观察患者患处皮肤颜色的变化，发生破溃者采取适当方法处理，以减少对皮肤的损害。

（6）嘱患者忌食烟、酒、酸辣、炙烤类食物及生冷饮品。

（7）嘱患者尽量避免长时间挤压触碰乳房，避免过度劳累，调情志，避风寒。

（8）告知患者如包药后皮肤出现瘙痒难耐、灼热、疼痛，应立即取下药包，禁止抓挠，注意保持清洁，不宜擅自涂抹其他药物，一般轻症可自愈。若皮肤出现红肿、水疱、破溃等严重反应，需及时到医院就诊。

八、可能出现的意外情况及处理方案

1. 烫伤、起水疱

（1）如烫伤，用生理盐水清洁创面及浸润无菌纱布湿敷创面，直至疼痛明显减轻或消失后外涂烧伤膏。

（2）如起水疱，水疱较小，皮肤可自行吸收，注意保持局部干燥及水疱的完整性即可；如水疱较大，可用一次性注射器针头将水疱戳破，放出疱内液体，每日用碘伏消毒，外涂烧伤膏或紫草膏，保持局部干燥及清洁，预防感染。

2. 过敏

如在治疗过程中发生局部皮肤红肿，或出现皮疹、风团、瘙痒等不适，立即停止施术。轻者可予抗过敏治疗；严重者需立即评估呼吸、循环功能障碍等，及时进行救治，可予高流量吸氧，循环系统不稳定患者可予液体复苏。有支气管痉挛、呼吸困难、喘鸣的患者，可令其吸入短效 β_2 受体激动剂，若应用后效果不显著，及时应用肾上腺素。

第十六章　壮医滚蛋疗法

一、概述

壮医滚蛋疗法是在壮医理论指导下，用生蛋或经加工的熟蛋在身体相关部位来回滚动，通过热力和一定的手法刺激龙路和火路的体表经络，以逐毒外出，调节气血，使天、地、人三部之气恢复平衡的一种治疗方法。壮医滚蛋疗法分为热滚法和冷滚法。热滚法是利用煮熟并经药液浸泡的鸡蛋，趁温热在患者的额头、四肢等患处反复滚转治疗；冷滚法是利用新鲜的生鸡蛋滚转治疗。热滚法多用于治疗伤风感冒、风寒咳嗽、关节冷痛等，冷滚法多用于治疗各种无名肿毒，如眼睛忽然红肿及皮肤肿胀、红硬发热等。对于一些疾病，热滚法和冷滚法常常交替使用，效果显著。此疗法操作简便，舒适无创，易于学习和推广应用，具有"简、便、验、廉、捷"的特点和无毒副作用的优势。

二、功效

壮医滚蛋疗法具有解表退热、祛风除湿、温肺止咳、活血化瘀、通经止痛、健脾消食等功效。

三、机理

壮医滚蛋疗法通过刺激三道两路，鼓舞正气，驱邪外出，调节气血平衡，使天、地、人三气复归同步，人体正气恢复，疾病痊愈。

四、适应证

壮医滚蛋疗法主要用于贫痧（伤风感冒）、埃病（寒凉咳嗽）、林得叮相（跌打损伤）、发旺（风湿痹症、关节及局部红肿热痛）等疾病。

五、禁忌证

（1）开放性伤口、感染性病灶禁用。

（2）对所用药物过敏者禁用。

（3）蛋白过敏者慎用。

六、操作规范

（一）器械及材料

（1）药材。风寒型：艾叶 10 g，葱白 10 g，荆芥 15 g，防风 15 g，紫苏叶 15 g，淡豆豉 10 g，葱白 10 g，生姜 10 g，等等；虚证：党参 15 g，茯苓 15 g，黄芪 15 g，紫苏叶 12 g，前胡 6 g，桔梗 9 g，白术 12 g，防风 12 g，等等。新鲜鸡蛋 2 个。

（2）其他：医用口罩、帽子、一次性无菌手套、生理盐水、无菌纱布、一次性注射器针头、碘伏、短效 β_2 受体激动剂、肾上腺素、煮锅等。

（二）操作方法

1. 患者体位

根据病情确定体位，常取坐位、俯卧位、仰卧位、侧卧位等，以患者舒适及便于施术者操作为宜，避免用强迫体位。

2. 取穴

（1）近部取穴：在病痛的局部和邻近部位取穴。

（2）远部取穴：在距病痛较远的部位取穴。

（3）循道路取穴：在疾病所属道路取穴。

（4）龙氏取穴：寒手热背肿在梅，痿肌痛沿麻络央，唯有痒疾抓长子，各疾施灸不离乡。

遵循以上壮医取穴原则，再根据中医辨证配以相应的穴位。

3. 施术前准备

（1）洗手，戴医用口罩、帽子、一次性手套。

（2）用生理盐水清洁施术部位皮肤。

4. 施术

（1）根据病情需要，添加适当药物与蛋同煮（图1-16-1），将煮熟后的蛋剥去蛋壳，纱布裹蛋。

（2）蛋的温度一般为70～80 ℃，老年人及小儿、对热不敏感者，取60～70 ℃。

（3）戴好一次性无菌手套，将煮好的温热鸡蛋先在施术者手臂点蛋试温，再于患者的治疗部位皮肤快速点烫、滚蛋（图1-16-2），热蛋温度降低后在治疗部位皮肤由内到外反复滚动，直至微微汗出为止。蛋凉后可再放至药液中加热。一般备蛋2个，轮流滚动。若蛋白破裂，可将蛋白取出，不要蛋黄，将蛋白与罐内的药物附银戒指或其他银器1个，共包裹于纱布内，放在原罐内煮热后取出，挤去部分汁液，继续在患者头、额、颈、背等处热擦。操作完毕，患者已微微出汗，再令患者盖被静卧即可。在热滚治疗过程中，常以滚蛋后的蛋黄形状和颜色来判断病情。蛋黄外表隆起小点，小点多则说明病情严重，小点少则说明病情较轻。从蛋黄颜色辨别，蛋黄呈青色，则诊断为寒证；蛋黄呈金黄色，则诊断为热证。

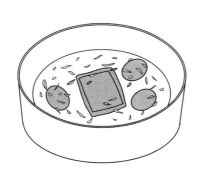

图1-16-1　煮蛋

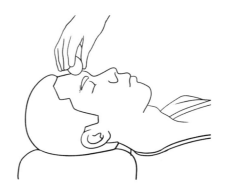

图1-16-2　头部滚蛋

5. 关键技术环节

（1）煮蛋时间要适宜，时间过短，蛋黄未煮熟，无法利用蛋黄判断病情，且药物效果降低，治疗效果下降；时间过长，鸡蛋易破裂，影响利用蛋黄判断病情。

（2）若患者在额部、两侧太阳穴、后颈部、背部出现局部酸胀疼痛不适，结合推拿手法效果更佳，循经摸结，重点在患者疼痛部位滚的时间长些，若患者以发热为主，可重点在背部（大椎、肺俞附近）滚的时间长些。

（3）蛋的温度要适宜，温度不够，药力减弱；温度过高，容易烫伤患者。

七、注意事项

（1）应用热滚法，结合推拿手法效果更好。

（2）滚蛋要有侧重点。如头痛，则头痛部位滚的时间长些；如发热，则颈背部滚的时间长些。

（3）注意蛋的温度，以患者能忍受为度，避免烫伤。

（4）注意治疗与诊断相结合。滚蛋疗法不仅是一种治病方法，还是一种诊断方法。因此应把治疗和诊断结合起来，通过滚蛋诊断疾病的转归。

八、可能出现的意外情况及处理

1. 烫伤、起水疱

（1）如烫伤，用生理盐水清洁创面及浸润无菌纱布湿敷创面，直至疼痛明显减轻或消失后外涂烧伤膏。

（2）如起水疱，水疱较小，皮肤可自行吸收，注意保持局部干燥及水疱的完整性即可；如水疱较大，可用一次性注射器针头将水疱戳破，放出疱内液体，每日用碘伏消毒，外涂烧伤膏或紫草膏，保持局部干燥及清洁，预防感染。

2. 过敏

如在治疗过程中发生局部皮肤红肿，或出现皮疹、风团、瘙痒等不适，立即停止施术。轻者可予抗过敏治疗；严重者需立即评估呼吸、循环功能障碍等，及时进行救治，可予高流量吸氧，循环系统不稳定患者可予液体复苏。有支气管痉挛、呼吸困难、喘鸣的患者，可令其吸入短效 β_2 受体激动剂，若应用后效果不显著，及时应用肾上腺素。

第十七章 壮医药物竹罐疗法

一、概述

壮医药物竹罐疗法是壮族人民在长期的生产、生活实践中创造的一种独特的治疗方式，此法先根据病情选定相应的壮药并煎沸药液，再将大小适合的竹罐放入药液中浸煮，随后趁热吸拔在选定的部位或穴位上，使龙路和火路畅通、气血平衡，从而达到预防和治疗疾病的目的。壮医药物竹罐疗法历史悠久，临床应用较为广泛。

二、功效

壮医药物竹罐疗法具有祛风除湿、活血舒筋、散寒止痛、拔毒消肿、通龙路和火路、调整阴阳平衡等功效。

三、机理

壮医药物竹罐疗法通过竹罐吸拔、壮药液吸收及热敷，使血管扩张，加快血液循环，改变肌肤充血状态，促进新陈代谢，增强机体抗病能力，增强人体正气，从而达到防病治病的目的。

四、适应证

壮医药物竹罐疗法主要用于内科、外科、妇科、儿科、皮肤科等常见病、多发病，如核尹（腰椎间盘突出）、活邀尹（颈椎病）、发旺（风湿病）、贫痧（痧病）、年闹诺（失眠）、巧尹（头痛）、骆扨（骨折）、喃呗嘟（带状疱疹）等。

五、禁忌证

（1）自发性出血或凝血功能障碍者禁用。

（2）血糖控制不佳患者、精神病患者、身体极度虚弱及消瘦、皮肤缺乏弹性者禁用。

（3）过度疲劳、过度饥饿或精神高度紧张者禁用。

（4）局部皮肤有破溃、瘢痕、高度水肿及体表大血管处禁用。

六、操作规范

（一）器械及材料

（1）药液准备：将壮药装入布袋中，加水浸泡至少30分钟，然后放入锅具内加热煮沸用于浸煮竹罐。

（2）其他：消毒毛巾、长镊子、医用棉签、医用口罩、帽子、一次性无菌手套、生理盐水、无菌纱布、一次性注射器针头、碘伏、烧伤膏或紫草膏等。

（二）技术操作

1. 患者体位

根据病情确定体位，常取坐位、俯卧位、仰卧位、侧卧位等，以患者舒适及便于施术者操作为宜，避免用强迫体位。

2. 取穴

（1）近部取穴：在病痛的局部和邻近部位取穴。

（2）远部取穴：在距病痛较远的部位取穴。

（3）循道路取穴：在疾病所属道路取穴。

（4）龙氏取穴：寒手热背肿在梅，痿肌痛沿麻络央，唯有痒疾抓长子，各疾施灸不离乡。

3. 施术前准备

洗手，戴医用口罩、帽子、一次性无菌手套。

4. 施术

（1）煮罐。将竹罐投入药液中（常用壮药：鸡血藤、大钻、小钻、大血藤、徐长卿、路路通等）煮沸5分钟，备用（图1-17-1）。

（2）拔罐。施术者根据拔罐部位选定大小合适的竹罐，夹出竹罐，用折叠的消毒毛巾捂一下罐口（图1-17-2），以便吸去罐内的药液、降低罐口的温度和保持罐内的热气，然后将竹罐迅速扣拔于选定的部位或穴位上（图1-17-3）。根据病情及部位确定所拔竹罐数量，一般为 10 ～ 20 个竹罐，拔罐后盖上毛巾以免患者受凉，随时检查罐口的吸附情况，5 ～ 10 分钟后，按压罐口边缘使空气进入以便取下竹罐。

（3）竹罐热熨。夹出竹罐，用折叠的消毒毛巾捂一下罐口，以便吸去罐内的药液，在施术者前臂内侧试温，待热度合适后滚动热熨治疗部位约 5 分钟。治疗结束后协助患者整理衣着，告知患者治疗后的注意事项。

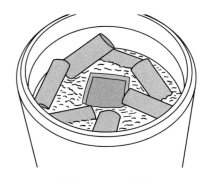

图 1-17-1　煮罐

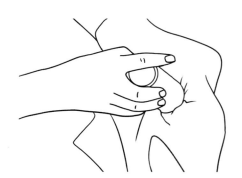

图 1-17-2　用毛巾捂罐口

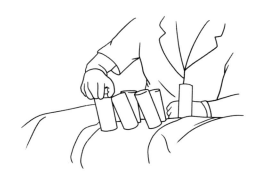

图 1-17-3　拔罐

5. 关键技术环节

（1）挑选质地坚实及粗细合适的竹子制作竹罐，罐口要光滑。

（2）确保竹罐充分吸收药液且温度适宜，取出竹罐甩干多余药液防止烫伤，然后将竹罐迅速扣拔于选定部位或穴位上，保证吸附牢固。

（3）根据患者体质或病情等因素准确把握留罐时长，一般为 5 ～ 10 分钟，避免留罐时间过长或过短影响疗效。

七、注意事项

（1）暴露治疗部位时，应注意保护患者的隐私，并为患者保暖。

（2）治疗过程中随时观察患者局部皮肤情况及病情，随时询问患者的耐受程度。

（3）拔罐前尽量甩尽水珠以免烫伤皮肤。

（4）拔罐过程中不可随便移动体位，以免引起疼痛或竹罐脱落。

（5）选择肌肉丰厚、皮下组织松弛及毛发少的部位为宜，多毛部位则应先剃毛。

（6）取罐时动作要轻柔，按压罐口边缘使空气进入即可取下，不能硬拉竹罐。

（7）施术后令患者饮温开水。

（8）嘱患者拔罐后 6 小时内不得洗澡，当天避免接触冷水，注意保暖。

（9）使用过的竹罐、毛巾送消毒供应中心统一消毒。

八、可能出现的意外情况及处理方案

（1）如烫伤，用生理盐水清洁创面及浸润无菌纱布湿敷创面，直至疼痛明显减轻或消失后外涂烧伤膏。

（2）如起水疱，水疱较小，皮肤可自行吸收，注意保持局部干燥及水疱的完整性即可；如水疱较大，可用一次性注射器针头将水疱戳破，放出疱内液体，每日用碘伏消毒，外涂烧伤膏或紫草膏，保持局部干燥及清洁，预防感染。

第十八章　壮医经筋疗法

一、概述

壮医经筋疗法是在古典十二经筋理论的指导下，结合壮族民间"捉筋理筋术"形成的以"经筋查灶"诊病与"经筋消灶"（包括理筋疗法、多种针刺疗法、拔罐疗法）治疗相结合所形成的一种壮医特色技法。此疗法理论独特，诊断精准，治疗多样，操作简便，具有"简、便、验、廉、捷"的特点和无毒副作用的优势。

二、功效

壮医经筋疗法具有祛风毒、除湿毒、化瘀毒、散寒毒、松筋解结、消肿止痛、通调龙路和火路气机等功效。

三、机理

壮医经筋疗法采用针对病灶的"经筋手法—经筋针法—拔罐—辅助治疗"的四联疗法，构成"综合消灶—系列解结—多维解锁—整体调整"的新型诊疗体系，在充分发挥单项疗法功效的基础上，使多项疗法功效协同作用，对病灶进行局部刺激，以疏通三道两路，调整气血归于平衡，使人体各部功能恢复正常。

四、适应证

壮医经筋疗法适用于内科、外科、五官科等常见病、多发病，如巧尹（偏头痛）、活邀尹（颈椎病）、旁巴尹（肩周炎）、吟相（网球肘）、核尹（胸椎功能紊乱症、腰背肌筋膜炎、腰椎间盘突出症、腰椎骨质增生症、第三腰椎横突综合征、梨状肌损伤、腰腿腹三联征）、骆欠（退行性膝关节病变）等多种疾病。

五、禁忌证

（1）自发出血性疾病、凝血功能障碍者禁用。

（2）各种骨伤病及急性软组织损伤者慎用。

（3）局部皮肤有破溃、瘢痕、高度水肿及浅表大血管处禁用。

（4）过度疲劳、过度饥饿、醉酒、精神高度紧张者禁用。

六、操作规范

（一）器械及材料

按摩床、一次性针灸针、一次性注射器针头、碘伏或75%酒精、医用口罩、帽子、一次性无菌手套、利器盒、生理盐水、无菌纱布、烧伤膏或紫草膏、医用棉签或棉球、火罐或真空抽气罐、真空抽气枪、持物钳、治疗巾、打火机、酒精灯等。

（二）技术操作

1. 患者体位

根据病情确定体位，常取坐位、俯卧位、仰卧位、侧卧位等，以患者舒适及便于施术者操作为宜，避免用强迫体位。

2. 取穴

（1）"以灶为腧"原则：以病灶点确定诊治法则，即根据病灶点进行相应的诊断和治疗。

（2）以痛处为中心，采取"顺藤摸瓜""顺筋摸结"的方法，查找相关筋结病灶点作为治疗部位。

3. 施术前准备

（1）洗手，戴医用口罩、帽子、一次性无菌手套。

（2）碘伏消毒施术部位皮肤，消毒范围直径大于施术部位 5 cm。

4. 施术

（1）经筋手法。

①在对全身进行"经筋查灶"的基础上，坚持"以灶为腧"原则，侧重对相关部位痛性筋结点进行仔细查灶（图 1-18-1）。

②用点、揉、按、摩、分筋、理筋等手法对全身查出的病灶进行广泛的松筋治疗（图

1-18-2），同时对相关部位经筋区域诊查到的病灶，运用理筋手法进行理筋解结以调节整体机能。

（2）经筋针法。

①针对上述经筋区域的筋结病灶采用固结行针法，重点对颈肩部经筋区域诊查到的病灶进行尽筋分刺、轻点刺络、分段消灶、轮刺离筋等，加以针刺消灶解结（图1-18-3）。

②筋结较大者，可采用壮医火针法。局部常规消毒，施术者左手拇指按压固定查及的筋结点，右手持火针针具，将针尖置于酒精灯上烧红至发白，迅速将针尖垂直刺入皮肤直达筋结点，不留针，以达到温经通络、舒筋解结、调畅气血的目的。

（3）拔罐。

对相关病灶区域进行拔罐治疗，令病灶充分潮红充血，必要时可行刺血拔罐疗法，即在针刺过的筋结点上拔火罐（图1-18-4），留罐8～10分钟，利于病灶的吸收修复。

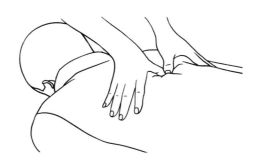

图1-18-1 摸结查灶

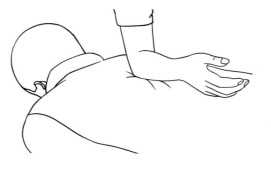

图1-18-2 手法治疗

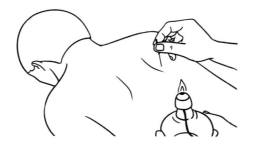

图1-18-3 火针针刺

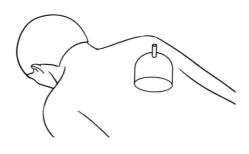

图1-18-4 拔罐

（4）施术后处理。

针具用后丢入利器盒。冲洗罐内瘀血，放入消毒液中浸泡，送消毒供应中心统一消毒，防止交叉感染。

5. 关键技术环节

（1）患者体位适宜，施术者选择合适的姿势，以便施术者操作及避免自身劳损。

（2）坚持"以灶为腧"原则，做到查灶精准，选穴得当。

（3）点、揉、按、摩、分筋、理筋等治疗手法应由轻到重，用力适当。

（4）使用经筋针法应注意避免损伤血管，使用壮医火针时，应迅速垂直进针，不留针。

（5）拔罐时注意留罐时间，以 8 ～ 10 分钟为宜，防止出现水疱。

七、注意事项

（1）应向患者解释清楚，使患者合作。

（2）嘱患者选择舒适体位，一般取坐位或卧位，避免晕针。

（3）严格遵守无菌操作规则。

（4）每穴放血 10 滴为宜，根据病情可增加放血量，但不宜太多。

（5）嘱患者治疗后要适当休息，避免劳累、惊恐。

（6）嘱患者刺血后避免肢体接触冷水，也不要待在温度过低的环境中。

（7）嘱患者治疗后以清淡饮食为宜，忌饮酒，忌食海鲜及煎炸辛辣等刺激性食物。

（8）嘱患者治疗后饮温淡盐水。

（9）嘱患者拔罐后切勿使局部受风受凉，4 ～ 6 小时内禁止冷水淋浴。

八、可能出现的意外情况及处理方案

1. 晕针

晕针是指患者在针刺过程中发生晕厥的现象。在针刺过程中，患者出现神情异常、头晕目眩、恶心欲吐等，甚至心慌气短、面色苍白、出冷汗、四肢厥冷、脉沉细等，重者出现神志昏迷、唇甲青紫、大汗淋漓、二便失禁、脉微欲绝等。

（1）原因。多见于首次接受针刺，恐针、畏痛、情绪紧张；素体虚弱，劳累过度，空腹，大汗、大泻、大出血后等；体位不当，刺激手法过强，治疗室闷热或过于寒冷等。

（2）处理。立即停止针刺，迅速全部出针。患者平卧，头部放低，松解衣带，保暖，饮用糖类饮料或制品（可能影响患者自身原有疾病者慎用）或温开水，使空气流通。轻者可逐渐恢复正常。若不省人事、呼吸微弱、脉微欲绝，可配合现代医学急救措施。如出针后患者有晕针现象，应休息观察并做相应处理。

2. 血肿

治疗完成后，局部皮肤呈青紫色，或操作部位出现肿胀、疼痛症状。

（1）原因。针刺时损伤局部小血管、淋巴管和毛细血管、毛细淋巴管或静脉，血液、淋巴液瘀积在狭小的组织间隙所致。

（2）处理。局部形成血肿后，易引起局部胀痛，如在关节处可影响肢体活动。血肿形成2～3日后，瘀血可向皮肤表层散开，可见局部皮肤上出现紫红色出血斑片，后转为青紫色。一般的小血肿不会留下后遗症，出血量大的血肿可适当用温水热敷，或按揉局部，促进血液吸收，防止血块硬化影响关节功能。

3. 烫伤、起水疱

（1）如烫伤，用生理盐水清洁创面及浸润无菌纱布湿敷创面，直至疼痛明显减轻或消失后外涂烧伤膏。

（2）如起水疱，水疱较小，皮肤可自行吸收，注意保持局部干燥及水疱的完整性即可；如水疱较大，可用一次性注射器针头将水疱戳破，放出疱内液体，每日用碘伏消毒，外涂烧伤膏或紫草膏，保持局部干燥及清洁，预防感染。

第十九章　壮医全身药浴疗法

一、概述

壮医全身药浴疗法是用单味壮药或壮药复方煎取药液，待药液温度适宜时进行全身洗浴，以达到治疗疾病目的的一种特色疗法。壮医全身药浴疗法操作简便，安全可靠，经济实用，易于推广使用。

二、功效

壮医全身药浴疗法具有祛风、湿、瘀、寒、热、痧等毒邪，消肿止痛，活血温经，通调三道两路，调理气血等功效。

三、机理

壮医全身药浴疗法通过全身肌表、局部、患处吸收药效，并通过三道两路传导，从而调整气血归于平衡，使人体各部功能恢复正常。

四、适应证

壮医全身药浴疗法主要用于内科、外科、妇科、儿科、五官科、皮肤科等的常见病、多发病，如能啥能累（瘙痒、湿疹）、奔痧（痧病）、嘈呗啷（带状疱疹及带状疱疹后遗神经痛）、夺扼（骨折）、林得叮相（跌打肿痛）、发旺（风湿骨痛）、隆芡（痛风）、麻抹（麻木不仁）、嘈佛（包块肿块）、旁巴尹（肩周炎）、活邀尹（颈椎病）、核嘎尹（腰腿痛）、产后腊胴尹（产后腹痛）、京尹（痛经）、约京乱（月经不调）、卟很裆（不孕）、盆腔炎、兵嘿细勒（疝气）、北嘻（乳腺炎）等。

五、禁忌证

（1）局部皮肤破溃、高度水肿、开放性骨折、外伤出血者禁用。

（2）过度疲劳、过度饥饿或精神高度紧张者禁用。

（3）孕妇慎用。

六、操作规范

（一）器械及材料

（1）根据病情选择相应药物，加水煎取药液备用。

（2）泡浴大木桶（泡浴大木盆或全身熏蒸机）、一次性泡浴袋、消毒毛巾。

（二）技术操作

1. 患者体位

根据病情确定体位，常取坐位或卧位，避免用强迫体位。

2. 施术前准备

（1）使用泡浴大木桶（泡浴大木盆）药浴：一次性泡浴袋，一人一袋。

（2）使用全身熏蒸机药浴：冲洗全身熏蒸机，擦洗全身熏蒸机，开启臭氧消毒。

3. 施术

（1）使用泡浴大木桶（泡浴大木盆）药浴。

①放药。垫好一次性泡浴袋，将药液放入浴桶（浴盆）内，调节合适的温度，药液量以淹没浴者胸部为宜（取坐姿或卧位）。

②入浴。放入浴桶（浴盆）架，待药液温度在 40 ~ 45 ℃时，嘱患者将躯体浸泡在药液中。

③泡浴。嘱患者一边浸泡一边揉搓、按压全身或患部，促进血液循环，以利于药物吸收（图 1-19-1）。

④浴后用消毒毛巾擦干全身，及时更衣保暖。

（2）使用全身熏蒸机药浴。

①放药。将药液放入全身熏蒸机，调节合适的温度，患者取卧位。

②入浴。待药液温度在 37 ~ 42 ℃时，嘱患者平躺在全身熏蒸机内。

③药浴。开启全身熏蒸机，使药液喷洒于患者全身以渗透入肌肤，促进血液循环及药物吸收。

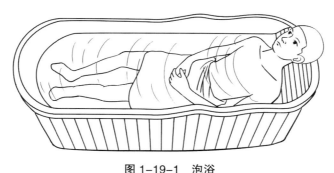

图 1-19-1　泡浴

④浴后用消毒毛巾擦干全身，及时更衣保暖。

4.关键技术环节

根据阴证、阳证选择不同的药物进行药浴。

七、注意事项

（1）应向患者做好解释工作，使患者配合；协助患者选择舒适体位，取坐位或卧位。

（2）空腹及饭后 30 分钟内不宜泡浴。

（3）患者情绪紧张或过度饥饿时不能泡浴。暴露治疗部位时，应注意保护患者的隐私。

（4）药浴全程陪护患者并观察患者情况，提供温淡盐水或姜糖水，嘱患者少量多次饮用以补充水分，告知患者如觉疲劳或不适可到旁边座椅或按摩床稍作休息。

（5）药液温度要适中，不能过热，以免烫伤。

（6）注意控制泡浴时间，每次 20 ～ 30 分钟（视患者耐受情况而定），年老体弱者泡浴时间不宜过长。

（7）泡浴时要避免受寒、吹风，泡浴完毕应立即擦干全身，及时更衣保暖。

（8）嘱患者清淡饮食，多吃新鲜蔬菜、水果，忌食鱼、虾、蟹、鸡、羊肉等发物，忌食煎烤油炸、辛辣、刺激性食物，禁烟酒。

（9）嘱患者治疗后饮温淡盐水。

（10）嘱患者泡浴后禁止剧烈运动或劳累。

八、可能出现的意外情况及处理

（1）如烫伤，用生理盐水清洁创面及浸润无菌纱布湿敷创面，直至疼痛明显减轻或消失后外涂烧伤膏。

（2）如起水疱，水疱较小，皮肤可自行吸收，注意保持局部干燥及水疱的完整性即可；如水疱较大，可用一次性注射器针头将水疱戳破，放出疱内液体，每日用碘伏消毒，外涂烧伤膏或紫草膏，保持局部干燥及清洁，预防感染。

第二十章　壮医香囊佩药疗法

一、概述

壮医香囊佩药疗法是选用壮药加工成药粉，置于香囊内，将香囊佩挂于人体一定部位，药物散发的芳香气味经鼻黏膜吸入并经气道吸收，促进龙路和火路的气血运行，鼓舞正气，驱邪外出，畅通三道两路，平衡气血，从而达到治病祛邪目的的一种外治方法。壮医香囊佩药疗法起源于古代壮族的"卉服"。壮族先民发现采用蕉树、葛藤、竹子等植物纤维做成的衣物，经过蓝靛染成深蓝色作为"卉服"穿着，不仅可以防寒保暖，还可治愈一些疾病，特别是热毒性皮肤病。经过研究发现，因壮族聚居地区气候湿热，壮族人民多受湿热之毒侵袭，而蕉树、葛藤、竹子及蓝靛均具有清热解毒功效，因此"卉服"发挥了一定的治病功效，壮医香囊佩药疗法由此发展而来。

二、功效

壮医香囊佩药疗法具有鼓舞正气、驱邪外出、调畅气机、畅通三道两路、平衡气血等功效。

三、机理

此疗法以其药效及温热的局部刺激，通过三道两路的传导，调整气血归于平衡，使人体各部功能恢复正常。

四、适应证

壮医香囊佩药疗法主要用于内科、儿科等的常见病，如贫痧（伤风感冒、流行性感冒）、勒爷屙泻（小儿泄泻）、勒爷喯疳（小儿疳积）、笨浮（浮肿）等。

五、禁忌证

（1）香囊内药物变质时禁止佩戴。

（2）对香囊内药物过敏者禁止佩戴。

（3）孕妇禁止佩戴。

六、操作规范

（一）器械及材料

（1）药袋准备。通常选择透气性良好的布料制作成精美香囊以装药物。香囊上配置挂绳以方便佩戴，香囊的大小以能装 6～10 g 药粉为宜。

（2）药物准备。根据阴证、阳证选择不同的药物，将药物清洁处理，去除杂质，于烘箱 60 ℃下干燥后，在清洁区将药物混合粉碎，过 40～60 目筛，置入密封罐中备用。

（3）辅助材料。压舌板、一次性小布袋等。

（二）技术操作

1. 患者体位

以患者舒适及便于施术者操作为宜。

2. 治疗部位

白天佩挂于胸前，距离鼻腔约 15 cm，夜间睡眠时置于枕边。

3. 施术前准备

（1）环境清洁，温度适宜，符合制作卫生标准。

（2）洗手，保持双手清洁干燥。

4. 施术

（1）制作香囊。采用压舌板将研磨好的药物填满透气性强的一次性小布袋，最后将小布袋置入制作精美的布袋中即成香囊（图 1-20-1）。

（2）佩挂香囊。系带、纽扣、夹子等固定（图 1-20-2）。

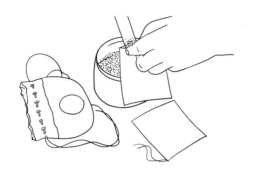
图1-20-1 制作香囊

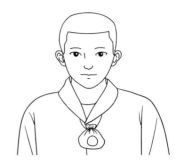
图1-20-2 佩挂香囊于颈胸前

5.关键技术环节

（1）壮医佩药疗法主要是通过气道吸收药物成分而发挥疗效。所采用的药物品质要求高，粉碎要求粉末细腻，药效要求充分发散，以便达到满意疗效。

（2）香囊制作力求精美，所选布料柔和透气性强，使患者易于接受。

（3）操作后注意交代患者治疗时间、疗程及注意事项。

（4）治疗疗程结束后，及时更换香囊内药物。

七、注意事项

（1）保持香囊干燥，剧烈运动或洗漱时注意将香囊从身上取下。

（2）若佩戴过程中出现恶心、呕吐、头晕、头痛、心悸、皮疹等不适，应停止佩戴，对症处理。

（3）病情较重者，非本疗法所宜，请及时就医，以免延误治疗时机。

八、可能出现的意外情况及处理

过敏

如在治疗过程中发生局部皮肤红肿，或出现皮疹、风团、瘙痒等不适，立即停止施术。轻者可予抗过敏治疗；严重者需立即评估呼吸、循环功能障碍等，及时进行救治，可予高流量吸氧，循环系统不稳定患者可予液体复苏。有支气管痉挛、呼吸困难、喘鸣的患者，可令其吸入短效 β_2 受体激动剂，若应用后效果不显著，及时应用肾上腺素。

第二十一章　壮医水蛭疗法

一、概述

壮医水蛭疗法一般选用广西特色的菲牛蛭（俗称金边蚂蟥），施治前使水蛭处于饥饿状态，然后选取道路在体表的网结（穴位或痛点）令水蛭叮咬吸血，从而达到治疗疾病的目的。本疗法变内治为外治，药物直达病所，特色突出，疗效显著，并与中医古代经验相印证。

人类应用水蛭治病已有几千年历史，古埃及亦有水蛭疗法治疗疾病的记载，我国已知最早的中药学著作《神农本草经》中记载了水蛭的功效，如"水蛭，味咸，平。主逐恶血、瘀血、月闭，破血瘕、积聚，诸败血结滞之疾皆能除之"。晋代葛洪所著的《肘后备急方》载"取水蛭令吸去恶血，以治毒肿"。宋代陈自明在《外科精要》中记载"治痈初作，先以笔管一个，入蚂蟥一条，以管口对疮头，使蛭吮疮脓血，其毒即散"。《本草经百种录》载"水蛭最喜食人之血，而性又迟缓善入，迟缓则生血不伤，善入则坚积易破，借其力以攻久之滞，自有利而无害也"。以上中医古文献表明水蛭疗法在我国的运用历史悠久。壮医认为水蛭具有破血、逐瘀、通经之效，临床主要用于治疗癥瘕、血瘀、痛经、闭经、跌打损伤等疾病。

二、功效

壮医水蛭疗法具有疏通龙路和火路、祛毒、行气血、消肿痛、抗炎、降血压、降血脂、降血液黏稠度及加强新陈代谢等功效。

三、机理

壮医水蛭疗法以水蛭在叮咬时吸拔局部瘀滞之血，同步释放天然水蛭素、纤溶酶、透明质酸酶等一系列生物活性物质进入人体，从而达到治疗疾病的目的。

四、适应证

壮医水蛭疗法可用于治疗多种疾病，如各种皮肤病，如喯呗啷（带状疱疹及带状疱疹性神经痛）、能啥能累（湿疹）、奔毕（银屑病）、喯能豪（白癜风）、创伤性溃疡等；免疫代谢性疾病，如隆欠（痛风）、滚克（类风湿关节炎）、令扎（强直性脊柱炎）等；疼痛性疾病，如颈肩腰腿痛、富贵包等；神经系统疾病，如麻邦（中风）、哪呷（面瘫）、巧尹（头痛）、朗尹（三叉神经痛）、年诺闹（失眠）等；血管性疾病，如胸痹、静脉曲张、脉管炎等；泌尿及生殖系统疾病，如佛浮（水肿）、幽堆（前列腺炎）、约京乱（月经不调）、子宫喯北（子宫肌瘤）等。

五、禁忌证

（1）自发出血性疾病、凝血功能障碍、出血性脑血管疾病（急性期）者禁用。

（2）经期月经量多或崩漏状态、孕期禁用。

（3）过度疲劳、过度饥饿或精神高度紧张者禁用。

（4）对水蛭恐惧者、血糖控制不佳且合并并发症者、大量饮酒后、皮肤严重过敏者慎用。

六、操作规范

（一）器械及材料

经过净化并检验合格的医用水蛭、治疗车、治疗盘、医用口罩、帽子、无齿镊、碘伏、云南白药粉、壮美生肌膏、抗生素、一次性治疗单、医用干棉球、医用棉签、无菌纱布、一次性无菌手套、一次性注射器针头、医用胶布、速干手消毒液、一次性治疗碗、75%酒精、生理盐水、止血粉、生活垃圾桶、医疗垃圾桶等。

（二）技术操作

1.患者体位

根据病情确定体位，常取坐位、俯卧位、仰卧位、侧卧位等，以患者舒适及便于施术者操作为宜，避免用强迫体位。

2.取穴

（1）以灶为穴：在病灶处选取一个、多个或一组穴位吸治。

（2）龙氏取穴：寒手热背肿在梅，痿肌痛沿麻络央，唯有痒疾抓长子，各疾施灸不离乡。在病灶处取穴，以壮医梅花穴、莲花穴、葵花穴、长子穴及病灶局部穴位为主，配以中医辨证取穴。

3. 施术前准备

（1）洗手，戴医用口罩、帽子、一次性无菌手套。

（2）用75%酒精消毒局部皮肤，待干，用生理盐水去除消毒部位的酒精异味。

4. 施术

（1）醒蛭。用生理盐水注入瓶管轻缓摇晃以清洗水蛭，或把水蛭放在治疗碗内待用（图1-21-1）。

（2）标位。确定水蛭吸治的穴位或部位，做好标记。

（3）吸治。用无齿镊夹取水蛭，用无菌纱布包住水蛭后端，引导水蛭头部吸盘对准治疗部位，稍作停留（图1-21-2），若治疗处皮肤较厚或长时间水蛭未叮咬，可予一次性注射器针头行局部刺血后再引导水蛭头部吸盘对准治疗部位使其叮吸，待水蛭叮吸固定后摊开纱布隔离水蛭与周围皮肤（图1-21-3），施术者全程监护。

（4）脱蛭。水蛭吸血饱食后会自动脱落，用镊子将其钳至治疗碗内，吸治时间一般约1小时，如超过1小时水蛭仍不脱落，可使用棉签蘸75%酒精涂抹水蛭吸盘，使水蛭自动脱落至治疗碗内。

（5）术毕，常规消毒所有治疗部位。

（6）用医用干棉球按压吸治口15分钟，用医用干棉球加无菌纱布加压包扎后固定（图1-21-4）。

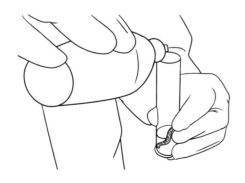

图1-21-1　醒蛭

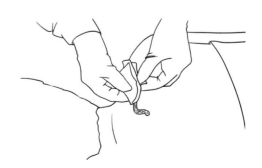

图1-21-2　吸治

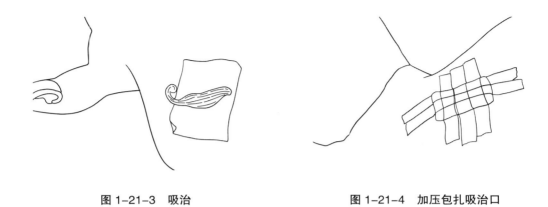

图 1-21-3　吸治　　　　　　　　　　　　　图 1-21-4　加压包扎吸治口

（7）施术后处理。直接用 75% 酒精浸泡吸治后的水蛭令其死亡后作医疗垃圾处理，吸治后的水蛭不可重复使用。

5. 关键技术环节

（1）严格消毒，防止感染。

（2）必须选取经过净化并检验合格的医用水蛭。

（3）消毒后必须使用生理盐水去除消毒部位异味。

（4）水蛭需保证单人单用，脱落后直接用 75% 酒精浸泡令其死亡后作医疗垃圾处理，切不可重复使用。

（5）吸治后需用医用干棉球加对折两次后的无菌纱布进行加压包扎止血。

七、注意事项

（1）首次接受治疗者，水蛭用量不宜多于 3 条，以后重复治疗时水蛭用量不多于 6 条。

（2）第 2 个疗程开始，可根据病情变化，重新选择施术穴位或部位。如上个疗程的吸治口尚未愈合，可在其附近选取新的穴位或部位，不宜重复在同一部位吸治。

（3）治疗前应与患者交代可能会出现色素沉着或留疤风险。颜面部治疗者，建议先在身体其他部位治疗，无瘢痕形成后再治疗颜面部。

（4）静脉曲张、脉管炎等血管性疾病应注意做相关检查，排除血栓形成及堵塞，评估其风险，并告知患者相关风险，确认患者知悉。

（5）患者情绪紧张或过度饥饿时不能治疗。

（6）暴露治疗部位时，应注意保护患者的隐私，并为患者保暖；治疗过程中宜多饮温开水。

（7）低血压或情绪紧张者需监测血压。

（8）头、面部等部位注意防止水蛭爬入口腔、鼻腔和耳朵等。

（9）高血压患者在治疗结束后应观察至少 30 分钟方可离开。

（10）吸治口如出现血液渗出纱布，需重新加压包扎，或在吸治口外敷止血粉后再包扎。

（11）治疗时使用过的物品，应严格按照消毒隔离规范化处理。

（12）治疗前应取得患者同意，并请患者签署知情同意书。

（13）嘱患者以清淡饮食为宜，忌饮酒，忌食海鲜及动物内脏等嘌呤含量高的食物。

（14）嘱患者治疗后应注意休息，避免过多走动。

（15）嘱患者治疗后 24 小时内吸治口不可沾水。

八、可能出现的意外情况及处理方案

1. 出血

壮医水蛭疗法治疗过程中患者出现出血情况，临床表现为水蛭口出血口呈"奔驰印"，出血面积虽小，但血液流动速度快，呈点状或片状渗出，色鲜红。

（1）原因。水蛭在吸吮的过程中会释放一种叫水蛭素的活性成分，对凝血酶具有极强的抑制作用，具有抗炎、抗凝血、溶解血栓等作用，但强大的作用背后也可能面临出血难止的情况。

（2）处理。

①脱蛭后用蘸取碘伏的棉签消毒出血口 2 次。

②出血较多者使用指压法，按压出血口 10 ～ 20 分钟。

③将两层无菌纱布折叠 2 次，加压包扎出血口 48 小时。

④包扎时要做到快、准、轻、牢。快：动作迅速敏捷；准：部位准确、严密；轻：动作要轻，不碰伤口；牢：包扎牢靠，松紧适当。

⑤凝血功能较差患者，消毒后涂云南白药粉。

⑥止血后注意事项。

A.注意观察纱布渗血情况，渗出过多及时更换纱布。

B.慎用酒精或含有酒精的消毒液反复消毒刺激伤口，不利于伤口愈合。

C.更换渗血纱布时动作宜轻柔，避免用力拖拽破坏已结痂的吸治口，不宜多次打开吸治口纱布。

⑦因为痛风患者行壮医水蛭疗法大多以四肢为主，所以需要特别注意以下几点。

A.抬高治疗后的肢体 $15° \sim 30°$。

B.使用屈肢加垫止血法，可在肘窝、膝窝内放置纱布垫、棉花团后屈曲关节。

C.交代患者治疗后注意卧床休息，静卧 30 分钟，避免剧烈运动，48 小时内避免提拉重物。

D.运用止血带止血。

2. 过敏

过敏是指水蛭治疗后，伤口出现红、肿、痒等现象。

（1）原因。水蛭素的抗凝血作用明确，会使伤口出血时间长，愈合较慢，水蛭素中的一些生物因子可能会引起过敏反应，导致伤口瘙痒红肿。

（2）处理。嘱患者不要抓挠，以减少局部二次出血或感染的风险，一般 2 ～ 3 日后症状逐渐自然消失。也可艾灸、药线点灸或涂擦壮美生肌膏，必要时遵医嘱用药。

3. 感染

感染是指水蛭治疗后，局部皮肤出现红肿，肤温增高，甚至出现脓疱、溃疡面等症状。

（1）原因。机体免疫力降低、营养不良和应用免疫抑制药等的患者容易感染，或施术者未严格按照适应证、禁忌证及操作规范施术。

（2）处理。指导患者注意伤口周围卫生，治疗后持续消毒至伤口愈合。必要时加强伤口消毒，视情况使用抗生素。

中编...

壮医优势病种理论概要

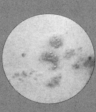

...

第一章　感冒

一、疾病概述

感冒是由病毒、混合感染或变态反应引起的上呼吸道卡他性疾病。分为普通感冒和流行性感冒，本章主要介绍普通感冒。普通感冒的临床特点为发病初期咽干、咽痒或咽部有烧灼感，发病的同时或数小时后，出现打喷嚏、鼻塞、流涕等症状，2～3日后可伴有咽痛、流泪、声音嘶哑等症状，一般无发热及全身症状，或仅有低热、轻度畏寒和头痛。本病可发生于各年龄段，全年均可发病，但以冬、春季为多。是否发病主要与病原体毒力、传播途径和易感程度有关，幼儿、老年人及有慢性病史等免疫低下人群发病率更高。由于感冒的病原体种类繁多、变异度高，各病原体之间没有交叉免疫，病愈后不能抵抗其他种类病原体的侵袭，且人体在感染后不能长期保持免疫状态，因此感冒具有反复感染发病的特点。

感冒属中医"伤风""伤寒""温病"等的范畴，因六淫、时行之邪侵袭肺卫，卫表不和，肺失宣肃而发。普通感冒以卫表及鼻咽症状为主，可见恶风或恶寒、发热、鼻塞、流涕、打喷嚏、咽痛、咽痒、周身酸楚不适等。若风邪兼夹暑湿等其他病邪，还可见胸闷、脘痞、纳呆、便溏等其他症状。其中时行感冒多呈流行性，在同一时期发病人数暴增，且病症相似，常表现为突然起病、恶寒、发热（高热多见）、周身酸痛、疲乏无力。病情一般较普通感冒重。

感冒属壮医"贫痧"的范畴，病因有内因和外因两种，内因为患者年老体虚、体质虚弱、劳累过度、起居无常等，感受风寒湿热等毒邪，使气道不通而发病。外因为气候突变等，风寒湿热等毒邪侵袭人体肌肤，或毒邪从口鼻而入，阻滞气道，致气道不通，天、地、人三气不能同步。壮医治疗该病主要以"解毒驱邪，通调气道"为法，治法包括壮医药线点灸疗法、壮医敷贴疗法、壮医滚蛋疗法、壮医刮痧疗法、壮医香囊佩药疗法等。

二、疾病诊断标准

（一）壮医诊断标准

参照《中国壮医学》《中国壮医病证诊疗规范》《简明壮医药学》相关内容。

【主症】鼻咽部不适，鼻塞，流水样清涕（2～3日后变稠），打喷嚏，声重或声嘶，头痛；或发热，咳嗽，咽痛。

【兼症】怕冷、怕风，或肢体酸重不适，或疲乏无力，或头昏脑胀。

【目诊征】右眼白睛11点或左眼白睛1点肺支气管反应区脉络增多，或散乱，或模糊不清，边界湿润浑浊。

【甲诊征】甲色淡或鲜红；月痕暴露过少或过多；按压甲尖，放开后恢复原色快或稍慢。

【壮医辨证分型】

1. 阴证

（1）风寒型。

恶寒重，发热轻，无汗，头痛，全身酸痛，咳嗽，鼻塞，打喷嚏，时流清涕，痰白质稀，舌苔薄白，脉浮或浮紧。目诊见右眼白睛11点或左眼白睛1点肺支气管反应区脉络散乱，弯曲少而分散，色浅淡。甲诊见甲色苍白；月痕暴露少；按压甲尖，放开后恢复原色慢。

（2）气虚型。

恶寒重，发热轻，乏力气短，头痛身痛，无汗，面色白，语声低微，四肢不温，舌质淡胖、苔白，脉沉细无力。目诊见右眼白睛11点或左眼白睛1点肺支气管反应区脉络细小、弯曲少而分散，色淡红。甲诊见甲色淡白；月痕暴露少；按压甲尖，放开后恢复原色较慢。

2. 阳证

（1）风热型。

热甚，微恶风，鼻塞，流黄涕，汗出不畅，咽干咽痛，头胀痛，咳嗽，痰黏或黄，口干欲饮，舌红、苔薄白干或薄黄，脉浮数。目诊见右眼白睛11点或左眼白睛1点肺支气管反应区脉络散乱、增多，色鲜红。甲诊见甲色鲜红；月痕暴露多；按压甲尖，放开后恢复原色较快。

（2）暑湿型。

发热，微恶风，肢体困重，胸闷脘痞，纳差，大便或溏，小便短赤，舌苔白腻或黄腻，脉濡数或滑。目诊见右眼白睛 11 点或左眼白睛 1 点肺支气管反应区脉络增多，色红，模糊不清，边界湿润浑浊。甲诊见甲色鲜红；甲体增厚或凹凸不平；月痕暴露过多；按压甲尖，放开后恢复原色快。

（二）中医诊断标准

参照全国中医药行业高等教育"十三五"规划教材《中医内科学》（第十版）感冒诊断标准。

1. 实证感冒

（1）风寒束表。

恶寒重，发热轻，无汗，头痛，肢体酸楚，甚则疼痛，鼻塞声重，打喷嚏，时流清涕，咽痒，咳嗽，痰白稀薄，舌苔薄白，脉浮或浮紧。

（2）风热犯表。

身热较著，微恶风，汗泄不畅，咽干甚则咽痛，鼻塞，流黄稠涕，头胀痛，咳嗽，痰黏或黄，口干欲饮，舌尖红、苔薄白干或薄黄，脉浮数。

（3）暑湿伤表。

发热，微恶风，身热不扬，汗出不畅，肢体困重或酸痛，头重如裹，胸闷脘痞，纳呆，鼻塞，流浊涕，心烦口渴，大便或溏，小便短赤，舌苔白腻或黄腻，脉濡数或滑。

2. 虚体感冒

（1）气虚感冒。

恶寒较甚，或并发热，鼻塞，流涕，气短，乏力，自汗，咳嗽，痰白，咳痰无力，平素神疲体弱或易感冒，舌淡、苔薄白，脉浮无力。

（2）阴虚感冒。

身热，微恶风寒，无汗（或微汗，或盗汗），干咳少痰，头昏，心烦，口干，甚则口渴，舌红、苔少，脉细数。

（3）阳虚感冒。

恶寒重，发热轻，头痛身痛，无汗，面色白，语声低微，四肢不温，舌淡胖、苔白，脉沉细无力。

（三）西医诊断标准

参照 2012 版《普通感冒规范诊治的专家共识》相关内容。

（1）以局部症状为主，全身症状可有或不明显。

（2）全身症状：可出现畏寒发热、头昏头痛、四肢肌肉酸痛等全身不适。

（3）局部症状：鼻塞、流涕、打喷嚏、声嘶、咽干、咽痛、咳嗽、咯痰、流泪等。

（4）体格检查：咽部可有轻度充血；鼻黏膜处可见充血，鼻腔中可见黏性分泌物。

（5）辅助检查：血常规检查结果提示白细胞总数正常或偏低，淋巴细胞比例相对升高。病情较重者，可出现白细胞总数和淋巴细胞数量降低。

第二章　咳嗽

一、疾病概述

　　咳嗽在临床上相当于西医的急性气管－支气管炎，而急性气管－支气管炎是由生物、理化刺激或过敏等因素引起的急性气管－支气管黏膜炎症，多散发，无流行倾向，年老体弱者易感。症状主要为咳嗽和咳痰，常发生于寒冷季节或气候突变时，也可为急性上呼吸道感染迁延不愈所致。西医治疗本病以对症治疗为主。较常用的为兼顾止咳和化痰的复方甘草合剂，也可选用其他中成药止咳祛痰。发生支气管痉挛时，可用平喘药如茶碱、β受体激动剂、胆碱能受体阻滞剂等。

　　中医里，咳嗽是以发出咳声或伴有咳痰为主症的一种肺系病证，它既是肺系疾病中的一个症状，又是独立的一种疾患。咳嗽的病因有外感、内伤两大类。外感咳嗽为六淫外邪侵袭肺系；内伤咳嗽为脏腑功能失调，内邪干肺。不论邪从外入，还是自内而发，均可引起肺失宣肃，肺气上逆作咳。

　　咳嗽的壮医病名为"埃病"，由毒邪（以风毒、寒毒、痧毒、热毒为主）侵袭人体，正邪争斗，正不胜邪，毒邪阻滞气道，天、地、人三气不能同步所致。此外，人体虚弱，三道及相关脏腑功能失调，天、地、人三气不能同步，内邪犯于钵（肺），钵（肺）功能不畅，气道不通，其气上逆，也可发生埃病（咳嗽）。壮医治疗本病以通肺气、疏气道、止咳嗽为治疗原则，治法包括壮药内服、壮医针挑疗法、壮医刮痧疗法等。

二、疾病诊断标准

（一）壮医诊断标准

　　参照《中国壮医学》《壮医针灸学》《中国壮医内科学》《壮医病证诊疗规范》《简明壮医药学》相关内容。

　　【主症】咳嗽，或干咳作呛，或咳剧气促，咳声或重浊或有力或低弱，或喉间痰鸣。

【兼症】咯痰、咽痒、咽痛、胸痛、胸闷等。

【目诊征】右眼白睛 11 点或左眼白睛 1 点肺支气管反应区脉络迂曲，增多，散乱或集中，靠近瞳仁，色浅或深，或白睛上有瘀斑、雾斑。

【甲诊征】甲色淡或鲜红；月痕暴露过多或过少；按压甲尖，放开后恢复原色快或稍慢。

【壮医辨证分型】

1. 阴证

（1）风寒型。

咳嗽，咯痰，痰白而稀，咽痒，胸闷不适，口淡无味，尿清，舌淡红、苔白或白腻，脉大、慢、有力。目诊见右眼白睛 11 点或左眼白睛 1 点肺支气管反应区脉络散乱，弯曲少而分散，色浅淡。甲诊见甲色苍白；月痕暴露少；按压甲尖，放开后恢复原色慢。

（2）气虚型。

久病不愈，咳嗽，痰少，气短，无力，纳食减少，头晕眼花、口唇青紫，食指和中指大如杵状、色发绀，舌淡、苔白或白腻，脉小、无力。目诊见双眼龙路脉络暗红、延伸，末端有瘀点，右眼白睛 11 点或左眼白睛 1 点肺支气管反应区脉络细小、弯曲少而分散，色淡红。甲诊见甲色淡白；月痕暴露少；按压甲尖，放开后恢复原色慢。

2. 阳证

咳嗽，咯痰，痰黄而稠，咽痛，胸闷不适，口干口苦，尿黄，舌尖红、苔黄，脉大、急、有力。目诊见右眼白睛 11 点或左眼白睛 1 点肺支气管反应区脉络散乱，多而集中，靠近瞳仁，色深。甲诊见甲色鲜红；月痕暴露过多；按压甲尖，放开后恢复原色快。

（二）中医诊断标准

参照全国中医药行业高等教育"十三五"规划教材《中医内科学》（第十版）咳嗽的诊断标准。

1. 风寒袭肺

咳嗽声重，气急，咽痒，咳白稀痰，常伴有鼻塞、流清涕、头痛、肢体酸痛、恶寒发热、无汗，舌苔薄白，脉浮或浮紧。

2. 风热犯肺

咳嗽频剧，气粗或咳声嘶哑，喉燥咽痛，咳痰不爽，痰黏稠或色黄，常伴有鼻流黄涕，口渴，头痛，恶风，身热，舌红、苔薄黄，脉浮数或浮滑。

3. 风燥伤肺

干咳无痰，或痰少而黏，不易咳出，或痰中带有血丝，咽喉干痛，口鼻干燥，初起或伴有少许恶寒，身热头痛，舌尖红、苔薄白或薄黄而干，脉浮数或小数。

4. 痰湿蕴肺

咳嗽反复发作，咳声重浊，因痰而嗽，痰出则咳缓，痰多、色白、黏腻或稠厚成块，每于晨起或食后咳甚痰多，胸闷脘痞，纳差乏力，大便时溏，舌苔白腻，脉濡滑。

5. 痰热郁肺

咳嗽气粗，喉中可闻及痰声，痰多黄稠或黏厚，咳吐不爽，或有热腥味，或夹有血丝，胸胁胀满，咳时引痛，常伴有面赤，或有身热，口干欲饮，舌红、苔薄黄腻，脉滑数。

6. 肝火犯肺

上气咳逆阵作，咳时面红目赤，引胸胁作痛，咽干口苦，常感痰滞咽喉而咳之难出，量少质黏，或痰如絮条，症状可随情绪波动而增减，舌红、苔薄黄少津，脉弦数。

7. 肺阴亏虚

干咳，咳声短促，痰少质黏色白，或痰中带血丝，或声音逐渐嘶哑，口干咽燥，午后潮热，颧红盗汗，常伴有日渐消瘦，神疲乏力，舌红、苔少，脉细数。

（三）西医诊断标准

参照国家卫生健康委员会"十三五"规划教材《内科学》（第9版）急性-气管支气管炎诊断标准。

1. 临床症状

（1）通常起病较急，全身症状较轻，可有发热。初为干咳或咳少量黏痰，随后痰量增多，咳嗽加剧，偶伴痰中带血。咳嗽、咳痰可延续2～3周，如迁延不愈，可演变成慢性支气管炎。伴支气管痉挛时，可出现程度不等的胸闷气促。

（2）体征可无明显阳性表现，或在两肺闻及散在干、湿性啰音，部位不固定，咳嗽后可减少或消失。

2. 实验室和其他辅助检查

周围血白细胞计数可正常，但由细菌感染引起者，可伴白细胞总数和中性粒细胞百分比升高，血沉加快，痰培养可见致病菌。X线胸片大多为肺纹理增强，少数无异常表现。

第三章　支气管哮喘

一、疾病概述

支气管哮喘是一种以气道慢性炎症为基本特征的异质性疾病，由多种细胞及细胞组分参与，包括结构细胞、功能细胞及其细胞因子等。临床表现为反复发作的喘息、气急，伴或不伴胸闷、咳嗽、多痰等症状，多在夜间和（或）清晨发作，同时伴有气道高反应性和可逆的气流受限，随着病程的延长，可发生气道重塑。哮喘与家族遗传史、变应原、气候变化、不良生活习惯、病毒感染等因素有关。西医将支气管哮喘急性发作期按疾病严重程度分为轻度、中度、重度和危重度 4 级，治疗常用糖皮质激素、β_2 受体激动剂、胆碱能受体阻滞剂、茶碱类药物等；缓解期一般采用吸入皮质激素、支气管舒张剂及白三烯调节剂等维持治疗。

支气管哮喘属中医"哮病""喘证""咳嗽"等的范畴，是因素体亏虚，宿痰伏肺，遇感引触，痰阻气道，肺失肃降，痰气交阻，气道挛急而出现的发作性痰鸣气喘疾患。以喉中哮鸣有声，呼吸气促，甚至喘息不能平卧等为主症；以痰黏量少，咯吐不利，烦躁不安，唇甲青紫，面色暗滞，额汗淋漓，神疲乏力，食欲不振，胸膈满闷为兼症。

哮喘属壮医气道病中"墨病"的范畴，由外感毒邪（风毒、寒毒、热毒、痧毒），邪蕴于咪钵（肺）；或饮食不当，咪隆（脾）、咪胴（胃）功能失调，湿毒（痰浊）内生，上犯于咪钵（肺），壅阻气道，气逆上冲，发为哮喘。壮医治疗包括壮药内服、壮医针挑疗法等。

二、疾病诊断标准

（一）壮医诊断标准

参照《中国壮医学》《壮医针灸学》《中国壮医内科学》《壮医病证诊疗规范》《简明壮医药学》相关内容。

【**主症**】喉中有哮鸣声,呼吸气促,甚至喘息不能平卧。

【**兼症**】痰黏量少、咯吐不利,烦躁不安,唇甲青紫,面色暗滞,额汗淋漓,神疲乏力,食欲不振,胸膈满闷。

【**目诊征**】右眼白睛11点或左眼白睛1点肺支气管反应区脉络迂曲,增多,散乱或集中,靠近瞳仁,色浅或深,或白睛上有瘀斑、雾斑。

【**甲诊征**】甲色淡或鲜红;月痕暴露过多或过少;按压甲尖,放开后恢复原色快或稍慢。

【**壮医辨证分型**】

1. 阴证

(1)风寒型。

喘促阵作,喉中痰鸣,呼气延长,胸膈满闷,咳痰稀白,面色晦滞,恶寒,发热,身痛,舌淡、苔白滑,脉上、慢、有力。目诊见右眼白睛11点或左眼白睛1点肺支气管反应区脉络散乱,弯曲少而分散,色浅淡。甲诊见甲色苍白;月痕暴露过少;按压甲尖,放开后恢复原色慢。

(2)气虚型。

哮喘反复发作,久病体弱,咯痰无力,声低气短,头晕眼花,面色不华,动则喘甚,唇爪甲发绀,舌淡或淡紫,脉小、无力。目诊见右眼白睛11点或左眼白睛1点肺支气管反应区脉络细小,弯曲少而分散,色淡红。甲诊见甲色淡白;月痕暴露少;按压甲尖,放开后恢复原色慢。

2. 阳证

喘促阵作,喉中痰鸣,呼气延长,气粗息涌,胸膈烦闷,呛咳阵作,痰黄黏稠,面红,发热,心烦口渴,舌红、苔黄腻,脉急、大、有力。目诊见右眼白睛11点或左眼白睛1点肺支气管反应区脉络散乱,多而集中,靠近瞳仁,色深。甲诊见甲色鲜红;月痕暴露过多;按压甲尖,放开后恢复原色快。

(二)中医诊断标准

参照全国中医药行业高等教育"十三五"规划教材《中医内科学》(第十版)哮证诊断标准。

1. 发作期

（1）寒哮。

呼吸急促，喉中哮鸣有声，胸膈满闷如塞，咳不甚，痰稀薄色白，咳吐不爽，面色晦滞带青，口不渴或渴喜热饮，天冷或受寒易发，形寒畏冷，初起多兼恶寒、发热、头痛等表证，舌苔白滑，脉弦紧或浮紧。

（2）热哮。

气粗息涌，咳呛阵作，喉中哮鸣，胸高胁胀，烦闷不安，汗出口渴喜饮，面赤口苦，痰黄或白、黏浊稠厚、咳吐不利，不恶寒，舌红、苔黄腻，脉滑数或弦滑。

2. 缓解期

（1）肺虚型。

喘促气短，语声低微，面色白，自汗畏风，痰清稀色白，多为气候变化诱发，发前喷嚏频作，鼻塞流清涕，舌淡、苔白，脉细弱或虚大。

（2）脾虚型。

倦怠无力，食少便溏，面色萎黄无华，痰多而黏、咳吐不爽，胸脘满闷，恶心纳呆，或食油腻易腹泻，每因饮食不当诱发，舌淡、苔白滑或腻，脉细弱。

（3）肾虚型。

平素息促气短，动则为甚，呼多吸少，痰质黏起沫，脑转耳鸣，腰酸腿软，心慌，不耐劳累，或五心烦热，颧红，口干，或畏寒肢冷，面色苍白，舌淡胖、苔白，或舌红苔少，脉沉细或细数。

（三）西医诊断标准

参照《支气管哮喘防治指南（2020 年版）》相关内容。符合（1）～（4）或（4）～（5）者可诊断为哮喘。

（1）反复发作喘息、气急，伴或不伴胸闷或咳嗽，夜间及晨间多发，多与接触变应原、冷空气、物理或化学性刺激、病毒性上呼吸道感染及运动等有关。

（2）发作时在双肺部可闻及散在或弥漫性以呼气相为主的哮鸣音，呼气相延长。

（3）上述症状和体征可经治疗缓解或自行缓解。

（4）排除其他疾病所引起的喘息、气急、胸闷和咳嗽。

（5）临床表现不典型者（如无明显喘息或其他体征），应至少具备以下1项试验阳性：①支气管激发试验或运动激发试验阳性（与基线值比较，FEV1降低不低于10%且绝对值降低不低于200 mL）；②支气管舒张试验阳性（FEV1增加值不低于12%，且FEV1增加绝对值不低于200 mL）；③呼气流量峰值日内（或2周）变异率不低于20%。

第四章　慢性胃炎

一、疾病概述

慢性胃炎是一种常见的消化系统疾病，主要是由多种原因引起的胃黏膜慢性炎症性病变，具有发病率高、病程长、反复发作等特点，往往会伴随焦虑和抑郁症状，治疗难度较大。本病是临床常见病和多发病，发病率居各种胃病前列。临床表明，该病的发病率随年龄的增长逐渐升高，主要原因为年龄越大，胃黏膜越容易损伤，而胃腺体萎缩、肠化生等改变与年龄老化亦有一定关系。现有研究认为该病的发病年龄有年轻化的趋势，并且患病率以每年 2% 的速度增长，这主要与青年人的饮食不规律有关。西医治疗胃痛，常予根除幽门螺杆菌、保护胃黏膜、抑制胃酸、改善胃肠动力、镇静等治疗。

中医称慢性胃炎为"胃痛""胃脘痛"，是以胃脘部近心窝处疼痛为主症的疾病，主要由外邪侵袭、饮食不节、情志失调、体虚久病及药物损害等，致脾胃虚弱，不荣则痛；或胃气郁滞，失于和降，不通则痛。中医治疗胃痛以理气和胃止痛为法，贯穿治疗的整个过程，旨在疏通气机，通则痛止，常予中药内服及针灸、推拿、穴位敷贴等治疗。

慢性胃炎的壮医病名为"胴尹"，属壮医"谷道病"的范畴。凡外感寒邪、饮食损伤、情志失调、谷道失养或脏腑功能失调等，均可使谷道阻滞不畅或运行失常，气结"咪胴"（胃），谷道调节和化生枢纽脏腑"咪叠"（肝）、"咪背"（胆）、"咪曼"（胰）功能失调，致三气不能同步运行，气血失衡，发为本病。壮医治疗"胴尹"，主要以调气、解毒为总则，配以补虚、祛瘀。调气主要是通过调节体内三部之气，使之恢复同步协调运行，调顺三气则能通谷道，通则不痛。解毒是指驱陷于谷道之毒邪于外，使谷道恢复通畅，通则气调，气调则病难生。补虚者补其气，使三气协调。祛瘀者驱其堵，淤堵除则道路通。治法包括壮药内服、壮医针挑疗法、壮医神龙灸疗法、壮医敷贴疗法等。

二、疾病诊断标准

（一）壮医诊断标准

参照《中国壮医学》《壮医针灸学》《中国壮医内科学》《壮医病证诊疗规范》《简明壮医药学》相关内容。

【主症】

1. 慢性胃炎

胃脘部胀闷疼痛，或隐隐作痛，或疼痛难忍，或痛如刀割，或痛如针刺，或痛如火灼，或攻撑作胀，或疼痛暴作，或喜暖喜按，或拒按，或痛有定处。

2. 谷道气虚型胃痛

胃脘隐痛，或疼痛难忍痛如刀割，或痛如针刺，或痛如火灼，或攻撑作胀，喜按或拒按。

【兼症】

1. 慢性胃炎

常伴嗳气、反酸、不思饮食；口干喜热饮，或喜冷饮，或不欲饮；呕吐清水或消化不良；大便不爽，或干结或溏薄，甚至可出现吐血、黑便。

2. 谷道气虚型胃痛

胃部隐痛或胀痛，伴有嗳气泛酸，身体困倦，食欲不振，四肢乏力，大便溏薄，舌淡、苔薄白，脉缓或细弱等。

【目诊征】

1. 慢性胃炎

白睛12点或6点胃肠反应区有大"U"或倒"U"形、"Y"形脉络分布，根部脉络迂曲，增多，散乱或集中，色浅或深；白睛上有瘀斑，且近虹膜端有顶部带瘀点的脉络分支，或该区巩膜、虹膜交界处兼有瘀点。黑睛消化环纹理不均匀，时粗时细，时疏时密。

2. 谷道气虚型胃痛

白睛12点或6点胃肠反应区有大"U"或倒"U"形、"Y"形脉络分布，弯曲少，弯度小，色浅。

【甲诊征】

1. 慢性胃炎

甲色淡或鲜红；月痕暴露过多或过少；按压甲尖，放开后恢复原色快或稍慢。

2. 谷道气虚型胃痛

甲色淡或色苍白，甲床软而不坚；月痕暴露少；按压甲尖，放开后恢复原色稍慢。

【壮医辨证分型】

1. 慢性胃炎

（1）阴证。

①瘀毒型。

胃脘刺痛，痛有定处，按之痛甚，食后加剧，入夜尤甚，甚或出现黑便或呕血，舌紫暗或有瘀斑，脉涩。目诊见白睛12点或6点胃肠反应区有大"U"或倒"U"形、"Y"形脉络分布，末端有黑斑、黑点，脉络多，弯度大。甲诊见甲色青紫；呈斑点甲；按压甲尖，放开后恢复原色慢。

②气郁型。

胃脘胀痛，情绪波动诱发或导致疼痛加重，嗳气、矢气则痛舒，胸闷叹息，大便不畅，舌暗红、苔薄白，脉弦。目诊见白睛12点或6点胃肠反应区有大"U"或倒"U"形、"Y"形脉络分布，脉络散乱，可见雾斑，色浅。甲诊见甲色淡白；月痕暴露少；按压甲尖，放开后恢复原色慢。

（2）阳证。

湿热型。

胃脘灼痛，吐酸嘈杂，脘痞腹胀，纳呆恶心，口渴不欲饮水，小便黄，大便不畅，舌红、苔黄腻，脉滑数。目诊见白睛12点或6点胃肠反应区有大"U"或倒"U"形、"Y"形脉络分布，脉络边缘混浊，多而集中，靠近瞳仁，色深。甲诊见甲色鲜红；甲体增厚或凹凸不平；月痕暴露过多；按压甲尖，放开后恢复原色快。

2. 谷道气虚型胃痛

满足主症中的1项、兼症中的至少2项者即可诊断。

（二）中医诊断标准

参照全国中医药行业高等教育"十四五"规划教材《中医内科学》（第十一版）胃痛

诊断标准。

辨证分型

（1）寒邪客胃。

胃痛暴作，拘急冷痛，恶寒喜暖，得温痛减，遇寒加重，口不渴，喜热饮，有感寒或食冷病史，舌苔薄白，脉弦紧。

（2）饮食伤胃。

胃脘疼痛，胀满拒按，嗳腐吞酸，或呕吐不消化食物，其味腐臭，吐后痛减，不思饮食，大便不爽，得矢气及便后稍舒，有暴饮暴食病史，舌苔厚腻，脉滑。

（3）肝气犯胃。

胃脘胀痛，或攻撑窜动，牵引背胁，情绪波动诱发或导致疼痛加重，嗳气、矢气则痛舒，胸闷叹息，大便不畅，舌苔薄白，脉弦。

（4）肝胃郁热。

胃脘灼痛，烦躁易怒，烦热不安，胁胀不舒，泛酸嘈杂，口干口苦，舌红、苔黄，脉弦或数。

（5）湿热中阻。

胃脘灼痛，吐酸嘈杂，脘痞腹胀，纳呆恶心，口渴不欲饮水，小便黄，大便不畅，舌红、苔黄腻，脉滑数。

（6）瘀血停滞。

胃脘刺痛，痛有定处，按之痛甚，疼痛延久屡发，食后加剧，入夜尤甚，甚或出现黑便或呕血，舌紫暗或有瘀斑，脉涩。

（7）脾胃虚寒。

胃脘隐痛，绵绵不休，空腹痛甚，得食则缓，喜温喜按，劳累或受凉后发作或加重，泛吐清水，食少纳呆，大便溏薄，神疲倦怠，四肢不温，舌淡、苔白，脉虚缓无力。

（8）胃阴不足。

胃脘隐隐灼痛，有时嘈杂似饥，或饥不欲食，口干咽燥，大便干结，舌红少津，或光剥无苔，脉弦细无力。

（三）西医诊断标准

参照国家卫生健康委员会"十三五"规划教材《内科学》（第9版）慢性胃炎诊断

标准。

胃镜及组织学检查是慢性胃炎诊断的关键，仅依靠临床表现不能确诊。慢性胃炎的分类方法众多，如基于病因，可分为幽门螺杆菌胃炎和非幽门螺杆菌胃炎两大类；基于内镜和病理诊断，可分为萎缩性胃炎和非萎缩性胃炎两大类；基于胃炎分布部位，可分为以胃窦为主的胃炎、以胃体为主的胃炎和全胃炎三大类。

第五章　小儿厌食症

一、疾病概述

小儿厌食症是指小儿较长时期食欲减退或消失的一种常见病证，一般好发于 1 ～ 6 岁小儿。消化功能紊乱在小儿时期很常见，主要的症状有呕吐、食欲不振、腹泻、便秘、腹胀、腹痛和便血等。西医治疗需正确诊断病因和治疗原发病，着重恢复小儿的消化功能。

中医称厌食为纳呆，主因脾胃功能失调，为脾胃素虚，或喂养不当、饮食不节，伤及脾胃所致，临床分为虚证和实证。偏实证者，治以消导为主；偏虚证者，治以调补为主，并结合临床随症加减。主要运用针灸疗法、捏脊疗法等治疗，同时注意改善饮食习惯，建立良好的生活习惯，并纠正家长对小儿饮食的错误态度。

小儿厌食症的壮医病名为"乒卟哏"，壮医认为该病是由于喂养不当，或是他病累及谷道，使得胃不失纳而成。壮医治疗该病主要以"通道养路，调气散结"为法，治法包括壮药内服、壮医香囊佩药疗法等。

二、疾病诊断标准

（一）壮医诊断标准

参照《中国壮医学》《壮医针灸学》《中国壮医内科学》《壮医病证诊疗规范》《简明壮医药学》相关内容。

【主症】形体消瘦，食欲不佳，甚则拒食，面色不华，大便稀溏或干结。

【兼症】呕吐，食而不化，腹部胀满。

【目诊征】白睛 12 点或 6 点胃肠反应区有大"U"或倒"U"形、"Y"形脉络分布，根部脉络迂曲，增多，散乱或集中，颜色浅或深，或白睛上有瘀斑，且近虹膜端有顶部带瘀点的脉络分支，或该区巩膜、虹膜交界处兼有瘀点。

【甲诊征】甲色淡或鲜红；月痕暴露过多或少；按压甲尖，放开后恢复原色快或稍慢。

【壮医辨证分型】

1. 阴证

（1）谷道气虚型。

纳呆，食欲不振，甚则拒绝进食，食量减少，或伴胸脘痞闷、嗳气泛恶，腹胀，神疲乏力，面色萎黄，少气懒言，舌淡红、苔薄白或薄腻，脉沉细。目诊见白睛12点或6点胃肠反应区有大"U"或倒"U"形、"Y"形脉络分布，脉络散乱，远离瞳仁，边缘混浊，色淡红。甲诊见甲色淡白；甲床有絮状白点或白斑；月痕暴露少；按压甲尖，放开后恢复原色慢。

（2）胃阴不足型。

纳呆，食欲不振，饥不欲食，恶心，口燥咽干，大便干结，舌红苔少，脉细数。目诊可见白睛12点或6点胃肠反应区有大"U"或倒"U"形、"Y"形脉络分布，脉络细小，颜色浅淡。甲诊见甲色淡；月痕暴露少；按压甲尖，放开后恢复原色稍慢；或按压左手无名指，血色散开。

2. 阳证

（1）食积型。

纳呆，食欲不振，甚则拒绝进食，恶心呕吐，腹胀，大便溏烂或干结，矢气频作，气味恶臭，舌苔厚腻，脉滑。目诊见白睛12点或6点胃肠反应区有大"U"或倒"U"形、"Y"形脉络分布，脉络增粗曲张，色红。甲诊见甲色鲜红；月痕暴露过多；按压甲尖，放开后恢复原色快。

（2）湿热型。

食欲减退，腹胀满闷，身重困倦，头昏纳呆，口淡不渴，舌苔白厚腻，脉沉滑。目诊见白睛12点或6点胃肠反应区有大"U"或倒"U"形、"Y"形脉络分布，脉络增粗曲张，色红，边界浸润、模糊不清。甲诊见甲色鲜红；甲体增厚或凹凸不平；月痕暴露过多；按压甲尖，放开后恢复原色快。

（二）中医诊断标准

参照全国中医药行业高等教育"十三五"规划教材《中医儿科学》乳癖诊断标准。

1. 脾失健运

食欲不振，厌恶进食，食而乏味，食量减少，或伴胸脘痞闷，嗳气泛恶，大便不调，偶尔多食后脘腹饱胀，形体尚可，精神正常，舌淡红、苔薄白或薄腻，脉尚有力。

2. 脾胃气虚

不思进食，食而不化，大便偏稀夹不消化食物，面色少华，形体偏瘦，肢倦乏力，舌淡、苔薄白，脉缓无力。

3. 脾胃阴虚

不思进食，食少饮多，皮肤失润，大便偏干，小便短黄，甚或烦躁少寐，手足心热，舌红少津、苔少或花剥，脉细数。

4. 肝脾不和

厌恶进食，嗳气频繁，胸胁痞满，性情急躁，面色少华，神疲肢倦，大便不调，舌淡、苔薄白，脉弦细。

（三）西医诊断标准

参照 2015 年《诸福棠实用儿科学》制定的小儿厌食症的诊断标准。

（1）长时间食欲不振，饮食量较前减少三分之一至三分之二以上，发病时间至少为 2 周以上并排除消化系统、神经系统、血液系统等疾病。

（2）体重长时间没有增加甚至体重减轻，并有长期喂养不当史或饮食不节史。

第六章　汗病

一、疾病概述

汗病是临床常见病，是指体表外泌汗腺过度分泌的功能性疾病，临床多表现为手掌、腋下、足底、腹股沟等部位局限性、双侧对称性地异常出汗。好发于儿童和青少年，一般无明显器质性病因，主要与精神、疾病、遗传等因素相关。汗病，如手掌多汗、腋下多汗难闻等可对患者的生存质量产生不良影响，甚至对患者的心理健康造成危害，严重时可能造成心理障碍，影响正常工作、生活和学习。

根据汗病的临床特征，西医中的多种疾病，如甲状腺功能亢进症、植物神经功能紊乱、风湿热、结核病等所致的自汗、盗汗，感染及慢性消耗性疾病或手术、大出血、产后等以汗出异常为主要症状时，均可参考本病论治。治疗方法主要包括非药物治疗和药物治疗两种。非药物治疗主要包括局部透皮电流治疗、局部脂肪膜注射、激光手术等；药物治疗则主要采用口服或外用抗胆碱药物（阿托品、东莨菪碱、樟柳碱等）、肾上腺素受体拮抗剂（盐酸普萘洛尔片、盐酸阿罗洛尔片、琥珀酸美托洛尔缓释片等）、抗精神病类药物（苯巴比妥、氯丙嗪、阿米替林等）等。

中医称汗病为"汗证"，是指由阴阳失调，营卫不和，腠理开阖不利而引起汗出过多、或出汗时间及颜色异常的病证。不因外界环境的影响，在头面、颈胸，或四肢、全身出汗为本病的主要临床症状。白昼时时汗出，动辄益甚者为自汗；寐中汗出，醒来即止者为盗汗。宋·陈无择《三因极一病证方论·自汗证治》对自汗、盗汗作了鉴别："无问昏醒，浸浸自出者，名曰自汗；或睡着汗出，即名盗汗，或云寝汗。"汗证的病因主要有体虚久病、情志失调、饮食不节。基本病机是阴阳失调，腠理不固而致汗液外泄失常。汗证是临床杂病中较为常见的一个病证，也可为虚劳、痨瘵、失血、妇人产后血虚等病证中的一个常见症状。中医治疗上，虚证应益气养阴、固表敛汗；实证当清肝泄热、化湿和营；虚实夹杂者，则应分清虚实的主次论治。

汗病的壮医病名为"优平",属壮医"水道病"的范畴,由阴阳失调,水道功能异常,汗液外泄失常而发。壮医把汗病分为寝汗、多汗、缩汗三种。寝汗是由素体阴虚,炽热内盛,影响水道功能,水液外泄失常而生。多汗多与先天禀赋不足、后天失养有关,身体虚弱,水液失去控制而外泄。缩汗主要是劳累过度或剧烈运动后,汗未止而洗冷水澡,致使汗孔关闭,水道阻滞不通,汗液不能正常外泄而成。壮医治疗寝汗多养阴清热,调理水道;治疗多汗则补气敛汗,调理水道;治疗缩汗则直接调理水道。调理水道是壮医治疗汗证的原则,治法包括壮药内服、壮医药线升阳灸疗法等。

二、疾病诊断标准

(一)壮医诊断标准

参照《壮医内科学》《常见病证壮医诊疗规范》相关内容。

【主症】

(1)寝汗:寐中不自觉汗出,醒来自止。

(2)多汗:白昼汗出,汗多,或动辄汗出,或汗出淋漓。

(3)缩汗:又名闭汗,汗出黏腻或当出不出,大汗时被雨淋或洗冷水澡,汗缩而不出。

【兼症】

(1)寝汗:手足心热,午后发热,脸红口干,渴不思饮,口唇红、干燥,舌红、苔少,舌下脉络粗胀、色青紫,脉小、无力等。

(2)多汗:怕风,周身酸痛,周身乏力,容易感冒,神疲肢软,面色少华,口唇淡红,舌红、苔薄白,舌下脉络不粗胀,脉慢、下、无力。

(3)缩汗:关节酸痛或周身酸痛,头痛,怕风,怕冷,或咳嗽、咽部不适,舌淡红、苔薄,舌下脉络不粗胀,脉小、下、有力。

【目诊征】白睛脉络迂曲,增多,散乱或集中,靠近瞳仁,色浅或深,或白睛上有瘀斑、雾斑。

【甲诊征】甲色淡或鲜红;月痕暴露过多或过少;按压甲尖,放开后恢复原色快或稍慢。

【壮医辨证分型】

1. 阴证

（1）气虚型。

汗多，或动辄出汗，或汗出淋漓怕风，动辄尤甚，容易感冒，周身乏力，神疲肢软，面色少华，口唇淡红，舌淡、苔薄白，脉细弱。目诊见白睛脉络浅淡，弯曲少而分散。甲诊见甲色淡白；甲体呈细小竖条纹路；月痕暴露少；按压甲尖，放开后恢复原色慢，呈淡薄甲。

（2）虚火型。

寐中汗出，醒来自止或有自汗，或兼手足心热，午后发热，脸红口干，渴不思饮，口唇红，干燥，舌红、苔少，脉细数。目诊见白睛脉络细小，颜色淡红。甲诊见甲色鲜红；甲薄而脆；月痕暴露过多；按压甲尖，放开后恢复原色稍慢。

2. 阳证

湿热型。

汗多，汗出黏腻，易使衣服黄染，面红，烦躁，口苦，小便色黄，舌红、苔薄黄，脉弦数。目诊见白睛脉络边缘混浊，多而集中，靠近瞳仁，色深。甲诊见甲色鲜红；甲体增厚或凹凸不平；月痕暴露过多；按压甲尖，放开后恢复原色快。

（二）中医诊断标准

参照全国中医药行业高等教育"十三五"规划教材《中医内科学》（第十版）汗证诊断标准。

1. 辨证分型

（1）肺卫不固。

汗出恶风，稍劳尤甚，易于感冒，体倦乏力，面色少华，舌淡、苔薄白，脉细弱。

（2）阴虚火旺。

夜寐盗汗，或自汗，五心烦热，或兼午后潮热，两颧色红，口渴，舌红、苔少，脉细数。

（3）心血不足。

睡则汗出、醒则自止，心悸怔忡，失眠多梦，神疲气短，面色少华，舌淡、苔白，脉细。

（4）邪热郁蒸。

蒸蒸汗出，汗黏，易使衣服黄染，面赤烘热，烦躁，口苦，小便黄，舌苔薄黄，脉弦数。

2. 辨证要点

应着重辨别阴阳虚实。自汗多属气虚不固，然实证也可有之；盗汗多属阴虚内热，然气虚、阳虚、湿热也可有之。

（1）辨自汗、盗汗。

不因外界环境因素的影响，白昼时时汗出，动辄益甚者为自汗；寐中汗出，醒来自止者为盗汗。

（2）辨伴随症状。

动辄汗出、气短，平时易患感冒，多属肺卫气虚。汗出伴恶风、周身酸楚、时寒时热，多属营卫不和。盗汗伴五心烦热、潮热、颧红、口干，多属阴虚火旺。自汗或盗汗伴心悸失眠、头晕乏力、面色不华，多属心血不足；伴有脘腹胀闷、大便燥结或口苦、烦躁多属湿热肝火。

（3）辨汗出部位。

头面汗出，食后尤甚，手足汗出，多为湿热蕴蒸；腋下、阴部汗出，多属肝经有热；半身或局部汗出，多为营卫不和；心胸部汗出，多为心脾两虚，心血不足；遍身汗出，鼻尖尤甚，多为肺气不足。

（三）西医诊断标准

参照《内科疾病诊断标准》（第二版2007年）相关内容。

（1）汗出，可诉不稳、易消长的全身乏力感，头晕、头痛、头重、心悸、胸闷、腹泻等自主神经性躯体症状。

（2）可见自主神经功能异常：眼心反射，Schelloug起立试验，皮肤划痕试验，心电图，（体表）微小震动图，指尖容积脉波等。

第七章 浮肿

一、疾病概述

浮肿是临床常见病，是以血管外的组织间隙中有过多的体液积聚为主要临床表现的疾病。本病的发病率较高，一年四季均可发病。轻者仅眼睑或足胫浮肿，重者全身皆肿，肿处皮肤绷急光亮，按之凹陷即起，或皮肤松弛，按之凹陷不易恢复，甚则按之如泥。如肿势严重，可伴有胸水或腹水而见腹部膨胀，胸闷心悸，气喘不能平卧，抽搐，神昏谵语等危象。引起浮肿的因素通常有心源性因素、肝源性因素、肾源性因素、内分泌性因素，亦有不明原因的浮肿，浮肿的患者可有乳蛾、心悸、疮毒、紫癜及久病体虚病史。根据浮肿的临床特征，西医中的急慢性肾炎、肾病综合征、肾功能衰竭、黏液性水肿、心源性水肿、老年性水肿、内分泌失调及营养障碍等疾病出现的水肿，可参考本病论治。浮肿的西医治疗分为对症治疗和对因治疗，对症治疗可应用利尿剂，常用药物有氢氯噻嗪、螺内酯、呋塞米等；对因治疗，若水肿由心力衰竭引起，则以强心为主，可应用洋地黄类药物（西地兰、地高辛等）。若水肿由肾小球肾炎引起，需应用激素和免疫抑制剂等药物，以改善肾脏炎症。

浮肿属中医"水肿"的范畴。《黄帝内经》中称为"水"，是以头面、眼睑、四肢、腹背甚至全身浮肿为主症的一种疾病。《素问·汤液醪醴论》对该病的治疗提出了"平治于权衡，去宛陈莝……开鬼门，洁净府"的治疗原则。汉·张仲景的《金匮要略》根据五脏发病的机制及证候，将水肿分为心水、肝水、肺水、脾水、肾水；在治疗上又提出了发汗和利尿两大原则："诸有水者，腰以下肿，当利小便，腰以上肿，当发汗乃愈。"中医将水肿分为阳水和阴水两大类，病因有风邪袭表、疮毒内犯、外感水湿、饮食不节及禀赋不足、久病劳倦；病机为肺失通调、脾失转输、肾失开阖、三焦气化不利。中医治疗浮肿以发汗、利尿、泻下逐水为三大基本原则，临床上治疗水肿以阴阳分治、上下异治、开鬼门、洁净府、去宛陈莝为原则，佐以活血化瘀之法，同时配以利水、养阴、活血等法。

浮肿壮医病名为"笨浮"，属壮医"水道病"的范畴，病位在"咪腰"（肾）和"咪小肚"（膀胱）。人体三部之气运行正常，则水液代谢正常。反之，若外毒入侵体内，停滞于水道，水道气机不畅，水道不通，水液溢于肌肤，天、地、人三气不能同步而成水肿；若身体虚弱，劳累太过，房事过度，以致体内正气不足，脏腑功能低下，水道运行无力，水液不得外泄而溢于肌肤内，天、地、人三气不能同步而成水肿；若饮食不当，过食生冷之品，影响谷道消化功能，水湿停滞，湿毒、热毒内生，或久居湿地，冒雨涉水，湿毒内侵，阻滞水道，水道功能失调，水道不通，水液溢于肌肤，天、地、人三气不能同步而成水肿。壮医治疗水肿以驱逐毒邪、补虚理气、通利水道为原则，常用方法包括壮药内服、壮医药线升阳灸疗法等。

二、疾病诊断标准

（一）壮医诊断标准

参照《壮医药学概论》《壮医内科学》《壮瑶医优势病种诊疗方案》相关内容。

【主症】身体局部或全身浮肿，按之凹陷。

【兼症】怕冷发热，周身酸痛；或怕风发热，身发疮痍，甚者溃烂，或身体困重、胸闷、不思饮食、反胃；或胸部痞闷，烦热口渴，小便黄少；或面白无华，头晕乏力，形寒肢冷，腰膝酸软，下身浮肿明显。均可见小便不利而量少。

【目诊征】右眼白睛5～6点或左眼白睛6～7点肾、膀胱反应区血脉根部增粗曲张，弯度大，弯曲多，集中靠近瞳孔，脉络边界浸润混浊，模糊不清；右眼黑睛5点或左眼黑睛7点肾、膀胱反应区见辐射状黑线，呈扇形或日射线状。

【甲诊征】甲色淡或鲜红；甲体凹凸或软而不坚；月痕暴露过少或过多；甲襞均匀，按之血色恢复均匀或缓慢。

【壮医辨证分型】

1. 阴证

眼睑、四肢局部浮肿或全身浮肿，伴面色无华，头晕乏力，神疲肢冷，心悸气促，腰膝酸软。目诊见右眼白睛5～6点或左眼白睛6～7点肾、膀胱反应区血脉根部增粗曲张或细小，弯度大，弯曲多，色鲜红或暗红，集中靠近瞳仁，脉络边界浸润混浊，模糊不清。甲诊见甲色淡白；甲体软而不坚；月痕暴露过少；甲襞均匀，按之血色恢复缓慢。

2. 阳证

眼睑、四肢局部浮肿或全身浮肿，伴有小便不利，怕冷发热；周身酸痛，身体困重，不思饮食，胸部痞闷，烦热口渴，小便黄，大便秘结，舌红、苔白厚腻或黄厚腻，脉弦滑数。目诊见右眼白睛 5～6 点或左眼白睛 6～7 点肾、膀胱反应区血脉根部增粗曲张，弯度大，弯曲多，色鲜红，集中靠近瞳仁，脉络边界浸润混浊，模糊不清。甲诊见甲色鲜红；甲体凹凸不平，可出现鱼鳞甲或崚棱甲，月痕暴露过多；甲襞均匀，按之血色恢复均匀。

（二）中医诊断标准

参照《中医病证诊断疗效标准》（中华人民共和国中医药行业标准 ZY/T001.1–94）相关内容。

1. 风水相搏

开始眼睑浮肿，继而四肢全身浮肿，皮肤光泽，按之凹陷易复，伴有发热、咽痛、咳嗽等症，舌苔薄白，脉浮或数。

2. 水湿浸渍

多由下肢先肿，逐渐肢体浮肿，下肢为甚，按之没指，不易恢复，伴有胸闷腹胀、身重困倦、纳少泛恶、小便短少，舌苔白腻，脉濡缓。

3. 湿热内蕴

浮肿较剧，肌肤绷急，腹大胀满，胸闷烦热，气粗口干，大便干结，小便短黄，舌红、苔黄腻，脉细滑数。

4. 脾虚湿困

面浮足肿，反复消长，劳后或午后加重，脘胀纳少，面色㿠白，神倦乏力，小便少、色清，大便或溏，舌苔白滑，脉细弱。

5. 阳虚水泛

全身高度浮肿，腹大胸满，卧则喘促，畏寒神倦，面色萎黄或苍白，纳少，小便短少，舌淡胖边有齿印、苔白，脉沉细或结代。

（三）西医诊断标准

参照国家卫生健康委员会"十三五"规划教材《内科学》（第 9 版）相关内容。

西医中的急慢性肾炎、肾病综合征、肾功能衰竭、黏液性水肿、心源性水肿、老年性水肿、内分泌失调及营养障碍等疾病出现的水肿，可参考本病诊治。

第八章　尿闭

一、疾病概述

尿闭是临床常见病，又称尿失禁，是以小便量少，排尿困难，点滴而出，严重时小便闭塞不通为主要症状的一种疾病，主要分为应激性尿失禁和病理性尿失禁两类。应激性尿失禁是指在进行跑步、跳跃等运动时，腹压突然增加，无法控制排尿，导致尿失禁；病理性尿失禁主要是存在尿道括约肌松弛、膀胱逼尿肌痉挛及神经方面的控制障碍。尿失禁带来的危害包括生理方面和心理方面。生理方面的危害主要表现为无法正常控制尿液排泄，易导致尿路感染，或尿失禁可能导致皮肤湿润，引发皮肤感染和疼痛，若长期得不到治疗，可能导致尿毒症等严重疾病；心理方面的危害则表现为患者可能因尿失禁而感到羞耻和自卑，影响社交和情感健康，或尿失禁造成的生活不便增加心理负担和焦虑情绪。伴随着社会老龄化，排尿疾病已逐渐成为一个社会问题，不仅限制了患者的行动范围，还显著降低患者的生活质量。根据尿闭的临床特征，西医中的多种疾病，如前列腺增生、前列腺炎、神经性尿闭、膀胱括约肌痉挛、膀胱或尿道结石、尿道损伤、尿道狭窄、尿路肿瘤、憩室、急慢性肾功能不全等可参照本病诊治。尿闭的西医治疗包括非药物治疗和药物治疗两种，非药物治疗包括行为治疗和物理治疗。行为治疗的主要目的是通过改变排尿习惯，使患者能够控制排尿；物理治疗则是通过运用电刺激、磁刺激等方法，刺激盆底肌肉，从而增强肌肉收缩力和控制力。药物治疗则是通过口服药物，调节膀胱平滑肌的收缩和松弛，常用药物有 α 受体阻滞剂（包括盐酸坦索罗辛缓释胶囊、赛洛多辛胶囊等）、5α 还原酶抑制剂、M 受体拮抗剂、磷酸二酯酶 5 抑制剂、$β_3$ 受体激动剂。

中医称尿闭为"癃闭"，始见于《黄帝内经》，其中小便不畅，点滴而短少，病势较缓者称为癃；小便闭塞，点滴不通，病势较急者称为闭。二者虽有程度上的差别，但都是指排尿困难，故多合称为癃闭。其特点是起病急骤或逐渐加重，主症为小便不利、点滴不畅，甚或小便闭塞、点滴全无，每日尿量明显减少，严重者可伴有无尿等证候，触叩小腹部可发现膀胱明显膨隆等水蓄膀胱证候，或膀胱内无尿液，甚或伴有恶心呕吐、胸闷喘促、水肿、头痛头晕等肾元衰竭证候。本病病位主要在肾与膀胱，与三焦、肺、脾、肝密切相关。基本病机为膀胱气化功能失调。《素问·宣明五气》云："膀胱不利为癃。"阐明了膀胱气化失调是癃闭的基本病机。癃闭多见于老年男性、产后妇女及腹部手术后的患者，或患有水肿、淋证、消渴等病迁延日久不愈的患者。中医治疗以"通利"为原则，实证常清邪热、利气机、散瘀结，虚证则补脾肾、助气化，对于水蓄膀胱之急症，还需配合针灸、导尿、热敷、取嚏等法急通小便，切不可不经辨证，滥用通利小便之法。

尿闭的壮医病名为"幽卡"，属壮医"水道病"的范畴。壮医认为本病是因热毒、湿毒、火毒入侵，毒邪蕴结，滞留于水道、咪腰（肾）和咪小肚（膀胱）而发病；或毒邪熏灼水道中的尿液，尿中杂质聚成结石，阻塞水道而致病；此外，平素体弱，劳累过度，积劳成疾，水道及咪腰（肾）、咪小肚（膀胱）功能低下，运水无力，水道不通，也可引发本病。壮医治疗本病以清热利湿、解毒行气、通利水道，或补虚行气、通利水道为原则，治法包括壮药内服、壮医药线升阳灸疗法等。

二、疾病诊断标准

（一）壮医诊断标准

参照《壮医药学概论》《壮医内科学》《壮瑶医优势病种诊疗方案》相关内容。

【主症】排尿艰难，点滴而出，甚则无尿排出。

【兼症】小肚胀满，口苦口黏，渴不欲饮；或咽干、心烦口渴多饮、呼吸短促；或胁腹胀满、烦躁易怒；或小肚坠胀，神疲乏力，不思饮食；或排尿无力、面色苍白、腰膝酸软。

【目诊征】白睛6点前列腺生殖器反应区脉络迂曲，增多，散乱或集中，靠近瞳仁，色浅或深，或白睛上有瘀斑、雾斑。

【甲诊征】甲色淡或鲜红；月痕暴露过多或少；按压甲尖，放开后恢复原色快或稍慢。

【壮医辨证分型】

1.阴证

（1）瘀滞型。

尿不通或点滴而下，或尿细如线，胸胁胀满，口苦咽干，少腹急满胀痛，舌暗红或紫黯、苔薄白或薄黄，脉弦或涩。目诊见白睛6点前列腺生殖器反应区血脉增粗、曲张，有分叉，向心延伸，色青瘀。甲诊见甲色暗淡；甲床可见斑纹瘀点；月痕浅淡；按压甲尖，放开后恢复原色慢。

（2）气血虚型。

每次尿量少，尿线变细，尿等待，排尿不畅，余溺不尽，严重时可有尿闭或尿失禁，或排尿无力，神疲乏力，不思饮食，面色苍白，腰膝酸软，舌淡红、苔白腻，脉沉细或无力。目诊见白睛6点处前列腺生殖器反应区脉络稍增粗、曲张，有分叉，向心延伸，色淡红。甲诊见甲色淡白；月痕暴露少；按压甲尖，放开后恢复原色慢。

2. 阳证

湿热型。尿频数不爽，尿黄而热或涩痛；或尿不通，或渴不欲饮，少腹急满胀痛，口苦口黏，大便秘结，舌红、苔黄腻，脉弦滑或滑数。目诊见白睛6点前列腺生殖器反应区脉络增粗、曲张，有分叉，向心延伸，色鲜红。甲诊见甲色鲜红；甲体增厚或凹凸不平；月痕暴露过多；按压甲尖，放开后恢复原色快。

（二）中医诊断标准

参照全国中医药行业高等教育"十三五"规划教材《中医内科学》（第十版）癃闭诊断标准。

1. 辨证分型

（1）膀胱湿热。

尿点滴不通，或量极少而短赤灼热，小腹胀满，口苦口黏，或口渴不欲饮，或大便不畅，舌红、苔黄腻，脉数或濡数。

（2）肺热壅盛。

尿不畅，甚或点滴不通，咽干，烦渴欲饮，呼吸急促，或有咳嗽，舌红、苔薄黄，脉数。

（3）肝郁气滞。

尿不通或通而不爽，情志抑郁，或多烦善怒，胁腹胀满，舌红、苔薄黄，脉弦。

（4）浊瘀阻塞。

尿点滴而下，时有排尿中断，或尿如细线，甚则阻塞不通，小腹胀满疼痛，舌紫暗或有瘀点、瘀斑，脉涩。

（5）脾气不升。

时欲排尿而不得出，或量少而不畅，伴小腹坠胀，神疲乏力，食欲不振，气短而语声低微，舌淡、苔薄，脉细弱。

（6）肾阳衰惫。

尿不通或点滴不爽，排尿无力，面白神痿，神气怯弱，畏寒肢冷，腰膝冷而酸软无力，舌淡胖、苔薄白，脉沉细或弱。

2. 辨证要点

（1）辨膀胱有尿与无尿。

（2）辨虚实。

①实证每多起病较急，病程较短，体质较好，尿意急迫，尿短少色黄，涩滞不畅，苔黄腻，脉弦数，病机每属膀胱湿热、肺热壅盛、肝郁气滞、尿路阻塞等。

②虚证一般起病较缓，病程较长，体质较弱，排尿无力，神疲乏力，舌淡、苔白，脉沉细，病机每属中气虚陷、肾阳虚衰、膀胱气化无权等。

（3）辨病情轻重。

一般初起病"癃"，后来转成"闭"，为病势由轻转重；初起病"闭"，后转成"癃"，为病势由重转轻。如见小腹胀满疼痛、胸闷、气喘、呕吐等症，则病情较重；如见神昏烦躁、抽风痉挛等症，则病情危笃。

（三）西医诊断标准

参照《实用泌尿外科学》《中国中西医结合男科学》相关内容。

（1）多为 50 岁以上男性。

（2）尿频，有排尿困难或尿潴留史。

（3）行尿流率检查，最大尿流率降低，排尿时间显著延长。

（4）直肠指诊：前列腺不同程度增大，中央沟变浅或消失。

（5）B 超：可探明前列腺增大程度，膀胱内有无结石、肿瘤。

（6）膀胱镜检查可见前列腺增大，向尿道腔突出，使腔变窄或阻塞，前列腺部尿道拉长。

第九章　尿淋

一、疾病概述

尿淋一般是指尿路感染，是临床常见病和多发病，是所有微生物感染疾病中最常见的疾病之一，主要表现为尿道口灼热、发痒、红肿及尿频、尿急等，一旦出现这些病症而又得不到及时医治，就会引发排尿障碍、性功能障碍、不孕不育症、淋病性龟头包皮炎等危害，对患者的日常生活带来极大的不便。根据感染发生的部位，可分为上尿路感染和下尿路感染，上尿路感染为肾盂肾炎，又可分为急性和慢性；下尿路感染主要为膀胱炎。常见易感因素主要有尿路梗阻，膀胱输尿管反流及其他尿路畸形和结构异常，尿路的器械使用，妊娠，女性绝经后，合并慢性肾脏病、糖尿病、高尿酸血症等疾病，应用糖皮质激素、免疫抑制剂及近期应用抗生素等。一年四季均可发病，多见于已婚女性，每因疲劳、情志变化、房事不洁而诱发。根据尿淋的临床特征，西医中的多种疾病，如急慢性尿路感染、尿路结石、尿路肿瘤、急性肾盂肾炎、慢性肾盂肾炎、乳糜尿等可参考本病诊治。西医治疗尿路感染，根据常见致病菌经验性使用抗生素，如有细菌培养及药敏结果，则调整使用对致病菌敏感的药物，必要时联合用药；碱化尿液，纠正电解质紊乱，高热时补液退热及对症营养支持治疗；合并易患因素，如尿路梗阻、结石、膀胱输尿管畸形反流等，积极处理纠正。

中医称尿淋为"淋证"，始见于《黄帝内经》，为饮食劳倦、湿热侵袭而致，以小便频数，滴沥不尽，淋沥刺痛，小腹拘急或痛引腰腹为主要临床表现。病机为肾虚，膀胱湿热，气化失司。隋·巢元方《诸病源候论·诸淋病候》中对淋证的病机进行了高度概括，指出"诸淋者，由肾虚而膀胱热故也"。这种以肾虚为本、膀胱热为标的淋证病机分析，成为多数医家临床诊治淋证的主要依据。中医治疗淋证的总则为实则清利，虚则补益。实证以祛邪为主，常用清热利湿、凉血止血、理气疏导、排石通淋等法；虚证多补益脾肾；虚实夹杂证，则清利补虚。

尿淋的壮医病名为"幽扭",属壮医"水道病"的范畴。壮医认为本病是湿热毒邪侵袭,机体正不胜邪,滞留于水道及其枢纽脏腑"咪腰"(肾)和"咪小肚"(膀胱),水道及水道中的两路网络不畅,气机受阻,功能失调,天、地、人三气不能同步所致;或因饮食不当,过食肥甘厚味、饮酒过度,内生湿毒、热毒、火毒等,毒邪熏灼水道中的尿液,日积月累,尿中杂质结成砂石,沉积于水道,停滞于水道及其枢纽脏腑"咪腰"(肾)和"咪小肚"(膀胱),阻滞水道,使水道中的两路网络受损伤,以致水道不畅,人体内的天、地、人三气不能同步而发;或久病伤肾、年老体虚、房劳生育过度损伤脏腑正气,调节水道功能低下,水道功能失常而致病。壮医治疗本病以清热利湿排毒、通利水道为原则,治法包括壮药内服、壮医药线升阳灸疗法等。

二、疾病诊断标准

(一)壮医诊断标准

参照《壮医药学概论》《壮医内科学》《壮瑶医优势病种诊疗方案》相关内容。

【主症】尿频急短涩、淋漓刺痛,或排尿不畅、小肚拘急,或尿急、尿热、尿痛,或尿痛而艰涩、尿中排出砂石,或尿混浊如米泔水,或尿滑腻如脂膏,或尿淋漓不已,遇劳而发。

【兼症】发冷发热,口苦,呕恶,心烦口渴,腰痛,尿黄赤;或腰膝酸软,神疲乏力,尿有余沥或点滴而出,或腰膝酸痛难忍,尿中带血或尿中断。

【目诊征】右眼白睛 5～6 点或左眼白睛 6～7 点肾、膀胱反应区血脉增粗隆起,弯度大,弯曲多,色鲜红,集中靠近瞳孔,或向瞳孔内侧延伸;右眼黑睛 5 点或左眼黑睛 7 点肾、膀胱反应区黑睛颜色变淡,甚至出现苍白区。

【甲诊征】甲色淡或鲜红;甲体平滑;月痕暴露过少或过多;甲襞均匀;按压甲尖,放开后血色恢复均匀或缓慢。

【壮医辨证分型】

1.阴证

尿频数短涩,淋漓刺痛或排尿不畅,病久不愈,遇劳而发;伴有腰膝酸软,头晕,面色无华,神疲乏力,舌淡、苔薄白,脉沉弱或细弱。目诊见右眼白睛 5～6 点或左眼白睛 6～7 点肾、膀胱反应区脉络细小,弯曲多,弯度大,色暗红,脉络向瞳孔内侧延伸。甲诊见甲色淡红或淡白；甲体平滑；月痕暴露过少；甲襞均匀；按压甲尖，放开后血色恢复缓慢。

2. 阳证

湿热型。

尿频数短涩，淋漓刺痛或排尿不畅，或尿急、尿热、尿痛，或尿痛而艰涩，尿中排出砂石，或尿黄色赤，或尿混浊如米泔水，或尿黄腻如脂膏；伴有发热发冷，心烦口渴，口苦口干，小腹拘急，大便秘结，口唇红，舌红，舌苔白厚腻或黄厚腻，舌下脉络粗胀、色青紫或青黑，脉弦滑数。目诊见右眼白睛5～6点或左眼白睛6～7点肾、膀胱反应区脉络边缘混浊，多而集中，靠近瞳仁，色深。甲诊见甲色鲜红；甲体平滑；月痕暴露过多；甲襞均匀；按压甲尖，放开后血色恢复均匀，甚至出现鱼鳞甲，嵴棱甲。

（二）中医诊断标准

参照全国中医药行业高等教育"十三五"规划教材《中医内科学》（第十版）淋证诊断标准。

1. 辨证分型

（1）热淋。

尿频数短涩，灼热刺痛，溺色黄赤，少腹拘急胀痛，寒热起伏，口苦，呕恶，腰痛拒按，大便秘结，舌苔黄腻，脉滑数。

（2）石淋。

尿中夹砂石，排尿涩痛，或排尿时突然中断，尿道窘迫疼痛，少腹拘急，往往突发，一侧腰腹绞痛难忍，甚则牵及外阴。

（3）血淋。

尿热涩刺痛，尿色深红，或夹有血块，疼痛满急加剧，心烦，舌尖红、苔黄，脉滑数。

（4）气淋。

郁怒之后，排尿涩滞，淋沥不已，少腹胀满疼痛，苔薄白，脉弦。

（5）膏淋。

尿浑浊、乳白或如米泔水，上有浮油，置之沉淀，或伴有絮状凝块物，尿道热涩疼痛，尿时阻塞不畅，口干，舌红、苔黄腻，脉濡数。

（6）劳淋。

尿不甚赤涩，溺痛不甚，但淋沥不已，时作时止，遇劳即发，病程缠绵；面色萎黄，少气懒言，神疲乏力，小腹坠胀，里急后重或大便时尿点滴而出，腰膝酸软，肾阳虚见畏寒肢冷，肾阴虚见面色潮红，五心烦热，舌淡，脉细弱。

2. 辨证要点

（1）辨淋证类别。

六种淋证均有尿频涩，滴沥刺痛，小腹拘急引痛。此外各种淋证又有不同的特殊表现。热淋起病多急骤，尿赤热，溲时灼痛，或伴有发热，腰痛拒按；石淋以尿中排出砂石为主症，或排尿时突然中断，尿道窘迫疼痛，或腰腹绞痛难忍；气淋小腹胀满较明显，排尿艰涩疼痛，尿后余沥不尽；血淋为溺血而痛；膏淋症见小便浑浊如米泔水，或滑腻如膏脂；劳淋尿不甚赤涩，溺痛不甚，但淋沥不已，时作时止，遇劳即发。

（2）辨证候虚实。

根据病程、症状、脉象等辨别淋证的虚实。病初起或急性发作阶段属实，以膀胱湿热、砂石结聚、气滞不利为主，主要表现为排尿涩痛不利，舌红、苔黄，脉实数。久病多虚，病在脾肾，以脾虚、肾虚、气阴两虚为主，表现为尿频急，痛涩不甚，舌淡、苔薄，脉细软。同一种淋证，也有虚实之分。如气淋既有实证，又有虚证，实证由于气滞不利，虚证源于气虚下陷。同为血淋，由于湿热下注，热盛伤络者，属实；由于阴虚火旺，扰动阴血者，属虚。再如热淋经过治疗，有时湿热尚未祛尽，又出现肾阴不足或气阴两伤等虚实并见的证候。石淋日久亦可伤及正气，阴血亏虚，而表现为气血俱虚的证候。在淋证虚实转化的过程中，每多虚实夹杂，故必须分清标本虚实。

（3）辨标本缓急。

各种淋证可以互相转化，也可以同时存在，但标本缓急各异。一般是以正气为本，邪气为标；病因为本，证候为标；旧病为本，新病为标。治疗上急则治其标，缓则治其本。如劳淋复感外邪，发作时治标为主，缓解时固本为主。

（三）西医诊断标准

参照国家卫生健康委员会"十三五"规划教材《内科学》（第9版）相关内容。

有尿路感染的症状和体征，如尿路刺激征（尿频、尿痛、尿急），耻骨上方疼痛和压痛，发热，腰部疼痛或叩击痛等，尿细菌培养菌落数均不低于10^5 CFU/mL，即可诊断尿路感染。如尿培养的菌落数未达到上述指标，但满足下列其中一项指标时，也可帮助诊断：①硝酸盐还原试验和（或）白细胞酯酶阳性；②白细胞尿（脓尿）；③未离心新鲜尿液革兰染色发现病原体，且一次尿培养菌落数均不低于 10^3 CFU/mL。

留置导尿管的患者出现典型的尿路感染症状、体征，且无其他原因可以解释，尿标本细菌培养菌落计数大于 10^3 CFU/mL 时，应考虑导管相关性尿路感染。

1. 尿路感染的定位诊断

（1）根据临床表现定位。

下尿路感染（膀胱炎）常以尿路刺激征为突出表现，一般少有发热、腰痛等。上尿路感染（肾盂肾炎）常有发热、寒战，甚至出现毒血症症状，伴明显腰痛、输尿管点和（或）肋脊点压痛、肾区叩击痛等，伴或不伴尿路刺激征。

（2）根据实验室检查定位。

出现下列情况提示上尿路感染：膀胱冲洗后尿培养阳性；尿沉渣镜检有白细胞管型，并排除间质性肾炎、狼疮肾炎等疾病；肾小管功能不全的表现。

2. 复杂性尿路感染

伴有尿道结构或功能异常（包括异物）及免疫功能低下的患者发生尿路感染。对治疗反应差或反复发作的尿路感染，应检查是否为复杂性尿路感染。

3. 无症状性细菌尿

无尿路感染症状，两次尿细菌培养菌落数均不低于 10^5 CFU/mL，均为同一菌种。

4. 慢性肾盂肾炎的诊断

除反复发作尿路感染病史之外，尚需结合影像学及肾脏功能检查。

（1）肾外形凹凸不平，且双肾大小不等。

（2）静脉肾盂造影可见肾盂、肾盏变形、缩窄。

（3）持续性肾小管功能损害。

具备上述第（1）（2）条的任何一项再加第（3）可诊断慢性肾盂肾炎。

第十章 水道阳虚证

一、疾病概述

水道是指水液进出人体的通道，其化生和调节的枢纽脏腑为"咪腰"（肾）和"咪小肚"（膀胱）。水为大自然天地之气所化生，水道主要包括口腔、咽喉、肾、膀胱、尿道、毛孔。水道贯通人体的天部（上部）、人部（中部）、地部（下部）三部，且与大自然发生最直接、最密切的联系。水道与谷道同源而分流，水液和五谷进入谷道后，先在胃肠道被消化吸收，化生为人体所需的气血。随后，食物残流在谷道形成类便，通过肠道排出体外。水道则在咪腰（肾）和咪小肚（膀胱）的作用下，把体内水液代谢产物一方面形成尿液，从尿道排出体外；另一方面形成汗液，通过体表皮肤无数的毛孔排出体外。水液代谢是在水道内进行的，它把肺、脾、肾、膀胱、腠理密切联系在一起，完成水液的吸收、输布和排泄过程，因此称其为"水道"。水道畅通，调节有度，人体三部之气就能保持同步协调平衡，并能与大自然的天、地二气保持同步，即健康状态。若水道完全不用或闭阻不通，滴尿全无，可危及生命。

水道阳虚证即水道病、阳虚证。《素问·逆调论》曰载，"肾水脏，主津液"，强调肾为水脏，主全身水液的流转、疏通、排泄。若肾阳亏虚，气化失司，则水道开而不闭，水液横流，因此水道开阖功能失司，是导致体内水液横流的根本因素。壮医认为，阳虚是指人体的运化能力和防卫能力相对减弱。究其原因，一是先天禀赋不足：父母羸弱、孕期营养不良、早产等，使人先天禀赋不足，阳气虚弱。二是后天过度劳作，特别是体力劳动、脑力劳动耗伤正气而出现阳虚；或与毒邪抗争阳气消耗过度而得不到应有的补充；或人体本身运化和机能失常，导致消耗过度或摄入不足而出现阳虚；或房事不节，多见于青壮年男女性生活过于频繁等，导致肾气受损而出现阳虚；或受情绪所影响，多见于患者过于忧愁、愤怒及思虑过重，损伤正气而出现阳虚；或饮食不节，暴饮暴食、长期饥饿，损耗脾胃而出现阳虚的情况；或熬夜、劳逸失度及长时间生活不规律而导致阳虚等。

证候表现在阳虚与水饮内盛两端，如形寒畏冷、面白无华、倦怠欲寐、身重乏力、面浮肢肿、心下悸、头眩、四肢沉重、小便清长、大便溏烂，舌淡暗、舌体胖大有齿印、舌苔白厚或白滑润，脉沉细等。天津中医药大学翟武杰等的《肾阳虚证症状表现规律的临床研究》将阳虚症候大致分为三类：第一类是特征性症状，包括腰酸膝软，畏寒肢冷，面色白，夜尿多，大便溏薄，舌淡、苔薄白，脉沉细；第二类是一般性症状，包括神疲乏力，头晕，形寒，小便频数或小便清长，舌胖、边有齿痕，脉迟无力；第三类是相关性症状，包括性欲淡漠，四肢不温，腰痛，夜尿频多，阳痿，舌红，脉弱。

壮医治疗水道阳虚证以清热利湿、调理三气、通利水道为原则，治法包括壮药内服、壮医药线升阳灸疗法等。

二、疾病诊断标准

（一）壮医诊断标准

参照《壮医诊断学》《壮医内科学》相关内容。

【主症】身体局部或全身浮肿，或尿不畅、滴沥刺痛，或排尿困难，尿点滴而出，甚则尿不通，或尿频、尿急、尿失禁。

【兼症】面浮肢肿，面色无华，头晕乏力，神疲肢冷，或怕风，汗多，形寒畏冷；或排尿无力，腰膝酸软；或四肢沉重，小便清长，大便溏烂。

【目诊征】右眼白睛 5～6 点或左眼白睛 6～7 点肾、膀胱反应区脉络分散、浅淡。

【甲诊征】甲色淡白；月痕暴露少；按压甲尖，放开后恢复原色慢。

（二）中医诊断标准

参照《中华人民共和国国家标准·中医临床诊疗术语证候部分》肾阳虚证相关内容。

畏寒肢凉，腰膝以下尤甚，面色白或黧黑，尿清长，夜尿多，舌淡、苔白，脉弱等为常见证候。

参照全国高等中医药院校教材《中医诊断学》（五版）肾阳虚证的临床表现。

腰膝酸软而痛，畏寒肢冷，尤以下肢为甚，头目眩晕，精神萎靡，面色白或黧黑，舌淡胖、苔白，脉沉弱；或阳痿，妇女宫寒不孕；或大便久泄不止，完谷不化，五更泄泻；或浮肿，腰以下尤甚，按之凹陷不起，甚则腹部胀满，全身肿胀，心悸咳喘。

第十一章 原发性头痛

一、疾病概述

头痛是临床常见症状，通常指局限于头颅上半部，包括眉弓、耳轮上缘和枕外隆突连线以上部位的疼痛。主要临床表现为全头或局部的胀痛或钝痛、搏动性疼痛、头重感、带帽感或勒紧感等，同时可伴有恶心、呕吐、眩晕和视力障碍等。头痛分为原发性和继发性两类。原发性头痛也可称为特发性头痛，不能归咎于某一确切病因。继发性头痛由某些疾病诱发，病因可涉及各种颅脑病变，如颅内感染、颅脑外伤；全身性疾病，如发热、内环境紊乱、滥用精神活性药物等。西医将原发性头痛分为偏头痛、紧张型头痛、三叉神经自主神经性头痛、其他原发性头痛。西医治疗本病急性期以止痛为主，临床常用药物为非甾体抗炎药，包括对乙酰氨基酚、阿司匹林、布洛芬、萘普生等，亦可选择可待因、吗啡等阿片类镇痛药及曲马多，同时也可考虑使用替扎尼定等肌肉松弛药。本病缓解期的治疗以降低发作频率、减轻发作程度、减少失能、提高急性发作期的治疗效果为主要目的，常用药物为β受体阻滞剂、钙离子通道阻滞剂、抗抑郁药等。本病的非药物治疗可选择肌电图生物反馈联合松弛训练、认知行为治疗、控制疼痛训练等心理治疗，以及手法捏脊、结缔组织手法、经皮电刺激神经疗法联合电刺激神经递质调制等物理疗法。

原发性头痛属中医"头痛"的范畴，指头部经脉绌急或失养，清窍不利所引起的头部疼痛。《素问·五脏生成篇》首载"头痛巅疾，下虚上实"。《素问·奇病论》载，"当有所犯大寒，内至骨髓，髓者以脑为主，脑逆故令头痛"。《养生方·头痛论治》载，"凡头痛者，血气是虚，风、寒、暑、湿之邪伤于阳经，伏留不去者，名曰厥头痛"。中医认为，头痛的病因以外感六淫、内伤不足、久病致虚等为主。

头痛的壮医病名为"巧尹"，属壮医"巧坞病"的范畴。壮医认为本病主要是因为头颈部肌筋劳损后，风、寒、湿、热等毒邪入侵人体，停滞于巧坞（大脑）；或劳累过度，身体虚弱，气血不足，气行不畅，使局部筋结形成，导致龙路、火路运行受阻，三气不能同步而发病。气滞血瘀，经脉阻闭，导致天、地、人三气不通，三道两路受阻，不通则痛。头痛目前缺乏特效疗法，故病程迁延日久不愈，属于难治病之列。壮医治疗本病以祛毒邪、疏通龙路和火路、补益三道为原则，常用治法包括壮药内服、壮药外洗、壮医滚蛋疗法、壮医经筋疗法等，以上方法能在很大程度上改善头痛症状，提高患者的生活质量。

二、疾病诊断标准

（一）壮医诊断标准

参照《中国壮医学》《中国壮医内科学》《壮医病证诊疗规范》《简明壮医药学》相关内容。

【主症】头部疼痛，或胀痛，或刺痛，或钝痛，或灼痛，或隐痛。

【兼症】怕冷发热、面红目赤、烦躁易怒、口苦梦多、腰膝酸软、耳鸣少寐、神疲乏力等。

【目诊征】白睛脉络迂曲，增多，散乱或集中，靠近瞳仁，色浅或深，或白睛上有瘀斑、雾斑。

【甲诊征】甲色淡或鲜红、紫；月痕暴露过少或过多；甲象呈鹰爪甲、淡薄甲、斑点甲或嵴棱甲；按压甲尖，放开后恢复原色快或稍慢。

【壮医辨证分型】

1. 阴证

（1）风寒型。

头痛时作，连及项背，呈掣痛样，时有拘急收紧感，常伴恶风畏寒，遇风尤剧，头痛喜裹，口不渴，舌淡红、苔薄白，脉浮或浮紧。目诊见白睛脉络散乱，弯曲少而分散，色浅淡。甲诊见甲色苍白；呈淡薄甲；月痕暴露少；按压甲尖，放开后恢复原色慢。

（2）风湿型。

头痛如裹，肢体困重，胸闷纳呆，小便不利，大便溏，舌淡、苔白。目诊见白睛脉络散乱，弯曲少而分散，模糊不清，边界湿润浑浊，色浅淡。甲诊见甲色淡白；甲体凹凸不平；月痕暴露少；按压甲尖，放开后恢复原色慢。

（3）瘀毒型。

头痛经久不愈，痛处固定不移，痛如锥刺，或有头部外伤史。舌质紫暗，可见斑、瘀点，舌苔薄白，舌下脉络粗胀、色青紫或青黑，脉细或细涩。目诊见白睛有黑斑、黑点，脉络多，弯曲大。甲诊见甲色青紫；呈斑点甲；月痕暴露少；按压甲尖，放开后恢复原色慢。

（4）痰浊型。

头痛昏蒙沉重，胸脘痞闷，纳呆呕恶，舌淡、苔白腻，舌下脉络粗胀、色青紫或青黑，脉滑或弦滑。目诊见白睛有黑斑、黑点，脉络多而集中。甲诊见甲色青紫；呈嵴棱甲；月痕暴露少；按压甲尖，放开后恢复原色慢。

（5）气虚型。

头痛而晕，心悸怔忡，神疲乏力，面色少华，舌淡、苔薄白，脉细弱。目诊见白睛脉络浅淡，弯曲少而分散。甲诊见甲色淡白；甲体呈细小竖条纹路；月痕暴露少；按压甲尖，放开后恢复原色慢，呈淡薄甲。

（6）血虚型。

头痛隐隐，时发时止，遇劳则加重，纳食减少，倦怠乏力，气短自汗，舌淡、苔薄白，脉细弱。目诊见白睛脉络浅淡，脉络分散。甲诊见甲色苍白；甲质薄脆易断裂；月痕暴露少；按压甲尖，放开后恢复原色慢。

（7）肾虚型。

头痛且空，眩晕耳鸣，腰膝酸软，神疲乏力，少寐健忘，遗精带下，舌红、苔少，脉细无力。目诊见白睛脉络浅淡，脉络分散。甲诊见甲色淡白；月痕暴露少；按压甲尖，放开后恢复原色慢。

2. 阳证

（1）风热型。

头痛而胀，甚则头胀如裂，发热或恶风，面红目赤，口渴喜饮，便秘尿赤，舌红、苔薄黄，舌下脉络粗胀、色青紫或青黑，脉浮数。目诊见白睛上红丝明显，白睛上有黑斑，脉络多，弯曲大。甲诊见甲色鲜红或红紫，呈鹰爪甲；月痕暴露多；按压甲尖，放开后恢复原色快。

（2）肝阳型。

头胀痛而眩，心烦易怒，口苦面红，或兼胁痛，舌红、苔薄黄，舌下脉络粗胀、色青紫或青黑，脉弦数。目诊见白睛脉络增多，弯曲大，有黑斑，色鲜红。甲诊见甲象青紫；呈鹰爪甲；月痕暴露多；按压甲尖，放开后恢复原色快。

（二）中医诊断标准

参照全国中医药行业高等教育"十三五"规划教材《中医内科学》（第十版）感冒诊断标准。

1. 辨证分型

（1）外感头痛。

①风寒型：头痛或连及项背，恶风寒，骨节酸痛，鼻塞流清涕，舌苔薄白，脉浮数。

②风热型：头胀痛，甚则头痛如裂，发热或恶风，面红耳赤，口渴欲饮，便秘尿黄，舌红、苔黄，脉浮数。

③风湿型：头痛如裹，肢体困重，胸闷纳呆，大便或溏，苔白腻，脉濡或滑。

（2）内伤头痛。

①肝阳上亢：头痛，头晕，失眠，心烦急躁，面红耳赤，口苦咽干，舌红、苔黄，脉弦。

②痰浊上扰：头痛且头重昏蒙，胸脘痞闷，呕吐痰涎，恶心纳差，舌苔白腻，脉滑或弦。

③瘀血阻络：头痛经久不愈，痛处固定不移，痛如锥刺，或有头部外伤史，舌紫暗或有瘀斑、瘀点，舌苔薄白，脉细或细涩。

④气血亏虚：头痛隐隐，或伴头晕，心悸不宁，面色少华，神疲乏力，遇劳加重，休息减轻，舌淡、苔薄白，脉细弱。

⑤肝肾阴虚：头痛且空，眩晕耳鸣，腰膝酸软，舌红、苔少，脉弦细或细数。

⑥肝郁气滞：头痛于一侧，或牵至眉棱骨及后颈部，心烦易怒，胸胁胀痛，舌微紫，脉沉弦。

2. 辨证要点

（1）辨外感与内伤。

外感头痛多为外邪致病，起病较急，一般疼痛较剧，病程较短，多表现为掣痛、跳痛、灼痛、重痛，痛无休止，多伴有外感表证，以实证为多。内伤头痛多起病缓慢，反复发作，病程较长，多表现为胀痛、刺痛、隐痛、空痛、昏痛，痛势绵绵，遇劳加重，时作时止，以虚证为多。如因肝阳、痰浊、瘀血等以邪实为主的内伤头痛，多表现为胀痛、重痛或刺痛，且常伴有相应脏腑损伤症状。临床亦见本虚标实，虚实夹杂者。

（2）辨头痛部位。

太阳头痛，痛在脑后，下连于项；阳明头痛，在前额部及眉棱骨处；少阳头痛，在头之两侧，并连及于耳；厥阴头痛，多在颠顶部位，或连目系；太阴、少阴头痛多以全头疼痛为主。临证尚可见偏头痛，也称"偏头风"，常以一侧头痛暴作为特点，痛势剧烈，可连及眼、齿，痛止则如常人，反复发作，经久不愈，多系肝经风火上扰所致。

（3）辨头痛性质。

因于风寒者，头痛剧烈且连项背；因于风热者，头胀而痛；因于风湿者，头痛如裹；因于痰湿者，头痛而重；因于肝阳者，头痛而胀；因于肝火者，头部跳痛、灼痛；因于瘀血者，头部刺痛，痛处固定不移；因于虚者，多呈隐痛、空痛或昏痛。

（4）辨病势顺逆。

若起病急骤，头痛如破，短时间内出现神昏伴颈项强直，呕吐如喷，甚者旦发夕死者，属真头痛，病势凶险；因于外感，头痛剧烈而见神志变化，或肢体强痉抽搐，甚或角弓反张者，为脑髓受损或脑络破裂所致，皆属于逆证，预后不良。

（三）西医诊断标准

参照对"国际头痛协会"于2018年在《Cephalagia》杂志上发表的ICHD-3（第三版国际头痛疾病分类）进行翻译的《2018国际头痛分类第三版》(中文翻译版)诊疗标准。

原发性头痛的诊断主要依据临床症状分为偏头痛、紧张型头痛、三叉神经自主神经性头痛、其他原发性头痛。

1. 偏头痛

（1）无先兆偏头痛。

反复头痛，持续4～72小时。典型头痛表现为单侧、搏动性、中重度头痛，日常体力活动可加重，伴呕吐和（或）畏光、畏声。诊断标准如下。

①符合③中B～D的头痛至少发作5次。

②头痛持续4～72小时（未治疗或治疗效果不佳）。

③至少符合 A ～ D 中的 2 项：A. 单侧；B. 搏动性；C. 中重度头痛；D. 日常体力活动加重头痛，或因头痛而避免日常活动（如行走或上楼梯）。

④发作过程中，至少符合 a 或 b 中的 1 项：a. 恶心和（或）呕吐；b. 畏光、畏声。

（2）有先兆偏头痛。

反复发作，持续数分钟，逐渐出现的单侧可完全恢复的视觉、感觉或其他中枢神经系统症状，通常随之出现头痛和偏头痛相关症状。诊断标准如下。

①至少有 2 次发作符合②和③的头痛至少发作 2 次。

②至少有 1 个可完全恢复的先兆症状：A. 视觉；B. 感觉；C. 言语和（或）语言；D. 运动；E. 脑干；F. 视网膜。

③至少符合 A ～ F 中的 3 项：A. 至少有 1 个先兆症状持续超过 5 分钟；B. 2 个或更多的症状连续发生；C. 每个独立先兆症状持续 5 ～ 60 分钟；D. 至少有 1 个先兆症状是单侧的；E. 至少有 1 个先兆是阳性的；F. 与先兆伴发或在先兆出现 60 分钟内头痛。

（3）慢性偏头痛。

每月出现头痛至少 15 日，持续至少 3 个月，且每月符合偏头痛特点的头痛日数至少8 日。诊断标准如下。

①符合②和③的头痛每月发作至少 15 日，至少持续 3 个月。

②符合无先兆偏头痛的②～④和（或）有先兆偏头痛的②和③头痛至少发生 5 次。

③头痛符合以下任何 1 项，且每月发作大于 8 日，持续时间大于 3 个月：A. 无先兆偏头痛的③和④；B. 有先兆偏头痛的②和③；C. 患者所认为的偏头痛发作可通过服用曲坦类或麦角类药物缓解。

2. 紧张型头痛

（1）偶发性紧张型头痛。

头痛发作不频繁，持续数分钟到数日。典型的头痛为轻到中度双侧压迫性或紧箍样头痛，不因日常体力活动而加重。不伴随恶心，但可伴随畏光或畏声。诊断标准如下。

①平均每月发作日（每年日），至少发作 10 次以上并符合诊断标准②～④。

②头痛持续 30 分钟至 7 日。

③头痛至少符合 A ～ D 中的 2 项：A. 双侧头痛；B. 性质为压迫性或紧箍样（非搏动性）；C. 轻度或中度头痛；D. 日常活动（如走路或爬楼梯）不加重头痛。

④符合 A 和 B：A. 无恶心或呕吐；B. 畏光、畏声中不超过 1 项。

（2）频发性紧张型头痛。

头痛发作频繁，持续数分钟至数日。典型的头痛为轻度到中度双侧压迫性或紧箍样头痛，不因日常体力活动而加重。不伴随恶心，但可伴随畏光或畏声。诊断标准如下。

①平均每月发作 1 ～ 14 日，发作超过 3 个月（每年不少于 12 日），至少发作 10 次以上并符合诊断标准②～④。

②头痛持续 30 分钟至 7 日。

③头痛至少符合 A ～ D 中的 2 项：A. 双侧头痛；B. 性质为压迫性或紧箍样（非搏动性）；C. 轻度或中度头痛；D. 日常活动（如走路或爬楼梯）不加重头痛。

④符合 A 和 B：A. 无恶心或呕吐；B. 畏光、畏声中不超过 1 项。

（3）慢性紧张型头痛。

从频发性紧张型头痛进展而来，每日或非常频繁发作的头痛，典型的头痛为轻度到中度双侧压迫性或紧箍样头痛，持续几小时至几日或不间断。头痛不因日常体力活动而加重，但可以伴有轻度恶心、畏光或畏声。诊断标准如下。

①头痛平均每月发作不少于 15 日，持续超过 3 个月（每年不少于 180 日），并符合诊断标准②～④。

②头痛持续数小时至数日或持续性。

③头痛至少符合 A ～ D 中的 2 项：A. 双侧头痛；B. 性质为压迫性或紧箍样（非搏动性）；C. 轻度或中度头痛；D. 日常活动（如走路或爬楼梯）不加重头痛。

④符合 A 和 B：A. 畏光、畏声和轻度恶心 3 项中最多只有 1 项；B. 无中度和重度恶心，无呕吐。

3. 三叉神经自主神经性头痛

（1）丛集性头痛。

发生于单侧眼眶，和（或）眶上，和（或）颞部的重度头痛，每次持续 15 ～ 180 分钟，发作频率为两日 1 次至每日 8 次，伴随同侧结膜充血、流泪、鼻塞、流涕、前额和面部出汗、瞳孔缩小、眼睑下垂、眼睑水肿、烦躁不安或躁动。诊断标准如下。

①②～④发作 5 次以上。

②发生于单侧眼眶、眶上和（或）颞部的重度或极重度头痛，若不治疗，疼痛可持续

15 ～ 180 分钟。

③头痛发作时至少符合 A ～ B 中的 1 项。

A. 至少伴随 a ～ e（和头痛同侧）中的 1 项：a. 结膜充血和（或）流泪；b. 鼻塞和（或）流涕；c. 眼睑水肿；d. 前额和面部出汗；e. 瞳孔缩小和（或）眼睑下垂。B. 烦躁不安或躁动。

④发作频率两日 1 次至每日 8 次。

（2）阵发性偏侧头痛。

固定单侧的重度头痛，位置可为眼眶和（或）眶上、颞部，单次发作持续时间为 2 ～ 30 分钟，发作频率为每日数次至数 10 次。头痛通常伴有同侧结膜充血、流泪、鼻塞、流涕、前额和面部出汗、瞳孔缩小、眼睑下垂和（或）眼睑水肿。诊断标准如下。

①至少 20 次发作符合②～⑤标准。

②单侧眼眶、眶上和（或）颞部重度疼痛，持续 2 ～ 30 分钟。

③至少符合 A 或 B。

A. 头痛同侧至少出现以下一项症状：a. 结膜充血和（或）流泪；b. 鼻塞和（或）流涕；c. 眼睑水肿；d. 前额和面部出汗；e. 瞳孔缩小和（或）眼睑下垂。

B. 烦躁不安或躁动。

④发作频率大于 5 次 / 日。

⑤治疗量的吲哚美辛可有效预防发作。

（3）短暂单侧神经痛样头痛发作。

中度或重度的单侧头痛，每次发作持续数秒至数分钟，总发作时间持续至少 1 日，通常伴有同侧眼睛发红及流泪。诊断标准如下。

①符合②～④的发作至少 20 次。

②中度或重度单侧头痛，伴眶周、眶上、颞部和（或）其他三叉神经支配区域疼痛，持续 1 ～ 600 秒，发作呈单次刺痛、连续刺痛或锯齿式刺痛。

③至少存在下列头面部自主神经症状（和头痛同侧）中的 1 项：A. 结膜充血和（或）流泪；B. 鼻塞和（或）流涕；C. 眼睑水肿；D. 前额和面部出汗；E. 瞳孔缩小和（或）眼睑下垂。

④发作频率至少为 1 次 / 日。

（4）持续偏侧头痛。

持续性严格单侧头痛，伴同侧结膜充血、流泪、鼻塞、流涕、前额和面部出汗、瞳孔缩小、眼睑下垂和（或）眼睑水肿，和（或）烦躁不安或躁动。吲哚美辛对其有特效。诊断标准如下。

①符合②～④的单侧头痛。

②头痛时间超过 3 个月，且头痛程度呈中度或重度加重。

③至少符合 A 或 B。

A. 至少出现下列各项症状或体征（和头痛同侧）中的 1 项：a. 结膜充血和（或）流泪；b. 鼻塞和（或）流涕；c. 眼睑水肿；d. 前额和面部出汗；e. 瞳孔缩小和（或）眼睑下垂。B. 烦躁不安或躁动，或活动可加重头痛。

④治疗量的吲哚美辛绝对有效。

4. 其他原发性头痛

（1）原发性咳嗽性头痛。

头痛由咳嗽或其他 Valsalva 动作（绷紧、用力）引起，但不是由持续的体力活动引起，并且不伴有颅内病变。诊断标准如下。

①至少有 2 次头痛发作符合②～④。

②由咳嗽、用力和（或）其他 Valsalva 动作引起，且发生仅与咳嗽、用力和（或）其他 Valsalva 动作相关。

③突然发作。

④持续时间 1 秒至 2 小时。

（2）原发性劳力性头痛。

由任何形式的运动引起的头痛，且不伴有任何颅内疾患。诊断标准如下。

①至少 2 次头痛发作符合②～③。

②剧烈体力活动引起，可发生在活动中或活动后。

③持续时间小时。

（3）原发性性活动相关性头痛。

头痛由性活动引起，开始通常是双侧钝痛，随着性活动兴奋而增强，在性高潮时突然变得剧烈，且不伴有任何颅内疾患。诊断标准如下。

①至少 2 次头痛和（或）颈痛发作符合②～④。

②由性活动引起，且仅仅发生于性活动中。

③至少符合 A 或 B：A.随着性活动兴奋性的增加，头痛加重；B.性高潮之前或性高潮时突发爆炸样头痛。

④重度头痛持续 1 分钟至 24 小时和（或）轻度头痛持续 72 小时。

（4）原发性霹雳样头痛。

突发剧烈头痛，类似脑动脉瘤破裂的表现，但无颅内动脉病变。诊断标准如下。

①重度头痛符合②和③。

②突然发作，头痛严重程度在 1 分钟内达到高峰。

③持续时间不低于 5 分钟。

（5）冷刺激性头痛。

头部受外界寒冷刺激或摄入、吸入冷刺激物所致的头痛。

①缘于外部冷刺激的头痛：未受保护的头部暴露于极低温度环境后出现的全头痛。诊断标准如下。

A.至少 2 次急性头痛发作符合 B 和 C。

B.由头部受外界冷刺激引起且仅发生于冷刺激时。

C.去除冷刺激后 30 分钟内头痛缓解。

②缘于摄入或吸入冷刺激的头痛在一般人群中很常见，尤其常见于偏头痛患者。头痛位于额部或颞部，通常为双侧，也可为单侧。

③很可能的冷刺激性头痛，诊断标准如下。

A.单次发作符合 B 和 C。

B.仅在头部受外界冷刺激或进食、吸入冷刺激物后立即出现。

C.去除冷刺激后 10 分钟内头痛消失。

D.不符合 ICHD ～ 3 中的任何其他类型头痛的诊断标准。

（6）外部压力性头痛。

由颅周软组织持续受压或牵拉引起的头痛。

①外部压迫性头痛：头皮未受到损伤的情况下，颅周软组织持续受压引起头痛，如颅周紧束绷带、头戴帽子或头盔、游泳或潜水时戴护目镜。诊断标准如下。

A.至少 2 次头痛发作符合标准 B ～ D。

B.前额部或头皮持续受压 1 小时内出现。

C. 受压处的疼痛程度最重。

D. 在解除外部压迫后 1 小时内头痛消失。

②外部牵拉性头痛：没有头皮损伤的情况下，由持续牵拉颅周软组织引起的头痛。诊断标准如下。

A. 至少 2 次头痛发作符合标准 B ～ C。

B. 仅在向外持续牵拉头皮时出现，受牵拉处疼痛程度最重。

C. 解除牵拉后 1 小时内头痛消失。

（7）原发性针刺样头痛。

不存在组织结构或脑神经器质性病变的情况下，头部出现自发性、短暂性的局部刺痛。诊断标准如下。

①头部自发性的单次或多次系列发作性刺痛符合②～④。

②单次刺痛发作持续数秒。

③刺痛发作频率不固定，每日 1 次至数次。

④无头颅自主神经症状。

（8）圆形头痛。

不存在任何潜在的结构损伤的情况下，发生于头皮的、界限分明的局域性的疼痛，持续时间差异很大，但通常是慢性的。诊断标准如下。

①符合持续性的或间断性的头痛标准。

②局限于头皮的某一区域，符合 A ～ D：A. 界线分明；B. 界线形状、大小固定；C. 圆形或椭圆形；D. 直径 1 ～ 6 cm。

（9）睡眠性头痛。

频繁发作的头痛，仅在睡眠中出现，常导致患者痛醒，持续可长达 4 小时，没有特征性的伴随症状，不能缘于其他病理改变。诊断标准如下。

①反复发作的头痛符合②～⑤。

②仅在睡眠中出现，会导致患者痛醒。

③每月发作日数不少于 10 日，持续 3 个月以上。

④醒后头痛持续不少于 15 分钟，可长达 4 小时。

⑤无头颅自主神经症状或坐立不安。

第十二章　耳鸣

一、疾病概述

耳鸣指无相应的外界声源或电刺激，而主观上在耳内或颅内感知有一种或多种声音，耳鸣是一类症状而非一种疾病。耳鸣的发生率为3%～30%，随着年龄的增长，耳鸣的发病率升高，高发年龄为50～60岁。耳鸣分为客观性耳鸣和主观性耳鸣。主观性耳鸣无法检查到，由听觉系统中的异常活动引起，是一种很复杂的疾病，具有多因素起源。耳鸣不应包括声音幻觉及错觉，有学者认为也不包括来自身体其他部位的声音，如血管搏动声、腭咽喉肌阵挛的咔哒声、咽鼓管异常开放的呼吸声，这些可称为体声，过去称为"客观性耳鸣"。耳鸣临床分类法很多，根据病因可分为生理性耳鸣、病理性耳鸣、与某些疾病相关的耳鸣、假性耳鸣，其中病理性耳鸣可分为自发性耳鸣、噪声性耳鸣、药物性耳鸣、毒血症性耳鸣；与某些疾病相关的耳鸣包括体声、听系统外的耳鸣、传导性耳鸣、感音神经性耳鸣、反射性（非听觉疾病性）耳鸣、全身疾病性耳鸣。

在中医看来，耳鸣主要为饮食不节、睡眠不足、压力过大等导致脏腑功能失调而发，病机有虚有实，实者多因风邪侵袭、痰湿困结或肝气郁结；虚者多因脾胃虚弱、心血不足或肾源亏损。

耳鸣的壮医病名为"叻哄"，为气血瘀滞耳窍龙路、火路，或耳窍失养导致；病因分为外因与内因。外因为风毒、热毒直接侵袭耳窍或通过三道入侵，再传至两路，沿两路上阻耳窍，壅遏耳部通道而发病；或因突然暴响，震伤耳窍，耳部龙路、火路网格分支阻塞，气血不通，天、地、人三气不能协调运行而引起。内因多因恼怒、惊恐等，引起道路脏腑功能失调，热毒、火毒内生，阻滞于龙路、火路，向上阻塞耳窍，使耳部通道不畅或不通，功能失职，发而为病；或机体素虚，或先天不足，或大病之后，或房劳多育，使气血虚甚，道路及脏腑功能低下，气血化源不足，龙路、火路气血失聪，气血上达天部耳窍不足，不能濡养耳窍，致耳窍闭塞失养而发病。

耳鸣的治疗方法很多，但尚无特殊有效的方法。目前多根据病因进行治疗，病因治疗是医学上首要的而且最理想的治疗方法，除此之外，还有药物疗法、掩蔽疗法、心理疗法、电刺激疗法、耳鸣习服疗法、耳鸣的联合治疗等。对于耳鸣的治疗效果，耳鸣的减轻及焦虑解除，并非如其他疾病一样称为治愈。壮医治疗耳鸣以调气、补虚为原则，治法包括壮药内服、壮医药线升阳灸疗法等。

二、疾病诊断标准

（一）壮医诊断标准

参照《壮医内科学》《壮瑶医优势病种诊疗方案》相关内容。

【主症】自觉耳内或颅内鸣响，如闻蝉声，或如风声，或如鼓声，鸣声或大或小，妨碍听觉。

【兼症】听力减退。

【目诊征】白睛上脉络迂曲，增多，散乱或集中，靠近瞳仁，色浅或深，或白睛上有瘀斑、雾斑。

【甲诊征】甲色淡或鲜红；月痕暴露过多或少；按压甲尖，放开后恢复原色快或稍慢。

【壮医辨证分型】

1. 阴证

若渐觉耳鸣，声音细小如蝉鸣，按之鸣声减轻或暂止；舌淡、苔薄白，脉沉细或细数。目诊见白睛上脉络浅淡，脉络分散。甲诊见甲色淡白；月痕暴露少；按压甲尖，放开后恢复原色慢。

2. 阳证

耳鸣声大如蛙聒，或如潮声，按之鸣声不减；舌红、苔黄，脉弦数。目诊见白睛上脉络增多，弯曲大，有黑斑，色鲜红。甲诊见甲象青紫；呈鹰爪甲；按压甲尖，放开后恢复原色快。

（二）中医诊断标准

参照全国中医药行业高等教育"十三五"规划教材《中医耳鼻咽喉科学》（第四版）耳鸣诊断标准。

1. 风邪侵袭

耳鸣骤起，病程较短，可伴耳内堵塞感或听力下降，或伴有鼻塞、流涕、头痛、咳嗽等，舌淡红、苔薄白，脉浮。

2. 痰湿困结

耳鸣，耳中胀闷，头重如裹，胸脘满闷，咳嗽痰多，口淡无味，大便不爽，舌淡红、苔腻，脉弦滑。

3. 肝气郁结

耳鸣的起病或加重与情志抑郁或恼怒有关；胸胁胀痛，夜寐不宁，头痛或眩晕，口苦咽干，舌红、苔白或黄，脉弦。

4. 脾胃虚弱

耳鸣的起病或加重与劳累或思虑过度有关，或在下蹲站起时加重；倦怠乏力，少气懒言，面色无华，纳呆，腹胀，便溏，舌淡红、苔薄白，脉弱。

5. 心血不足

耳鸣的起病或加重与精神紧张或压力过大有关；心烦失眠，惊悸不安，注意力不能集中，面色无华，舌淡、苔薄白，脉细弱。

6. 肾元亏损

耳鸣日久，腰膝酸软，头晕眼花，发脱或齿摇，夜尿频多，性功能减退，畏寒肢冷，舌淡胖、苔白，脉沉细弱。

（三）西医诊断标准

参照中华耳科学杂志《耳鸣的诊断和治疗指南（建议版）》诊断标准。

（1）主观性耳鸣是指在周围环境中无相应声源和电（磁）刺激源情况下，患者自觉耳内或颅内有声音的一种主观感觉。客观性耳鸣是指不但患者自己能听到耳周或颅内有响声，而且其他人也能听到，客观性耳鸣常可在耳周或颅内有发声源。

（2）诊断应从耳鸣的性质、病因、病变部位、定量等4个方面进行。

①耳鸣性质：耳鸣是否为第一主诉，是主观性耳鸣还是客观性耳鸣。

②病因：从听觉系统、全身九大系统、心理等三方面采用排除法寻找耳鸣的可能病因。

③病变部位：用听力学检查及影像学检查等方法确定耳鸣病变部位。

④定量。

A. 耳鸣测试：耳鸣音调和响度匹配、残余抑制、掩蔽曲线、最大不适阈等。

B. 用各种耳鸣量表（如视觉模拟标尺 VAS、耳鸣残疾量表 THQ、焦虑抑郁量表等）进行耳鸣及心理方面的量化评定。

第十三章　睡眠障碍

一、疾病概述

睡眠障碍是临床常见病，以睡眠时间不足和睡眠质量下降为特征，通常表现为难以入睡，或睡眠深度不够、睡后易醒，或醒后难以再入睡，严重者彻夜难眠，持续4周以上。慢性失眠独立存在或与精神障碍、躯体疾病或物质滥用共病。慢性失眠主要包括睡眠起始困难（或称入睡困难）和睡眠维持困难，后者包括夜间觉醒并难以再次入睡，或比预期的起床时间过早醒来。随着社会的发展和生活节奏的加快，人们工作和生活的压力不断增大，失眠的发生率呈现急剧上升的趋势。因其持续时间长，易反复发作而严重影响患者的生活质量，长期以来被公认为是一种难治性疾病。西医治疗睡眠障碍大体分为药物治疗和非药物治疗，前者为临床运用的主流方法。目前临床常用的药物有苯二氮卓类（如地西泮、氯硝西泮、阿普唑仑等）、非苯二氮卓类（佐匹克隆、右佐匹克隆等）、抗焦虑抑郁药（曲唑酮、米氮平、黛力新等）及抗精神病药（喹硫平、奥氮平）。其中，苯二氮卓类药物目前临床应用最广泛。药物治疗的缺点是容易导致日间嗜睡、出现戒断反应、产生依赖等。非药物治疗包括心理疗法、物理疗法、高电位静电疗法。

睡眠障碍属中医"不寐"的范畴，《黄帝内经》中称为"不得卧""目不瞑"。病因为情志失常、饮食不节、劳逸失调、病后体虚，心为其主要病位，相关脏腑为肝、脾、肾。主要病机为阳盛阴衰，阴阳失交。治疗当调和阴阳，使阴阳交泰，则寤寐有时。

睡眠障碍的壮医病名为"年闹诺"，属壮医"巧坞病"的范畴。壮医认为毒邪通过三道两路入侵人体，正气与邪气相搏，导致上部天之气机失调，巧坞功能紊乱，天、地、人三气不能同步，五脏六腑功能失调，气血运行紊乱而发为本病；或人体先天禀赋不足、后天失养、房劳过度、劳累太过、久病大病耗损而正气虚弱，"嘘"（气）、"勒"（血）、"夺"（骨）、"诺"（肉）、脏腑及三道两路功能衰退，产生水毒、痰毒、湿毒、食毒及瘀毒等滞留于三道两路内，气血运行不畅且失去其应有的作用，致天部气机失调，天、地、人三气不能同步而发为本病。因此，壮医认为年闹诺的发病关键是毒或虚导致天部之气失调，天、地、人三气不同步，阴阳失调而致病。壮医治疗失眠以调巧坞、安神志为原则，治法包括壮药内服、壮医药线升阳灸疗法、壮医神龙灸疗法、壮医针刺（脐环针）疗法、中针机针法、壮医敷贴疗法、壮医滚蛋疗法等。

二、疾病诊断标准

（一）壮医诊断标准

参照《中国壮医内科学》年闹诺的诊断标准。

【主症】久久不能入睡，或睡后易醒，醒后难入睡，或时寐时醒，甚至彻夜不能入睡。

【兼症】可伴头重头痛，多梦易惊，急躁易怒，心烦心悸，头晕耳鸣，遇事善惊，不思饮食，手足心热等。

【目诊征】白睛上脉络迂曲，增多，散乱或集中，色浅或深，或白睛上有瘀斑。

【甲诊征】甲色淡或鲜红；月痕暴露过少或多；按压甲尖，放开后恢复原色快或稍慢。

【壮医辨证分型】

1. 阴证

（1）瘀毒型。

夜寐不安，多梦易醒，病程较长，伴头痛日久不愈，痛如针刺、如有定处等，舌红有瘀点，舌下脉络迂曲，脉涩或弦紧。目诊见白睛上脉络迂曲，有瘀斑，色浅。甲诊见甲色暗淡；甲床可见斑纹瘀点；月痕浅淡；按压甲尖，放开后恢复原色慢。

（2）气血虚型。

夜寐不安，多梦易醒，伴心悸健忘，神疲食少，头晕目眩，面色少华等，舌暗淡、苔薄白，脉细无力。目诊见白睛上脉络细小，色浅。甲诊见甲色淡白；按压甲尖，放开后恢复原色慢。

2. 阳证

（1）湿热型。

不寐多梦，甚则彻夜不寐，伴口苦咽干，小便短赤等，舌红、苔黄，脉弦滑。目诊见白睛上脉络边缘混浊，多而集中，靠近瞳仁，色深。甲诊见甲色鲜红；甲体增厚或凹凸不平；月痕暴露过多；按压甲尖，放开后恢复原色快。

（2）痰热型。

心烦不寐，胸中烦闷，伴头重、目眩，舌红、苔黄腻，脉弦滑。目诊见白睛上脉络散乱，多而集中，靠近瞳仁，色深。甲诊见甲色鲜红；月痕暴露过多；按压甲尖，放开后恢复原色快。

（二）中医诊断标准

参照全国中医药行业高等教育"十四五"规划教材《中医内科学》（第十版）不寐相关内容。

1. 肝火扰心

不寐多梦，甚则彻夜不眠，急躁易怒，伴头晕头胀，目赤耳鸣，口干而苦，不思饮食，便秘溲赤，舌红、苔黄，脉弦数。

2. 痰热扰心

心烦不寐，胸闷脘痞，泛恶嗳气，伴头重、目眩，舌偏红、苔黄腻，脉滑数。

3. 心脾两虚

不易入睡，多梦易醒，心悸健忘，神疲食少，伴头晕目眩，面色少华，四肢倦怠，腹胀便溏，舌淡、苔薄，脉细无力。

4. 心肾不交

心烦不寐，入睡困难，心悸多梦，伴头晕耳鸣，腰膝酸软，潮热盗汗，五心烦热，咽干少津，男子遗精，女子月经不调，舌红、苔少，脉细数。

5. 心胆气虚

虚烦不寐，胆怯心悸，触事易惊，终日惕惕，伴气短自汗，倦怠乏力，舌淡，脉弦细。

（三）西医诊断标准

参照美国《精神障碍诊断与统计手册（DSM～IV）》（第五版－修订版）原发性失眠症的诊断标准。

（1）睡眠潜伏期延长，入睡时间超过 30 分钟。

（2）睡眠维持障碍：夜间觉醒次数不少于 2 次或凌晨早醒。

（3）睡眠质量下降：睡眠浅、多梦。

（4）总睡眠时间缩短：总睡眠时间通常少于 6 小时。

（5）日间残留效应：次日早晨感到头昏、精神不振、嗜睡、乏力等。

第十四章　带状疱疹

一、疾病概述

带状疱疹是皮肤科的常见疾病，当机体免疫力下降时，藏匿于脊髓后神经节内的水痘 – 带状疱疹病毒被激活，快速复制繁殖，在肌表产生疱疹，并伴有病理性神经痛。带状疱疹发病的主要因素是特异性细胞免疫抑制，而老年人的机体免疫能力较低，因此带状疱疹的发病率也随年龄的增长逐渐上升。流行病学表明，创伤、劳累、恶性肿瘤等免疫力低下的患者为该病的易感人群，最常见的并发症是带状疱疹后遗神经痛，其顽固性的遗留神经痛可严重影响工作和生活，降低生活品质。带状疱疹后遗神经痛作为一种重大的全球性健康问题，存在特征性的流行趋势。西医治疗带状疱疹分为疹前期、出疹期、疹后期三个阶段，疹前期及出疹期以抗病毒为主，常用药物有阿昔洛韦、泛昔洛韦等，辅以营养神经；疹后期阶段疱疹基本消失，皮损基本愈合，此阶段最常见的症状为带状疱疹后遗神经痛，治疗以止痛为主，常用药物有普瑞巴林、加巴喷丁等，疼痛严重时亦可选择阿片类药物、曲马多等，外治疗法有神经介入技术、神经调节技术、臭氧技术等。

中医称带状疱疹为"蛇串疮"，首见于《诸病源候论·疮病诸候》"甑带疮者，绕腰生。此亦风湿博血气所生，状如甑带，因以为名"。指出该病是一种皮肤上出现成簇水疱，多呈状分布，痛如火燎的急性疱疹性皮肤病，亦称为"火带疮""蛇丹""蜘蛛疮"等。

带状疱疹的壮医病名为"奔呗啷"，俗称"缠腰龙"。壮医认为，湿热之毒内蕴，复感火毒热邪为本病的发病之源；饮食失调，谷道失于健运，湿毒内生，外发肌肤，聚于肌表，或情志不畅，气道郁结，久而火毒内生，壅于肌肤，流窜三道两路，三道两路阻滞不通为本病的发病之本。壮医治疗带状疱疹以清热凉血解毒、通调龙路和火路为原则，体虚者或后遗症期，兼以补虚，治法包括壮药内服、壮医药线点灸疗法、壮医莲花针拔罐逐瘀疗法、壮医水蛭疗法等。

二、疾病诊断标准

（一）壮医诊断标准

参照《壮医外伤科学》奔呗啷诊断标准。

【主症】发病时皮疹处可见皮肤刺痛，疼痛有的发生在皮疹出现前，有的伴随皮疹出现，有的发生在皮疹出现后，疼痛轻重不等，但常扩大至皮疹范围之外，甚者在皮疹消失后疼痛仍持续数月甚者更长时间。皮疹常发生于身体的一侧，如胸胁部、腰腹部、颜面部、大腿内侧等，一般不超过正中线。

【兼症】可伴倦怠乏力、食少、发热、口苦咽干、烦躁易怒、头痛等症状，部分患者可见皮疹处瘙痒。

【目诊征】白睛上脉络迂曲，增多，散乱或集中，靠近瞳仁，色浅或深，或白睛上有瘀斑、雾斑。

【甲诊征】甲色淡或鲜红；月痕暴露过少或多；按压甲尖，放开后恢复原色快或稍慢。

【壮医辨证分型】

1. 阴证

（1）气郁型。

水疱基底较淡，疱液较少，多伴有胸胁胀闷、善太息等，舌暗、苔白，脉弦细。目诊见白睛上脉络散乱，可见雾斑，色浅。甲诊见甲色淡白；月痕暴露少；按压甲尖，放开后恢复原色慢。

（2）气虚型。

水疱基底较淡，疱液较少，有隐痛等，常伴有食少倦怠、少气懒言等，舌淡、苔白，脉沉细。目诊见白睛上脉络细小，色浅。甲诊见甲色苍白；甲质薄脆易断裂；月痕暴露少；按压甲尖，放开后恢复原色慢。

2. 阳证

（1）湿热型。

水疱基底较红或深红，水疱较大，密集成簇，疼痛剧烈，伴口苦咽干、心烦易怒等，舌红、苔黄腻，脉弦数。目诊见白睛上脉络边缘混浊，多而集中，靠近瞳仁，色深。甲诊见甲色鲜红；甲体增厚或凹凸不平；月痕暴露过多；按压甲尖，放开后恢复原色快。

（3）风湿热型。

水疱基底较红或深红，水疱较大，密集成簇，疼痛明显，伴皮肤瘙痒等，舌红、苔黄腻，脉浮滑。目诊见白睛上脉络散乱、边缘混浊，多而集中，靠近瞳仁，色深。甲诊见甲色鲜红；甲体增厚或凹凸不平；月痕暴露过多；按压甲尖，放开后恢复原色快。

（二）中医诊断标准

参照《中医病证诊断疗效标准》（中华人民共和国中医药行业标准 ZY/T001.1–94）相关内容。

1. 肝经郁热

皮损鲜红，灼热刺痛，疱壁紧张；口苦咽干，心烦易怒，大便干燥，小便黄，舌红、苔薄黄或黄厚，脉弦滑数。

2. 脾虚湿蕴

皮损色淡，疼痛不显，疱壁松弛；口不渴，食少腹胀，大便时溏，舌淡或正常、苔白或白腻，脉沉缓或滑。

3. 气滞血瘀

皮疹减轻或消退后局部疼痛不止，放射到附近部位，痛不可忍，坐卧不安，重者可持续数月或更长时间；舌暗、苔白，脉弦细。

（三）西医诊断标准

参照国家卫生健康委员会"十三五"规划教材《皮肤性病学》（第 9 版）带状疱疹诊断标准。

1. 临床表现

带状疱疹发疹前可有乏力、发热、食欲不振等全身症状，患处皮肤可有灼热或灼痛，触之有明显的痛觉。皮损好发部位依次为肋间神经、脑神经和腰骶神经支配区域，常先出现红斑，很快出现粟粒至黄豆大丘疹，簇状分布而不融合，继之迅速变为水疱，疱壁紧张发亮，疱液澄清，外周绕以红晕，各簇水疱群间皮肤正常。皮损沿某一周围神经呈带状排列，多发生在身体的一侧，一般不超过正中线。神经痛为本病特征之一，可在发病前或伴随皮损出现，老年患者较重。病程一般 2～3 周，老年人 3～4 周，水疱干涸、结痂脱落后留有暂时性淡红斑或色素沉着。带状疱疹的皮损表现多种多样，与患者抵抗力差异有关，有顿挫型（仅出现红斑、丘疹而不发生水疱即消退）、大疱型、出血型、坏疽型等。

2.特殊表现

（1）眼带状疱疹。系病毒侵犯三叉神经眼支所致，多见于老年人，疼痛剧烈，可累及角膜形成溃疡性角膜炎，还可波及眼底引起急性视网膜坏死综合征。

（2）耳带状疱疹。系病毒侵犯面神经及听神经所致，表现为耳道或鼓膜疱疹。膝状神经节受累同时侵犯面神经的运动和感觉神经纤维时，可出现面瘫、耳痛及外耳道疱疹三联征，称为 Ramsay-Hunt 综合征。

（3）播散性带状疱疹。指在受累的皮节外出现 20 个以上的皮损，主要见于机体抵抗力严重低下的患者。

（4）带状疱疹相关性疼痛。带状疱疹在发疹前、发疹时以及皮损痊愈后均可伴有神经痛，统称带状疱疹相关性疼痛。带状疱疹皮损痊愈后神经痛持续存在者，称带状疱疹后遗神经痛。

第十五章　湿疹

一、疾病概述

湿疹是由多种内外因素引起的皮肤剧烈瘙痒，皮损呈多种形态，发无定位，易于湿烂、渗液的瘙痒性渗出性皮肤病症，是一种常见的过敏性、炎症性皮肤病。好发于面部、肘窝、腘窝、四肢屈侧及躯干等处。临床特点为皮损对称分布，多样性损害，奇痒难忍，局部易渗出，反复发作，迁延难愈，患处潮红或有红斑、丘疹、水疱、糜烂、痂皮、抓痕等。湿疹的病因尚未明确，男女老少均可发病，无明显季节性，但冬季常复发或加剧。近年来由于气候环境变化、滥用化学制品、精神紧张、生活节奏加快、饮食结构改变等，湿疹的发病率呈上升趋势，严重影响患者的生活质量。西医治疗湿疹以抗炎、止痒为目的，普遍采用抗组胺药物、类固醇皮质激素，类固醇皮质激素外用药可增强毛细血管通透性，从而抑制变态反应性炎症。

湿疹属中医"湿疮"的范畴，由于禀赋不耐，饮食失节，或过食辛辣刺激荤腥动风之物，脾胃受损，失其健运，湿热内生，又兼外受风邪，内外两邪相搏，风湿热邪浸淫肌肤而发。

湿疹的壮医病名为"能唅能累"。壮医认为，湿疹病因主要是外感湿热毒邪直接侵入肌表，或内生之毒透发于肌肤，肌肤与龙路和火路息息相关，湿热毒邪阻滞三道两路，致使气血运行不畅，天、地、人三部之气不能同步运行，肌表失和而发为本病。此外血虚化风、燥邪生风，肌肤失于濡养也可导致本病。壮医治疗湿疹以外治祛邪为主，以祛风湿热毒、调和气血、止痒为治疗原则，治法包括壮药内服外用、壮医药线点灸疗法、壮医全身药浴疗法、壮医水蛭疗法等。

二、疾病诊断标准

（一）壮医诊断标准

参照《中国壮医学》《壮医针灸学》《中国壮医内科学》《壮医病证诊疗规范》《简明壮医药学》相关内容。

【主症】皮肤潮红，皮疹多样，剧烈瘙痒，反复发作。

【兼症】可伴心烦、口渴、乏力、食少、腹胀、便溏、失眠等。

【目诊征】白睛上脉络迂曲，增多，散乱或集中，靠近瞳仁，色浅或深，或白睛上有瘀斑、雾斑。

【甲诊征】甲色淡或鲜红；月痕暴露过少或多；按压甲尖，放开后恢复原色快或稍慢。

【壮医辨证分型】

1. 阴证

（1）谷道虚型。

常慢性起病，皮损潮红或淡红，有丘疹、瘙痒，搔抓后糜烂渗出，可见鳞屑；伴纳少，腹胀便溏，易疲乏，舌淡胖、苔白腻，脉濡缓。目诊见白睛上脉络散乱，边缘混浊，分散远离瞳仁，色淡红。甲诊见甲色淡白；甲床有絮状白点或白斑；月痕暴露少；按压甲尖，放开后恢复原色慢。

（2）血虚型。

病程久，反复发作，皮损颜色呈褐红色或褐色，或皮肤肥厚粗糙，皮沟明显，可呈苔藓样变，表面常附有糠皮状鳞屑，伴有抓痕、结痂及色素沉着，遇热或肥皂水洗后瘙痒加重；伴有口干不欲饮，纳差，腹胀，舌淡、苔白，脉弦细。目诊见白睛上脉络细小，色淡红。甲诊见甲色苍白；甲质薄脆易断裂；月痕暴露少；按压甲尖，放开后恢复原色慢。

2. 阳证

湿热型。

常急性起病，皮肤潮红、丘疹、丘疱疹、水疱兼夹，因搔抓常引起水糜烂、渗液、结痂等，边缘不清，常呈对称分布；自觉灼热、瘙痒，可伴有心烦，口渴，大便干，小便短赤，舌红、苔黄，脉滑数。目诊见白睛上脉络散乱、边缘混浊，多而集中靠近瞳仁，色深。甲诊见甲色鲜红；甲体增厚或凹凸不平；月痕暴露过多；按压甲尖，放开后恢复原色快。

（二）中医诊断标准

参照全国中医药行业高等教育"十三五"规划教材《中医外科学》（第十版）湿疮诊断标准。

1. 湿热蕴肤

发病快，病程短，皮损潮红，有丘疱疹，灼热瘙痒无休，抓破渗液流脂水，伴心烦口渴，身热不扬，大便干，小便短赤，舌红、苔白或黄，脉滑或数。

2. 脾虚湿蕴

发病较缓，皮损潮红，有丘疹，瘙痒，抓后糜烂渗出，可见鳞屑；伴纳少，腹胀便溏，易疲乏，舌淡胖、苔白腻，脉濡缓。

3. 血虚风燥

病程久，反复发作，皮损色暗或色素沉着，或皮损粗糙肥厚，剧痒难忍，遇热或肥皂水洗后瘙痒加重；伴有口干不欲饮，纳差，腹胀，舌淡、苔白，脉弦细。

（三）西医诊断标准

参照国家卫生健康委员会"十三五"规划教材《皮肤性病学》（第9版）带状疱疹诊断标准。

1. 临床表现

根据病程和临床特点可分为急性、亚急性和慢性湿疹，代表炎症动态演变过程中的不同时期。临床上，湿疹可从任一个阶段开始发病，并向其他阶段演变。

（1）急性湿疹好发于面、耳、手、足、前臂、小腿等外露部位，严重者可弥漫全身，常对称分布。皮损多形性，常表现为红斑基础上的针尖至粟粒大小丘疹、丘疱疹，严重时可出现小水疱，常融合成片，境界不清，皮损周边丘疱疹逐渐稀疏，常因搔抓形成点状糜烂面，有明显浆液性渗出。自觉瘙痒剧烈，搔抓、热水洗烫可加重皮损。如继发感染则形成脓疱、脓痂、淋巴结肿大，可出现发热等；如合并单纯疱疹病毒感染，可形成严重的疱疹性湿疹。

（2）亚急性湿疹因急性湿疹炎症减轻或不适当处理后病程较久发展而来。表现为红肿及渗出减轻，但仍可有丘疹及少量丘疱疹，皮损呈暗红色，可有少许鳞屑及轻度浸润。仍自觉有剧烈瘙痒。再次暴露于致敏原中、受到新的刺激或处理不当可导致急性发作，如经久不愈，则可发展为慢性湿疹。

（3）慢性湿疹由急性湿疹及亚急性湿疹迁延而来，也可由于刺激轻微、持续而一开始就表现为慢性化。好发于手、足、小腿、肘窝、股部、乳房、外阴、肛门等处，多对称发病。表现为患部皮肤浸润性暗红斑上有丘疹、抓痕及鳞屑，局部皮肤肥厚、表面粗糙，有不同程度的苔藓样变、色素沉着或色素减退。自觉亦有明显瘙痒，常呈阵发性。病情时轻时重，延续数个月或更久。

（4）几种特殊类型的湿疹。

①手部湿疹。手部接触外界各种刺激的机会较多，故湿疹发病率高，但一般很难确定病因。多数起病缓慢，表现为手部干燥暗红斑，局部浸润肥厚，边缘较清楚，冬季常形成裂隙。除特应性素质外，某些患者发病还可能与职业、情绪等因素有关。

②汗疱疹。属于手部湿疹的特殊类型。好发于掌跖和指（趾）侧缘。皮损为深在的针尖至粟粒大小水疱，内含清澈或浑浊浆液，水疱可以融合成大疱，干涸后形成衣领状脱屑。自觉不同程度的瘙痒或烧灼感。病程慢性，春、夏、秋季易复发。

③乳房湿疹。多见于哺乳期女性，表现为乳头、乳晕、乳房暗红斑，其上有丘疹和丘疱疹，边界不清，可伴糜烂、渗出和裂隙，可单侧或对称发病，瘙痒明显，发生裂隙时可出现疼痛。仅发生于乳头部位者称为乳头湿疹。

④外阴、阴囊和肛门湿疹。局部瘙痒剧烈，常因过度搔抓、热水烫洗而呈红肿、渗出、糜烂，长期反复发作可慢性化，表现为局部皮肤苔藓样变。

⑤钱币状湿疹。好发于四肢。皮损为密集小丘疹和丘疱疹融合成的圆形或类圆形钱币状斑片，边界清，直径 1～3 cm，急性期红肿、渗出明显，慢性期皮损肥厚、色素增加，表面覆有干燥鳞屑，自觉剧烈瘙痒。

⑥自身敏感性皮炎。指在某种皮肤病变基础上，因处理不当（过度搔抓、外用药物刺激等）或继发感染、理化因素刺激，使原有皮损恶化，患者对自身组织产生的某种物质敏感性增高，加上创面不清洁、痂屑堆积，以致组织分解产物、细菌产物及外用药物等被机体作为抗原吸收，引发免疫反应而产生更广泛的皮肤炎症反应。临床表现为原有的局限性湿疹样病变加重，随后在病变附近或远隔部位皮肤（以四肢为主，下肢为甚，其次为躯干及面部）发生多数散在或群集的小丘疹、丘疱疹、水疱及脓疱等，1～2 周内可泛发全身，皮损可互相融合，皮损多对称分布。瘙痒剧烈，有时可有灼热感。患者可伴发表

浅淋巴结肿大，重者有全身不适及发热。

⑦感染性湿疹样皮炎。属于自身敏感性皮炎的特殊类型。常见于有较多分泌物的溃疡、窦道、慢性化脓性中耳炎及腹腔造瘘开口周围皮肤，发病与分泌物及其中细菌毒素的刺激有关。初发时皮肤潮红，继而出现丘疹、水疱、糜烂，亦可累及远隔部位。瘙痒剧烈，可伴有局部淋巴结肿大及压痛。

2. 诊断

根据瘙痒剧烈、多形性、对称性皮损，急性期有渗出倾向，慢性期苔藓样变皮损等特征，本病一般不难诊断。

第十六章 急性荨麻疹

一、疾病概述

急性荨麻疹是指感染、疾病、精神、药物、食物等因素致使局部或全身皮肤出现损伤的一组特异性疾病。其临床特点为反复发作风团、剧烈瘙痒、局限性水肿。急性荨麻疹发病较急，发病时间通常少于6周，成人和儿童中都很常见。严重的荨麻疹可导致患者呼吸困难及过敏性休克。西医治疗急性荨麻疹首选抗组胺药物，但用药周期过长，停药后复发率高。此外还有糖皮质类激素。如遇急重、全身性的荨麻疹，上述药物无效则用氢化可的松。

急性荨麻疹属中医"瘾疹"的范畴。本病的病因病机为禀赋不足，复感外邪。荨麻疹多为"风邪伏留"，风邪与过敏性疾病的发病机制密切相关。《诸病源候论》中论述："邪气客于皮肤，复逢风寒相折，则起风瘙瘾疹"。中医治疗急性荨麻疹以"养血祛风、脱敏消疹"为主，有着独特优势。中医治疗常用大椎穴和曲池穴，大椎为督脉的腧穴，同时是手足三阳经与督脉的交会穴，具有祛风解表、清热镇痛、活血化瘀、疏通督脉与三阳经之经气的作用。曲池为手阳明大肠经的合穴，为清热三要穴（大椎、曲池、合谷）之一，可调和营卫、解肌透表、祛风止痒。刺血疗法可祛瘀通络、温经补气，共奏活血行血、祛风止痒之功。

急性荨麻疹的壮医病名为"麦蛮"，属于壮医"风疹"的范畴，为风毒侵入肌肤，游走不定或结于局部，阻滞龙路和火路所致。急性期皮肤出现红色斑块，形状不规则，边界清晰，稍高于皮肤，瘙痒难耐，此起彼伏。壮医治疗急性荨麻疹以祛风排毒、疏通两路为原则，治法包括壮药内服、壮医刺血疗法等。

二、疾病诊断标准

（一）壮医诊断标准

参照《壮医病证诊疗规范》相关内容。

【主症】皮肤突然发痒，继而出现扁平的高出皮肤的风团，色红或白，大小及形态不一，但边界清楚，伴有痒感，夜间加重。瘙痒难忍的白色或红色斑块此起彼伏，迅速发生，消退后一般不留瘢痕。

【兼症】少数患者可伴恶心、呕吐、心跳加快、头痛、腹泻及腹痛，常有发热，严重者可出现呼吸困难等。

【目诊征】白睛脉络多而散乱，分布毫无规则。

【甲诊征】甲色淡或鲜红；月痕暴露过少或过多；按压甲尖，放开后恢复原色快或稍慢。

【壮医辨证分型】

阳证

皮肤突然发痒，发红，起病急，口苦、口干，身体困重，小便黄，大便臭，舌苔黄腻，脉滑数。目诊见白睛上多个反应区脉络增粗曲张，边缘混浊，多而集中靠近瞳仁，色深。甲诊见甲色鲜红；按压甲尖，放开后恢复原色快。

（二）中医诊断标准

参照《中医病证诊断疗效标准》（中华人民共和国中医药行业标准 ZY/T001.1–94）相关内容。

1. 诊断标准

（1）风团和斑块颜色呈暗红色、紫红色或红白相间，可外周白色中间红色、外周红色中间白色、表面白色深层（暗）红色，瘙痒明显。

（2）可伴有恶寒、发热、无汗、头痛、咽部不适等症状。

（3）舌红或淡红、苔白或薄黄，脉浮数或浮紧。

2. 辨证分型

（1）风热型。

风团色红，连接成片，暴痒难忍，可有针刺样灼热感，遇热稍减，伴自汗口渴，甚则发热烦躁，舌红、苔黄，脉浮数。

（2）血虚型。

风团形似豆瓣，边缘红晕色淡，皮肤干燥，伴面色无华，头晕失眠，舌淡、苔薄，脉细。

（3）血瘀型。

大片风团遍布全身，色红，时起时消，历久不愈，瘙痒难忍，烦躁，便秘，舌苔薄黄，脉弦细。

（4）风寒型。

风团色白或淡红，稍沾冷水则可诱发，瘙痒异常，遇冷当风则加剧，遇热可减轻，口不渴，可伴有发热恶寒，舌淡、苔白，脉浮缓。

（5）气虚型。

风团如豆瓣大，成片，疹色与肤色一致，伴倦怠乏力，动则汗出，舌淡胖，脉弱。

（6）湿热型。

风团鲜红或中央色白、边缘鲜红，搔抓之后，皮肤迅即潮红水肿，局部或全身瘙痒及有热感，伴恶心呕吐，头晕，舌淡、苔白或黄腻，脉滑数。

（三）西医诊断标准

参照《中国荨麻疹诊疗指南（2018版）》《中国临床皮肤病学》相关内容。

（1）起病急骤，全身泛发风团样、水肿性斑块样皮疹，大小和形状不一，呈鲜红、暗红或苍白色、皮肤色，皮疹较多，往往持续数小时才消退，此消彼长，发作时间和部位不定，伴有剧烈瘙痒。

（2）可伴有发热、恶心、呕吐、腹痛、腹泻、胸闷及喉梗阻等全身症状。

（3）血常规提示中性粒细胞或淋巴细胞升高。

第十七章 扁平疣

一、疾病概述

扁平疣是皮肤科常见疾病，是由人乳头瘤病毒引起的病毒性皮肤病。传染源为患者和健康带病毒者，主要经直接或间接接触传播，通过皮肤黏膜微小破损进入细胞内并复制、增殖，致上皮细胞异常分化和增生，引起上皮良性赘生物。人群普遍易感，免疫功能低下者易患此病，外伤及摩擦为其诱因。西医治疗以局部外用维 A 酸软膏、氟尿嘧啶软膏、干扰素凝胶及冷冻、电灼、激光等物理治疗为主，目前尚无确切有效的抗人乳头瘤病毒治疗药物，有临床报道免疫调节剂如干扰素、左旋咪唑、聚肌胞等治疗扁平疣有效。

中医称扁平疣为"扁瘊""千日疮""枯筋箭"等，《薛氏医案》载，"疣属肝胆少阳经，风热血燥，或怒动肝火，或肝客淫气所致"。皮肤病专家边天羽认为本病病因病机多为风毒之邪阻滞经络，并与肝热搏于肌腠而发。治疗以疏风清热、解毒散结、养血润燥、活血化瘀为主。皮肤病专家艾儒棣认为扁平疣的病机是外感疫疠之邪侵入机体，致局部气血凝滞、痰阻而成，故其治则不离解毒散结，并指出扁平疣病位在肌肤属阳，不红不热属阴，故本病应归于半阴半阳证。可见扁平疣多由风热毒邪搏于肌肤而生；或怒动肝火，肝旺血燥，筋气不荣，肌肤不润所致。中医常以针灸、艾灸、火针等治疗该病。

广西地处亚热带地区，地域潮湿，气候炎热，山多林茂，形成其特有的地域气候，因此湿毒、风毒、虫毒和热毒多易先侵犯人体皮肤，其人易发扁平疣、疮疡、皮肤瘙痒等皮肤疾病，临床上大部分皮肤病以湿热证型为主。壮医治疗本病以祛毒邪、疏通龙路和火路、补益三道为主，常用治法包括壮药内服、壮医灯心草灸疗法、壮医火攻疗法等。

二、疾病诊断标准

（一）壮医诊断标准

参照《中国壮医学》相关内容。

【主症】发病面部、手背及前臂等暴露处皮肤良性赘生物，典型皮损为针尖至黄豆大小的圆形或椭圆形扁平丘疹，表面光滑，质硬界清，呈淡红色、褐色或正常皮色，偶有痒感。

【兼症】可伴倦怠乏力、食少、发热、口苦咽干、烦躁易怒、头痛等症状，部分患者可伴皮疹处瘙痒。

【目诊征】白睛上脉络迂曲，增多，散乱或集中，靠近瞳仁，色浅或深，或白睛上有瘀斑、雾斑。

【甲诊征】甲色淡或鲜红；月痕暴露过少或过多；按压甲尖，放开后恢复原色快或稍慢。

【壮医辨证分型】

1. 阴证

气虚型。

发于颜面、手背等部位，皮损为与皮色相等的扁平丘疹，米粒至绿豆大小，伴有面色黄，神疲乏力，舌淡、苔白，脉沉细。目诊见白睛上脉络细小，色浅。甲诊见甲色苍白；甲质薄脆易断裂；月痕暴露少；按压甲尖，放开后恢复原色慢。

2. 阳证

风热毒型。

发于颜面、手背等部位，皮损为褐色扁平隆起的丘疹，米粒至黄豆大小。表面光滑，质地硬，淡褐色或正常皮色，聚集成群的丘疹，伴有大便干燥，舌红、苔薄黄。目诊见白睛上脉络散乱，边缘混浊，多而集中，靠近瞳仁，色深。甲诊见甲色鲜红；甲体增厚或凹凸不平；月痕暴露过多；按压甲尖，放开后恢复原色快。

（二）中医诊断标准

参照全国中医药行业高等教育"十三五"规划教材《中医外科学》（第十版）相关内容。

1.风热毒盛

有米粒至黄豆大小，扁平隆起的丘疹，表面光滑，质地硬，淡褐色或正常皮色，聚集成群的丘疹，伴有大便干燥，舌红、苔薄黄。

2.气血瘀滞

有米粒至黄豆大小，散在的扁平疣；也有聚集成片者，有大面积色素沉着，外观与老年斑相似。

3.气血两虚

面色黄，神疲乏力，扁平疣聚集或散在相间，和皮色一致，舌淡、舌体胖大，脉濡。

（三）西医诊断标准

参照《中国临床皮肤病学》相关内容。

1.临床表现

（1）一般无自觉症状，偶有微痒。

（2）皮损为帽针状至绿豆状或稍大的扁平光滑丘疹，呈圆形、椭圆形或多角形，质硬，正常皮色或淡褐色。

2.诊断

（1）青少年多见，好发于颜面、手背及前臂。

（2）皮损为正常皮色或浅褐色的扁平丘疹，表面光滑。

（3）可因搔抓而自体接种沿抓痕呈串珠状排列。

第十八章　颈椎病

一、疾病概述

颈椎病是指因颈椎骨质增生、颈椎间盘萎缩退化及颈项韧带钙化等病理改变，压迫或刺激到颈部血管、脊髓、神经等而产生一系列症状与体征的临床综合征。人体颈椎主要由 7 个椎体靠附属结构（如韧带、椎间盘等）连接起来，成为运动统一体，当颈部做旋转、屈曲运动时，椎体会出现微量运动，以满足颈椎机体功能。现代解剖学认为，附着于颅骨、颈椎以及锁骨、肩胛骨之间的肌群，诸如颈斜角肌、胸锁乳突肌、肩胛提肌、斜方肌和菱形肌等，是维持头部、颈椎和胸椎稳定的重要保障。若这些肌群在各种原因下发生劳损，并形成筋结，压迫血管及神经，则可导致局部血液循环受阻，形成颈椎病。颈椎病在临床上主要分为颈型、神经根型、椎动脉型、脊髓型、交感神经型、混合型等六种基本类型。颈椎病多发于长期伏案或低头工作等姿势不良人群，随着电脑、手机、空调的广泛使用，人们屈颈和遭受风寒湿增多，使患病率不断上升，且发病年龄有年轻化趋势。大部分为单侧发病，病情发展缓慢，常于颈肩部受凉或过度劳累后反复起病。多数患者在日常生活中会持续性感到疼痛，这与椎管、神经被压迫有关，同时还可能伴有恶心、呕吐、头晕等症状，严重危害患者身体健康，降低患者生活质量。西医治疗颈椎病主要包括手术治疗和保守治疗。在排除病情凶险等必须采用手术治疗的情况下，多数患者优先选择保守治疗，具有易操作、风险小、疗效好等优点。保守治疗措施包括药物治疗，首选口服或外用非甾体抗炎药，特点是起效快，患者接受度高，但是长期口服会引发消化道溃疡及出血的风险，疗效难以持久，病情容易反复，给患者带来不少困扰。

颈椎病属中医"痹病""项强""项肩痛"等范畴，内因是人体肝肾亏虚，筋骨衰退，加之慢性积累性劳损，以致腠理空疏、气血衰少，筋骨失于濡养。《素问·痹论》曰："风寒湿三气杂至，合而为痹。"该病多因风、寒、湿邪侵袭，气血运行不畅，经络不通，筋脉闭阻而出现疼痛、关节活动不利等症状。中医常以推拿、针灸、拔罐、运动康复等治疗颈椎病。

颈椎病的壮医病名为"活邀尹"。多因外感风寒湿邪侵袭，或情志不畅，气郁化火，或脏腑功能失调，或致痰饮内生，或致阴虚生热，阳化为风，风火痰瘀上扰颈部火路和龙路而发；或外伤、长期坐卧姿势不当、素体营卫不和而致血瘀，终致颈项肩背部的火路和龙路不通而发为本病。壮医治疗以调气补虚、通调两路、运行气血为原则，治法包括壮药内服、壮医火攻疗法、壮医针刺疗法、壮医火针疗法、壮医烫熨疗法、壮医刮痧疗法、壮医药物竹罐疗法、壮医经筋疗法等。

二、疾病诊断标准

（一）壮医诊断标准

参照《壮医病证诊疗规范》相关内容。

【主症】颈部、肩部、臂部、肩胛部、背部疼痛，颈部不适感及活动受限。

【兼症】可伴头痛、头晕、心悸、耳鸣、失眠，颈项部肌肉可有痉挛及明显压痛。

【目诊征】白睛 12 点脊柱反应区脉络自上而下粗乱充血，血管末端有瘀点。

【甲诊征】甲色青紫或淡；月痕暴露过少或过多；按压甲尖，放开后恢复原色快或稍慢。

【壮医辨证分型】

1. 阴证

（1）寒凝湿毒型。

颈、肩、上肢窜痛、麻木，以痛为主，头有沉重感，颈部僵硬，活动不利，恶寒畏风，舌淡红、苔薄白，脉弦紧。目诊见白睛 12 点位脊柱反应区脉络瘀阻、浑浊不清。甲诊见甲色青紫；月痕暴露过少；按压甲尖，放开后恢复原色稍慢。

（2）龙路瘀阻型。

颈肩部、上肢刺痛，痛处固定，伴有肢体麻木，舌暗，脉弦。目诊见白睛 12 点脊柱反应区脉络有瘀点或瘀斑。甲诊见甲色青紫；甲床见斑纹瘀点；月痕浅淡；按压甲尖，放开后恢复原色慢。

（3）肝肾亏损型。

眩晕头痛，耳鸣耳聋，失眠多梦，肢体麻木，面红目赤，舌红少津，脉弦。目诊见白睛12点脊柱反应区脉络细小，颜色浅淡。甲诊见甲色淡；按压甲尖，放开后恢复原色稍慢；或按压左手无名指，血色散开。

（4）气血亏损型。

头晕目眩，面色苍白，心悸气短，四肢麻木，倦怠乏力，舌淡、苔少，脉细弱。目诊见白睛12点脊柱反应区脉络细小，颜色浅淡。甲诊见甲色淡；月痕暴露过少；按压甲尖，放开后恢复原色慢；亦可见葱管甲。

2. 阳证

痰湿阻络型。

头晕目眩，头重如裹，四肢麻木不仁，纳呆，舌红、苔黄或白厚腻，脉弦滑。目诊见白睛12点脊柱反应区脉络增粗，浑浊。甲诊见甲色红；甲床潮红；月痕暴露多；按压甲尖，放开后恢复原色快。

（二）中医诊断标准

参照全国中医药行业高等教育"十三五"规划教材《中医内科学》（第十版）痹证诊断标准。

1. 辨证分型

（1）风寒湿痹。

①行痹。肢体关节、肌肉疼痛，屈伸不利，可累及多个关节，疼痛呈游走性，初起可见恶风、发热等表证，舌淡、苔薄白或薄腻，脉浮或浮缓。

②痛痹。肢体关节疼痛，疼势较剧，痛有定处，关节屈伸不利，局部皮肤或有寒冷感，遇寒痛甚，得热痛减，口淡不渴，恶风寒，舌淡、苔薄白，脉弦紧。

③着痹。肢体关节、肌肉酸楚、重着、疼痛，关节活动不利，肌肤麻木不仁，或有肿胀，手足困重，舌淡、苔白腻，脉濡缓。

（2）风湿热痹。

肢体关节疼痛，活动不利，局部灼热红肿，得冷则舒，可有皮下结节或红斑，多兼有发热，恶风，汗出，口渴，烦闷不安，小便黄，大便干，舌红、苔黄腻或黄燥，脉滑数或浮数。

（3）痰瘀痹阻。

病程日久，肢体关节肿胀刺痛，痛有定处，夜间痛甚；或关节肌肤紫暗、肿胀，按之较硬，肢体顽麻或重着；或关节僵硬变形，屈伸不利，甚则肌肉萎缩，有硬结、瘀斑、面色暗黧，肌肤甲错，眼睑浮肿，或痰多胸闷；舌暗紫或有瘀点瘀斑、苔白腻，脉弦涩。

（4）肝肾两虚。

痹证日久不愈，关节肿大，僵硬变形，屈伸不利，肌肉瘦削，腰膝酸软；或畏寒肢冷，阳痿遗精；或头晕目眩，骨蒸潮热，面色潮红，心烦口干，失眠；舌红、苔少，脉细数。

2. 辨证要点

（1）辨邪气偏盛。

风、寒、湿、热为病各有偏盛，可根据临床主症辨别。如疼痛游走不定者为行痹，属风邪盛；疼痛剧烈，痛有定处，遇寒加重，得热则减者为痛痹，属寒邪盛；痛处重着、酸楚、麻木不仁者为着痹，属湿邪盛；病变处掀红灼热、疼痛剧烈者为热痹，属热邪盛。

（2）辨别虚实。

根据发病特点及全身症状辨别虚实。一般痹证新发，风、寒、湿、热之邪明显者多为实证；经久不愈，耗伤气血，损及脏腑，肝肾不足者多为虚证；病程缠绵，痰瘀互结，肝肾亏虚者为虚实夹杂证。

（三）西医诊断标准

参照国家卫生健康委员会"十三五"规划教材《外科学》(第9版)颈椎病诊断标准。

1. 临床表现

依据对脊髓、神经、血管等重要组织的压迫，颈椎病主要有以下分型。

（1）颈型颈椎病。

主诉枕部、颈部、肩部疼痛等异常感觉，可伴有相应的压痛点。影像学检查结果显示颈椎退行性改变。排除其他颈部疾患或其他疾病引起的颈部症状。

（2）神经根型颈椎病。

此型发病率最高，为颈椎间盘侧后方突出，钩椎关节或关节突关节增生、肥大，刺激或压迫神经根所致。临床上开始多为颈肩痛，短期内加重，并向上肢放射。放射痛范围根据受压神经根不同而表现在相应皮节。皮肤可有麻木、过敏等感觉异常，同时可有上肢无力、手指动作不灵活。当头部或上肢姿势不当，或突然牵撞患肢即可发生剧烈的闪电样锐痛。

检查可见颈项部肌肉紧张，活动受限。根据其受累神经不同，在上肢出现相应的感觉异常区域，压迫严重、病程长者受累神经所支配的肌肉可有肌力下降甚至萎缩。牵拉试验（Eaton 试验）阳性：检查者一手扶患侧颈部，一手握患腕，向相反方向牵拉，此时因臂丛神经被牵张，刺激已受压之神经根而出现放射痛。压头试验阳性：患者端坐，头后仰并偏向患侧，术者用手掌在其头顶加压，出现颈痛并向患手放射。X 线平片显示颈椎生理前凸消失，椎间隙变窄，椎体前、后缘骨质增生，钩椎关节、关节突关节增生及椎间孔狭窄等退行性改变征象。CT 或 MRI 可见椎间盘突出、椎管及神经根管狭窄及脊神经受压情况。

（3）脊髓型颈椎病。

本型占颈椎病的 10% ～ 15%。由于颈椎退变结构压迫脊髓，患者表现为上肢或下肢麻木无力、僵硬、双足踩棉花感，足尖不能离地，触觉障碍、束胸感，双手精细动作笨拙，不能用筷进餐，写字颤抖，夹持东西无力，手持物经常掉落。后期出现尿频或排尿、排便困难等大小便功能障碍。检查时有感觉障碍平面，肌力减退，四肢腱反射活跃或亢进，而腹壁反射、提睾反射和肛门反射减弱或消失；霍夫曼征、髌阵挛、踝阵挛及巴彬斯基征等阳性。X 线平片表现与神经根型相似，CT、MRI 可显示脊髓不同程度的受压情况。

（4）交感神经型颈椎病。

本型的发病机制尚不清楚，主要表现为交感神经受刺激的症状。

①交感神经兴奋症状。如头痛或偏头痛，头晕特别在头转动时加重，有时伴恶心、呕吐；视物模糊、视力下降，瞳孔扩大或缩小，眼后部胀痛；心跳加速、心律不齐，心前区痛和血压升高；头颈及上肢出汗异常以及耳鸣、听力下降，发音障碍等。

②交感神经抑制症状。主要表现为头昏，眼花，流泪，鼻塞，心动过缓，血压下降及胃肠胀气等，查体多为明确神经定位体征。X 线平片、CT、MRI 等检查结果可见一定程度的退变，但脊髓、神经结构受压多不明显。

（5）椎动脉型颈椎病。

颈椎退变机械性压迫或颈椎退变所致颈椎节段性不稳定，致使椎动脉遭受压迫或刺激，使椎动脉狭窄、折曲或痉挛造成椎－基底动脉供血不全，出现偏头痛、耳鸣、听力减退或耳聋、视力障碍、发音不清、突发性眩晕而猝倒。因椎动脉周围有大量交感神经的节后纤维可出现自主神经症状，表现为心慌、心悸、心律失常、胃肠功能减退等。本型神经系统检查可正常，椎动脉造影检查可有阳性发现。

另有极少数患者椎体前方有较大而尖锐的骨赘增生，从而压迫食管产生吞咽不适，可归为"食管型颈椎病"。

2. 诊断

中年以上患者，根据病史、症状、体征，神经系统检查，结合 X 线平片（正位、侧位、双斜位、过伸及过屈位）、CT、MRI、肌电图等检查，可作出相应的诊断。需注意颈椎病临床表现复杂，易被误诊为心脏、五官、神经系统的疾病，故鉴别诊断非常重要。

第十九章　粘连性肩关节囊炎

一、疾病概述

粘连性肩关节囊炎简称肩周炎，是肩关节周围的肌肉、韧带、关节囊等组织因慢性退行性改变所致的慢性无菌性炎症，临床主要表现为肩关节疼痛和活动受限。据流行病学调查显示，该疾病在世界范围内的发病率高达5%，以50岁以上的中老年群体为主，且左肩发病率高。肩周炎发病因素多样，目前无确切病因，可能与高龄、神经损伤及周围组织损伤等因素有关。该病早期症状多为肩关节疼痛，周围韧带组织的慢性炎症致组织受损，诱导炎症因子的产生，导致肌肉肿胀、压力升高，乳酸、缓激肽等代谢产物难以排出，堆积于局部，最终诱发疼痛等症状。后期疼痛逐渐加重，夜间明显，导致患者的睡眠质量降低，严重影响患者的工作和生活。

肩周炎属中医"冻结肩""肩凝症""痹证"的范畴，病因病机多为正气不足、营卫虚弱、外感风寒湿邪，致肩部经筋受损，经脉不通，气血瘀滞而发病；或肝肾亏虚，气血不足、运行不畅，筋失所养，血虚生痛，加之外感风寒湿邪，血脉凝涩，筋脉失养，收引拘急而痛，故活动受限。可见肩周炎乃卫气不固、外邪侵袭引起，治疗需祛寒通络、活血化瘀，常用针灸、推拿等缓解疼痛。

肩周炎的壮医病名为"旁巴尹"，又称肩痹、漏肩风、五十肩。壮医治疗本病以祛风、湿、痧、瘴、热、痰、瘀等毒，消肿散结止痛，疏通三道两路，调畅气血平衡为原则，治法包括壮药内服、壮医刺血疗法等。

二、疾病诊断标准

（一）壮医诊断标准

参照《中国壮医学》《壮医针灸学》《中国壮医内科学》《壮医病证诊疗规范》《简明壮医药学》相关内容。

【主症】肩部疼痛，内旋、后伸、外展时表现更为明显，甚至剧痛难忍，呈全方位的关节活动受限，可在肩部经筋区触及痛性筋结点。

【兼症】肩部酸胀、上肢麻木或皮肤感觉异常，迁延不愈致废用性萎缩。

【目诊征】右眼白睛 10 点或左眼白睛 2 点肩上肢反应区脉络迂曲，增多，散乱或集中，靠近瞳仁，颜色浅或深，或白睛上有瘀斑、雾斑。

【甲诊征】甲色淡或鲜红；月痕暴露过多或过少；按压甲尖，放开后恢复原色快或稍慢。

【壮医辨证分型】

1. 阴证

肩部疼痛时间较长，迁延不愈，肩部压痛，遇风寒疼痛明显加重，主动活动受限，舌暗或有瘀斑、苔薄白或腻，脉弦或细涩。目诊见右眼白睛 10 点或左眼白睛 2 点肩上肢反应区脉络细小迂曲，或白睛上有瘀斑，色浅。甲诊见甲色淡；月痕暴露过少；按压甲尖，放开后恢复原色慢。

2. 阳证

肩部新发急性疼痛，肩部压痛明显，局部肿胀，偶有发热，主动活动和被动活动均严重受限，舌苔薄黄或腻，脉弦滑数。目诊见右眼白睛 10 点或左眼白睛 2 点肩上肢反应区脉络增粗曲张，边缘混浊，多而集中靠近瞳仁，色深。甲诊见甲色鲜红；月痕暴露过多；按压甲尖，放开后恢复原色快。

（二）中医诊断标准

参照《中医病证诊断疗效标准》（中华人民共和国中医药行业标准 ZY/T001.1-94）相关内容。

1. 临床表现

（1）50 岁左右发病，发病率女性高于男性，左肩多于右肩，多见于体力劳动者，多为慢性发病。

（2）肩周疼痛，夜间为甚，常因天气变化及劳累而诱发，肩关节活动功能障碍。

（3）肩部肌肉萎缩，肩前、后、外侧均有压痛，出现典型的"扛肩"现象。

（4）X 线检查多为阴性，病程久者可见骨质疏松。

2. 辨证分型

（1）风寒湿痹。

肩部窜痛，遇风寒痛增，得温痛缓，畏风恶寒，或肩部有沉重感，舌淡、苔薄白或腻，脉弦滑或弦紧。

（2）血瘀气滞。

肩部肿胀，疼痛拒按，夜间为甚，舌暗或有瘀斑、苔白或薄黄，脉弦或细涩。

（3）气血亏虚。

肩部酸痛，劳累后疼痛加重，伴头晕目眩，气短懒言，心悸失眠，四肢乏力，舌淡、苔少或苔白，脉细弱或沉。

（三）西医诊断标准

参照国家卫生健康委员会"十三五"规划教材《外科学》（第9版）粘连性肩关节囊炎诊断标准。

（1）本病有自限性，一般 6～24 个月可自愈，但部分不能恢复到正常功能水平。

（2）本病多为中老年患病，女性多于男性，左肩多于右肩，亦可两肩先后发病。

（3）肩各方向主动、被动活动均不同程度受限，以外旋外展和内旋后伸最重。逐渐出现肩部某一处局限性疼痛，与动作、姿势有明显关系。随着病程延长，疼痛范围扩大，并牵涉到上臂中段，同时伴肩关节活动受限，若勉强增大活动范围会引起剧烈锐痛，严重时患肢不能梳头和反手触摸背部，夜间因翻身移动肩部而痛醒。初期患者尚能指出明确的痛点，后期疼痛范围扩大。

（4）影像学 X 线平片见肩关节结构正常，可有不同程度的骨质疏松；MRI 见关节囊增厚，肩部滑囊可有渗出，MRI 对鉴别诊断意义较大。

第二十章 桡骨茎突狭窄性腱鞘炎

一、疾病概述

桡骨茎突狭窄性腱鞘炎是骨科常见疾病之一，主要是各种原因引起腕部桡骨茎突局部出现肿胀、疼痛、握力减弱等功能活动障碍，严重影响患者的生活质量。流行病学调查显示，女性患者多于男性，且好发于哺乳期女性。本病的病因至今尚未明确，普遍认为是长期的劳损、机械性摩擦，导致炎性物质分泌、腱鞘充血和水肿，若长时间反复持续，后期可引起进一步病理变化，如局部纤维结缔组织增生、肥大、粘连等，最终肌腱变性引起桡骨茎突肿胀、疼痛，甚至活动障碍。西医治疗该病方法较多，如支具外固定治疗、药物内服及外用治疗、超声波治疗、冲击波治疗、局部封闭注射治疗（类固醇注射、玻璃酸钠注射等）、手术治疗（腱鞘切开松解术、桡骨骨突切除术和关节镜下桡骨茎突骨纤维管扩大术）等。

桡骨茎突狭窄性腱鞘炎属中医"筋痹"的范畴，《灵枢》载"手屈而不伸者，其病在筋"，《素问》载"病在筋，筋挛节痛，不可以行，名曰筋痹"，明确指出"筋痹"的病位在筋，可引起手屈而不伸、筋挛节痛等症状。多为外伤、劳损、寒邪入侵等导致经脉气血运行受阻，气血瘀滞于局部引起疼痛及活动功能障碍。

腱鞘炎的壮医病名为"吟相"，壮医认为本病主要是因感受风寒湿邪、外伤或劳损，腕部经脉受损，三道两路不通，三气不得同步而发。壮医治疗本病以调气通络、运行气血为原则，治法包括壮药外洗、壮医水蛭疗法等。

二、疾病诊断标准

（一）壮医诊断标准

参照《中国壮医学》《壮医针灸学》《中国壮医内科学》《壮医病证诊疗规范》《简明壮医药学》相关内容。

【**主症**】腕部关节肿胀、疼痛，活动不利。

【**兼症**】可伴有红肿、发热、口苦或关节局部怕冷。

【**目诊征**】右眼白睛 10 点或左眼白睛 2 点上肢反应区脉络迂曲，增多，散乱或集中，靠近瞳仁，色浅或深，或白睛上有瘀斑、雾斑。

【**甲诊征**】甲色淡或鲜红；月痕暴露过多或过少；按压甲尖，放开后恢复原色快或稍慢。

【**壮医辨证分型**】

1. 阴证

关节肿胀疼痛，活动不利，局部不热或灼热不甚，受凉或触冷水可诱发疾病，时有放射痛，关节活动不灵活，舌淡、苔白，脉细或细弱。目诊见右眼白睛 10 点或左眼白睛 2 点上肢反应区脉络迂曲，有瘀斑，色浅。甲诊见甲色暗淡；甲床可见斑纹瘀点；月痕浅淡；按压甲尖，放开后恢复原色慢。

2. 阳证

腕部关节明显红、肿、热，屈伸不利，多有发热、口苦、口渴喜冷饮，烦闷，尿黄赤，舌红、苔黄厚或腻，脉弦滑。目诊见右眼白睛 10 点或左眼白睛 2 点上肢反应区脉络色鲜红，白睛上脉络边缘混浊，多而集中靠近瞳仁，色深。

（二）中医诊断标准

参照全国中医药行业高等教育"十三五"规划教材《中医内科学》（第十版）痹证诊断标准。

1. 风寒湿痹

（1）行痹。

肢体关节、肌肉疼痛，屈伸不利，可累及多个关节，疼痛呈游走性，初起可见恶风、发热等表证，舌淡、苔薄白或薄腻，脉浮或浮缓。

（2）痛痹。

肢体关节疼痛，疼势较剧，痛有定处，关节屈伸不利，局部皮肤或有寒冷感，遇寒痛甚，得热痛减，口淡不渴，恶风寒，舌淡、苔薄白，脉弦紧。

（3）着痹。

肢体关节、肌肉酸楚、重着、疼痛，关节活动不利，肌肤麻木不仁，或有肿胀，手足困重，舌淡、苔白腻，脉濡缓。

2. 风湿热痹

肢体关节疼痛，活动不利，局部灼热红肿，得冷则舒，可有皮下结节或红斑，多兼有发热、恶风、汗出、口渴、烦闷不安、小便黄、大便干，舌红、苔黄腻或黄燥，脉滑数或浮数。

3. 痰瘀痹阻

病程日久，肢体关节肿胀刺痛，痛有定处，夜间痛甚；或关节肌肤紫暗、肿胀，按之较硬，肢体顽麻或重着；或关节僵硬变形，屈伸不利，甚则肌肉萎缩，有硬结、瘀斑，面色暗黧，肌肤甲错，眼睑浮肿，或痰多胸闷；舌暗紫或有瘀点瘀斑，苔白腻，脉弦涩。

4. 肝肾两虚

痹证日久不愈，关节肿大，僵硬变形，屈伸不利，肌肉瘦削，腰膝酸软；或畏寒肢冷、阳痿遗精；或头晕目眩，骨蒸潮热，面色潮红，心烦口干，失眠；舌红、苔少，脉细数。

（三）西医诊断标准

参照国家卫生健康委员会"十三五"规划教材《外科学》（第9版）桡骨茎突狭窄性腱鞘炎诊断标准。

（1）桡骨茎突狭窄性腱鞘炎腕关节桡侧疼痛，逐渐加重，无力提物。

（2）检查时皮肤无炎症表现，在桡骨茎突表面或其远侧有局限性压痛，有时可触及痛性结节。

（3）握拳尺偏腕关节时，桡骨茎突处出现疼痛，称为芬科斯试验阳性。

第二十一章　腰椎间盘突出症

一、疾病概述

腰椎间盘突出症是由坐姿不当、发育不良、腰椎退行性改变、外伤等造成椎间盘变性、纤维环断裂和髓核突出而压迫神经，引起腰腿疼痛、活动受限、下肢麻木为主要临床症状的一种常见疾病。病灶部位无菌炎症、致痛因子分泌紊乱及腰部肌群疲劳是引起腰痛、下肢麻木的主要因素。临床上发病率最高的是 $L_{4\sim5}$、$L_5\sim S_1$ 节段。国外研究数据表明，腰椎间盘突出症的临床发病率为 2%～3%，以 20～50 岁的人群多发，随着现代人工作方式、生活习惯和饮食结构的变化，腰椎间盘突出症的发病年龄逐渐年轻化，且发病率呈逐年上升趋势，除了引发下肢麻木、疼痛等，还伴有肌肉萎缩、肌无力，严重者还有性功能异常、大小便失禁、双下肢不全性瘫痪等，严重影响患者的生存质量。我国成年腰腿痛患者约 20% 是腰椎间盘突出症。西医治疗腰椎间盘突出症主要有手术治疗和保守治疗两大类，80% 的病例以保守治疗为主。手术治疗包括传统的前路腰椎间盘摘除术、后路腰椎间盘摘除术，随着近年来医疗技术的进步，微创手术也在治疗腰椎间盘突出症上得到认可，主要包括射频靶点热凝治疗术、后路椎间盘镜技术、经皮椎间孔镜技术等。臭氧消融术是近年来腰椎间盘突出症的非手术治疗方式之一，通过臭氧的强氧化性消除病灶部位的炎症因子，达到止痛的目的。其他非手术治疗以药物治疗为主，目前，我国主要采用抗焦虑、镇静、非甾体类消炎镇痛药物治疗腰椎间盘突出症，依据患者症状不同，也可辅以维生素 B_{12}、维生素 B_1 等药物治疗。

腰椎间盘突出症属中医"痹证""腰痛"的范畴，"腰痛"病名首见于《黄帝内经》，并有专篇对腰痛的病因病机进行较为深入的论述。如《素问·脉要精微论》云："腰者肾之府，转摇不能，肾将惫矣。"《素问·五常政大论》云："太阴司天，湿气下临，肾气上从……当其时反腰椎痛，动转不便也。"《素问·刺腰痛》中提及："衡络之脉令人腰痛，不可以俯仰，仰则恐仆，得之举重伤腰，衡络绝，恶血归之。"《灵枢·本神》云："肾盛怒而不止则伤志，志伤则喜忘其前言，腰脊不可以俯仰屈伸。"综上所述，腰痛的病因为"骨错缝筋出槽"。病机为肾之精气亏虚，腰府失养，以致筋脉气血、津液不足，脉络空虚，致风寒湿邪侵袭，筋脉痹阻，寒湿阻络，进而导致血流受阻，气凝血瘀，气血运行乏力，不通则痛。《素问·痹论》曰："病久入深，营卫之行涩，经络时疏，故不通。"继而多引发肢体麻木乏力。急性期治疗原则以温阳除湿、舒筋活络、行气止痛为主；缓解期治疗原则以疏通经络、活血化瘀、补肝肾为主。中医治疗本病主要运用针灸、艾灸、推拿、康复训练等方式。

腰椎间盘突出症的壮医病名为"核尹"，属壮医痛证、兵啰啡火路病的范畴。核尹的病因病机为在三道两路及脏腑功能不足、腰脊虚弱的基础上，外感毒邪，外伤腰部或内伤三道两路，使龙路和火路不畅，毒邪阻滞于腰部；或长期劳累耗伤气血，久则气滞血瘀，阻滞骨肉筋脉；或平素饮食不节，嗜食肥甘厚腻之品，谷道功能失调，郁久化热，阻滞腰部经络，三气不能同步，三道两路不畅，不通则痛。实证、热证属阳，虚证、寒证属阴。壮医治疗本病以祛毒邪、疏通龙路和火路、补益三道、强壮筋骨为原则，治法包括壮药内服、壮医灯心草灸疗法、壮医火攻疗法、壮医神龙灸疗法、壮医刺血疗法、中针忑机针法、壮医烫熨疗法、壮医药物竹罐疗法、壮医经筋疗法等，以上方法可在一定程度上改善腰部症状，缓解疼痛，促进腰椎功能恢复，提高患者的生活质量。

二、疾病诊断标准

（一）壮医诊断标准

参照全国中医药行业高等教育"十三五"规划教材《壮医外伤科学》相关内容。

【主症】腰痛为主，疼痛可呈钝痛、酸痛、胀痛、隐痛、刺痛等，或伴有下肢放射性疼痛、跛行，呈阵发或持续性，步行、弯腰、伸膝起坐、咳嗽、打喷嚏、用力大便等会使疼痛加重。

【兼症】可见腰部转侧不利、仰俯不便，甚者卧床不起，久病者出现下肢麻木、感觉异常、无力、肌肉萎缩等，更有甚者出现阴部麻木、刺痛、阳痿、二便失禁等。

【目诊征】白睛12点脊柱反应区脉络迂曲，增多，散乱或集中，颜色浅或深，或白睛上有瘀斑。

【甲诊征】甲色青紫或淡；月痕暴露过多或少；按压甲尖，放开后恢复原色快或稍慢。

【壮医辨证分型】

1. 阴证

（1）肾虚型。

病程较长，反复发作，腰部隐痛为主，伴腰膝酸软或无力等，舌淡、苔白或苔少，脉沉细或弦细。目诊见白睛12点脊柱反应区脉络细小迂曲，色浅。甲诊见甲色淡；按压甲尖，放开后恢复原色稍慢，或按压左手无名指甲尖，血色散开。

（2）瘀毒型。

病程较长，反复发作，腰痛如刺，痛有定处，舌暗紫或有瘀斑、苔薄白，舌下脉络迂曲，脉涩。目诊见白睛12点脊柱反应区脉络迂曲，或离断有瘀斑，色暗。甲诊见甲色暗淡；甲床可见斑纹瘀点；月痕浅淡；按压甲尖，放开后恢复原色慢。

2. 阳证

湿热型。

腰部疼痛，重着而热，暑湿阴雨天气加重，活动后或可减轻，伴身体困重，小便短赤等，舌红、苔黄腻，脉弦数。目诊见白睛12点脊柱反应区脉络增粗曲张，边缘浑浊，多而集中靠近瞳仁，色深。甲诊见甲色鲜红；甲体增厚或凹凸不平；月痕暴露过多；按压甲尖，放开后恢复原色快。

（二）中医诊断标准

参照《中医病证诊断疗效标准》（中华人民共和国中医药行业标准ZY/T001.1—94）相关内容。

1. 诊断标准

（1）有腰部外伤、慢性劳损或受寒湿史，大部分患者在发病前有慢性腰痛史。

（2）常发生于青壮年。

（3）腰痛向臀部及下肢放射，腹压增加（如咳嗽、喷嚏）时疼痛加重。

（4）脊柱侧弯，腰生理弧度消失，病变部位椎旁有压痛，并向下肢放射，腰活动受限。

（5）下肢受累神经支配区有感觉过敏或迟钝，病程长者可出现肌肉萎缩。直腿抬高或加强试验阳性，膝、跟腱反射减弱或消失，跟趾背伸力减弱。

（6）X线摄片检查：脊柱侧弯，腰生理前突消失，病变椎间盘可能变窄，相邻边缘有骨赘增生。CT 检查可显示椎间盘突出的部位及程度。

2. 辨证分型

（1）血瘀型。

腰腿痛如刺，痛有定处，日轻夜重，腰部板硬，俯仰旋转受限，痛处拒按，舌暗紫或有瘀斑，脉弦紧或涩。

（2）寒湿型。

腰腿冷痛重着，转侧不利，静卧痛不减，受寒及阴雨加重，肢体发凉，舌淡、苔白或腻，脉沉紧或濡缓。

（3）湿热型。

腰部疼痛，腿软无力，痛处伴有热感，遇热或雨天痛增，活动后痛减，恶热口渴，小便短赤，苔黄腻，脉濡数或弦数。

（4）肝肾亏虚型。

腰酸痛，腿膝乏力，劳累更甚，卧则减轻。偏阳虚者，面色㿠白，手足不温，少气懒言，腰腿发凉，或有阳萎、早泄，妇女带下清稀，舌淡、脉沉细；偏阴虚者，咽干口渴，面色潮红，倦怠乏力，心烦失眠，多梦或有遗精，妇女带下色黄味臭，舌红、苔少，脉弦细数。

（三）西医诊断标准

参照国家卫生健康委员会"十三五"规划教材《外科学》（第 9 版）腰椎间盘突出诊断标准相关内容。

1. 临床表现

腰椎间盘突出症常见于 20 ～ 50 岁的患者，男女发病比例为（4 ～ 6）：1。患者多有弯腰劳动或长期坐位工作史，常在半弯腰持重或突然扭腰动作过程中首次发病。

（1）症状。

①腰痛。腰椎间盘突出症患者绝大部分有腰痛。腰痛可出现在腿痛之前，亦可在腿痛同时或之后出现。发生腰痛的原因是椎间盘突出刺激了外层纤维环及后纵韧带中的窦椎神经纤维。

②坐骨神经痛。由于 95% 左右的椎间盘突出发生在腰及腰骶间隙，多伴有坐骨神经痛。坐骨神经痛多为逐渐发生，疼痛为放射性，由臀部放射至大腿后外侧、小腿外侧至

足跟部或足背。有的患者为了减轻疼痛，松弛坐骨神经，行走时取前倾位，卧床时取弯腰侧卧屈髋屈膝位。坐骨神经痛可因打喷嚏或咳嗽时腹压增加而疼痛加剧。高位椎间盘突出，可压迫相应的上腰段神经根而出现大腿前内侧或腹股沟区疼痛。

③马尾综合征。中央型的腰椎间盘突出可压迫马尾神经，出现大小便障碍，鞍区感觉异常。急性发病时应作为急症手术的指征。

（2）体征。

①腰椎侧突。一种为减轻疼痛的姿势性代偿畸形，具有辅助诊断价值。如髓核突出在神经根的肩部，上身向健侧弯曲，腰椎突向患侧可松弛受压的神经根；当突出的髓核在神经根腋部时，上身向患侧弯曲，腰椎突向健侧可缓解疼痛。

②腰部活动受限。几乎所有患者都有不同程度的腰部活动受限，其中以前屈受限最明显，是由于前屈位时进一步促使髓核向后移位并增加对受压神经根的牵张。

③压痛及骶棘肌痉挛。大部分患者在病变间隙的棘突间有压痛，按压椎旁 1 cm 处有沿坐骨神经的放射痛。约三分之一的患者有腰部骶棘肌痉挛，使腰部固定于强迫体位。

④直腿抬高试验及加强试验阳性。患者仰卧，伸膝，被动抬高患肢，正常人神经根有 4 mm 的滑动度，下肢抬高到 60°～70° 始感腘窝不适，本症患者神经根受压或粘连使滑动度减少或消失，抬高在 60° 以内即可出现坐骨神经痛，称为直腿抬高试验阳性。在直腿抬高试验阳性时，缓慢降低患肢高度，待放射痛消失，再被动背屈踝关节以牵拉坐骨神经，如又出现放射痛，称为加强试验阳性。

⑤神经系统表现。

A. 感觉异常。多数患者有感觉异常，腰神经根受累者，小腿外侧和足背痛、触觉减退；骶神经根受压时，外踝附近及足外侧痛觉和触觉减退。

B. 肌力下降。若神经受压严重或时间较长，患者可有肌力下降。腰神经根受累时，足趾背伸肌力下降；骶神经根受累时，足跖屈肌力减弱。

C. 反射异常。根据受累神经不同，患者常出现相应的反射异常。踝反射减弱或消失表示骶神经根受累；骶神经、马尾神经受压，则为肛门括约肌张力下降及肛门反射减弱或消失。

（3）影像学及其他检查。

①X 线平片。通常作为常规检查，一般摄腰椎正、侧位片，若怀疑脊椎不稳可以加

照屈、伸动力位片和双斜位片。腰椎间盘突出症的患者，腰椎平片的表现可以完全正常，但很多患者也会有一些阳性发现。在正位片上可见腰椎侧弯，在侧位片上可见生理前突减少或消失，椎间隙狭窄。在平片上还可以看到纤维环钙化、骨质增生、关节突肥大、硬化等退变的表现。

②造影检查。脊髓造影、硬膜外造影、椎间盘造影等方法可间接显示有无椎间盘突出及突出的程度。由于这些方法为有创操作，有的存在并发症，有的技术复杂，目前临床应用较少，只在一般的诊断方法不能明确时才慎重进行。

③CT。能更好地显示脊柱骨性结构的细节。腰椎间盘突出症在 CT 上的表现有椎间盘后缘变形突出、硬脊膜囊受压变形、硬膜外脂肪移位、硬膜外间隙中软组织密度影及神经根鞘受压移位等。CT 还能观察椎间小关节和黄韧带的情况。

④MRI。能清楚地显示出人体解剖结构的图像，对于腰椎间盘突出的诊断有极大帮助。MRI 可以全面地观察各椎间盘退变情况，也可以了解髓核突出的程度和位置，并鉴别是否存在椎管内其他占位性病变。在读片时需注意矢状位片和横断面片要对比观察，方能准确定位。

⑤其他。肌电图等电生理检查有助于腰椎间盘突出症的诊断，并可以推断神经受损的节段。

2. 诊断

典型的腰椎间盘突出症，根据病史、症状、体征以及在 X 线平片上相应节段有椎间盘退行性改变者即可初步诊断，结合 X 线、CT、MRI 等方法，能准确诊断病变间隙、突出方向、突出物大小、神经受压情况。

第二十二章　类风湿关节炎

一、疾病概述

类风湿关节炎是一种系统性自身免疫性疾病，其主要特征是慢性关节炎症，通常表现为受累关节红肿热痛、晨僵、畸形、功能丧失等炎症症状，同时也可能累及多个机体系统。该病常常反复发作，特别是后期导致关节畸形时，患者的预后较差，对日常生活和工作学习产生严重影响，甚至成为主要致残疾病之一。目前类风湿关节炎的治疗仍是世界难题。西医治疗主要侧重于减轻关节疼痛、改善关节活动度。用药包括传统抗风湿药物、非甾体抗炎药、糖皮质激素、生物制剂和植物药等五大类药物。然而，西药治疗常伴随明显的不良反应，如传统抗风湿药物疗效缓慢，效果因个体差异而异，生物制剂价格高昂，且长期疗效研究较有限。

在中医古籍中，类风湿关节炎有多种名称，如"痹病""历节病""鹤膝风"等，直到近代才以"尪痹"为病名。中医学认为该病的病因病机主要涉及"正气不足""外感六淫""痰瘀交结"等因素。

类风湿关节炎的壮医病名为"滚克"，属壮医"发旺"（风湿病）的范畴，因患者体质虚弱，毒邪（如风毒、寒毒、湿毒、热毒等）侵入体内，侵袭至四肢筋骨关节肌肉，使机体气血运行不畅，筋骨肌肉痹阻，堵塞三道两路，致天、地、人三气失衡而发，出现筋骨关节疼痛、屈伸不利等表现。壮医治疗该病主要运用壮医包药疗法，该疗法是壮族地区广泛传承的一种治疗方法，起源于基层民众，具有操作简便、疗效显著、安全经济的特点和优势。此外，它还具有祛风除湿、活血舒筋、散寒止痛、拔毒消肿、通龙路和火路气机的功效，可以抑制炎症反应和关节肿痛症状。

二、疾病诊断标准

（一）壮医诊断标准

参照《中国壮医学》《中国壮医内科学》《中国壮医病证诊疗规范》相关内容。

【主症】小关节呈对称性疼痛肿胀，多发于手指关节，晨僵，屈伸不利，严重伴肌肉萎弱、筋骨竣缩、麻痹，关节畸形，活动受限。

【兼症】恶寒肢冷，发热，汗出，口渴，烦闷，重着，疲乏无力，食少纳差，少数病例有皮下结节。

【目诊征】白睛上脉络迂曲，增多，散乱或集中，靠近瞳仁，色浅或深，或白睛上有瘀斑、雾斑。

【甲诊征】轻者甲色淡红，重者甲色深红、青紫或甲色苍白；月痕暴露过多或过少；按压甲尖，放开后恢复原色快或稍慢。

【壮医辨证分型】

1. 阴证

（1）风寒湿型。

肢体关节疼痛、重着，冷痛，或有肿胀，痛处游走不定，局部畏寒，得寒痛剧，得温痛减，皮色不红，关节屈伸不利，舌淡红、苔白腻，脉濡、滑弦缓或沉紧。目诊见白睛脉络浅淡，有雾斑，弯曲少而分散，色浅淡。甲诊见甲色青或紫或苍白；月痕暴露过少；按压指尖，恢复原色较慢。

（2）瘀阻型。

关节肿胀疼痛，反复发作，久治不愈或呈刺痛，固定不移，关节肿大甚则畸形，屈伸不利，皮下结节，触及不痛或皮色紫暗，舌暗、苔白腻，脉涩或弦。目诊见白睛上脉络暗红、延伸，末端有瘀点。甲诊见甲色淡暗或偏紫；月痕暴露过少；按压甲尖，放开后恢复原色慢。

（3）正虚型。

关节疼痛、肿胀、重着、活动不利，反复发作，久病不愈，可见局部变形，畏寒肢冷，伴神疲乏力，头晕心悸，气短自汗，面色少华，舌淡、苔白，脉细或细弱。目诊见白睛上脉络浅淡，弯曲少而分散。甲诊见甲色淡白；甲体呈细小竖条纹路；月痕暴露少；按压甲尖，放开后恢复原色慢，呈淡薄甲。

2. 阳证

风湿热型。

关节肢体疼痛、红肿、重着，痛处游走不定，局部畏热，得热痛剧，得凉痛减，皮色发红，关节屈伸不利，舌红、苔黄腻，脉滑数或弦数。目诊见白睛上脉络散乱，边缘混浊，多而集中靠近瞳仁，色深。甲诊见甲色鲜红；甲体增厚或凹凸不平；月痕暴露过多；按压甲尖，放开后恢复原色快。

（二）中医诊断标准

参照《中医病证诊断疗效标准》（中华人民共和国中医药行业标准 ZY/T001.1-94）及《中药新药临床研究指导原则》相关内容。

1. 中医诊断依据

（1）初起多以小关节呈对称性疼痛肿胀，多发于指关节或背脊，晨僵，活动不利。

（2）起病缓慢，反复迁延不愈，逐渐形体消瘦，常因感受风寒湿邪而反复发作。

（3）病久受累关节呈梭形肿胀，压痛拒按，活动时疼痛。后期关节变形僵直，表面光滑，周围肌肉萎缩，少数病例有皮下结节。

（4）血查类风湿因子阳性，发作期血沉可增快。X 线检查可见骨质疏松改变，或关节骨面侵蚀呈半脱位或脱位，以及骨性强直，关节面融合等。

2. 辨证分型

（1）风寒湿型。

晨僵，小关节肿胀、疼痛，活动受限，可累及多个关节，遇寒冷潮湿则痛甚，得热则痛减，舌淡、苔薄白或白腻，脉浮缓或弦。

（2）痰瘀热型。

晨僵，手足关节肌肤紫暗、肿胀、疼痛、拒按，触之可热，皮下结节或瘀斑，关节屈伸不利，病情加重，甚则关节僵硬变形，舌紫暗、暗红或有瘀斑，舌苔白腻或黄腻，脉弦数或浮数。

（3）肝肾两虚型。

日久不愈，反复发作，肌肉瘦削，多伴头晕耳鸣、腰膝酸软，全身乏力，关节屈伸不利，功能受限或丧失，舌淡红、苔薄白少津，脉沉细或细弱。

（三）西医诊断标准

（1）参照 2009 年美国风湿病学会及欧洲抗风湿病联盟制定的类风湿关节炎分类评分标准（见表 1 至表 5）。受累关节需为明确的滑膜炎，并且分数总和达 6 分或以上可诊断为类风湿关节炎。

表 1 关节受累情况

受累关节数	受累关节情况	评分
1 个	中大关节	0
2～10 个		1
1～3 个	小关节	2
4～10 个		3
＞10 个	至少一个为小关节	5

表 2 血清学抗体检测

抗体	结果	评分
类风湿因子或抗环瓜氨酸肽抗体	均阴性	0
	至少一项低滴度（即≤正常上限 ×3）阳性	2
	至少一项高滴度（即＞正常上限 ×3）阳性	3

表 3 滑膜炎持续时间

滑膜炎持续时间	评分
＜6 周	0
≥6 周	1

表 4 急性期反应物

急性期反应物	结果	评分
C 反应蛋白或红细胞沉降率	均正常	0
	增高	1

（2）关节功能分级标准：参考《中药新药临床研究指导原则》。

表 5 关节功能分级

I 级	II 级	III 级	IV 级
日常活动不受限	有中等强度的关节活动受限，但能满足日常生活需要	关节有明显的活动受限，患者不能从事大多数职业	丧失活动能力，或被迫卧床，或只能坐在轮椅上

第二十三章　痛风

一、疾病概述

痛风是由于长期嘌呤代谢障碍及（或）血尿酸升高引起组织损伤的一组异质性疾病，其临床特点为高尿酸血症、特征性急性关节炎反复发作，关节滑液的血细胞内可找到尿酸钠结晶，形成痛风石，严重者可导致关节活动障碍和畸形、泌尿系结石及痛风性肾病。多见于40岁以上的男性，女性患者可在绝经后发作，发病率随年龄增长而升高。痛风与高嘌呤饮食有关，常有家族遗传史。痛风与高血压、高脂血症、动脉粥样硬化、肥胖、胰岛素抵抗的发生密切相关，已成为识别代谢综合征的早期标志，也是当今世界尤其是中老年男性的常见病。西医治疗痛风，急性发作期常用秋水仙碱、非甾体抗炎药，如果为病情严重、反复发作的急性痛风，上述药物无效或不能耐受者则用泼尼松；慢性期用苯溴马隆促进尿酸排出，用别嘌醇抑制尿酸生成。

痛风属中医"痹证""痛风""历节"等范畴，指因外邪阻滞经络，气血凝滞，肝肾两虚引起的关节肌肉疼痛麻木、重着、屈伸不利的病证。慢性患者多伴有关节畸形僵硬、痛风石、肾脏病变等。

痛风的壮医病名为"隆芡"，属壮医"发旺"（风湿病）的范畴，缘于先天性谷道和水道功能失调。谷道运化功能减弱，则痰浊内生；水道失司，则湿浊排泄缓慢、量少，以致痰浊内聚，此时感受风寒湿热等毒邪，或嗜食肥甘厚腻、酗酒食伤，或关节外伤等，则加重并促使痰浊流注关节、肌肉、骨骼，气血运行不畅而壅滞龙路和火路，致天、地、人三气不能同步而发病。急性发作期以关节红、肿、热、痛为主症，乃湿热毒邪外攻，阻滞龙路和火路，壮医辨证属于阳证。壮医治疗本病以清热除湿、解毒通络、运行气血为原则，治法包括壮药内服、壮医火针疗法、壮医包药疗法等。

二、疾病诊断标准

（一）壮医诊断标准

参照《中国壮医学》《壮医针灸学》《中国壮医内科学》《壮医病证诊疗规范》《简明壮医药学》相关内容。

【主症】关节红、肿、热、痛，猝然发作，迅速加重，疼痛剧烈，昼轻夜重，拒按，遇热加剧，关节附近有结节或伴屈伸不利。

【兼症】发热，口苦，口渴，烦闷等。

【目诊征】白睛上脉络浅表，红活、血管呈怒张状或雾斑。

【甲诊征】甲色淡或鲜红；月痕暴露过少或过多；按压甲尖，放开后恢复原色快或稍慢。

【壮医辨证分型】

1. 阴证

（1）风寒湿型。

关节肿胀疼痛，活动不利，局部不热或灼热不甚，游走性疼痛，肢体重着，舌暗、苔薄白或白腻，脉濡或弦紧。目诊见白睛脉络浅淡，有雾斑，弯曲少而分散，色浅淡。甲诊见甲色苍白；按压甲尖，放开后恢复原色慢。

（2）浊瘀型。

关节肿胀疼痛，反复发作，久治不愈或呈刺痛，固定不移，关节肿大、畸形，屈伸不利，皮下结节，触及不痛或皮色紫暗，或破溃，舌暗、苔白腻，脉细或细弱。目诊见白睛脉络暗红、延伸，末端有瘀点。甲诊见甲色青紫；甲床可见斑纹瘀点；月痕浅淡；按压甲尖，放开后恢复原色慢。

（3）气血虚型。

关节疼痛，肿胀，重着，活动不利，反复发作，久病不愈，可见局部变形，畏寒肢冷，伴神疲乏力，头晕心悸，气短自汗，面色少华，舌淡、苔白，脉细或细弱。目诊见白睛上脉络细小，色浅。甲诊见甲色淡白；月痕暴露少；按压甲尖，放开后恢复原色慢；亦可见葱管甲。

2. 阳证

风湿热型。

关节明显红、肿、热，重则疼不可触，屈伸不利，发病急促，病及一个或多个关节，多有发热，口苦，口渴喜冷饮，烦闷，舌红、苔黄厚或腻，脉弦滑。目诊见白睛上脉络散乱，边缘混浊，多而集中靠近瞳仁，色深。甲诊见甲色鲜红；甲体增厚或凹凸不平；月痕暴露过多；按压甲尖，放开后恢复原色快。

（二）中医诊断标准

参照《中医病证诊断疗效标准》（中华人民共和国中医药行业标准 ZY/T001.1-94）相关内容。

1. 湿热蕴结

关节红肿热痛，发病急骤，病及一个或多个关节，多兼有发热、恶风、口渴、烦闷不安或头痛汗出，小便短黄，舌红、苔黄，脉弦滑数。

2. 痰浊阻滞

关节肿痛，屈伸不利，或见皮下结节或痛风石。湿邪偏胜者，肢体关节重着，疼痛有定处，肌肤麻木不仁；寒邪偏胜则关节冷痛剧烈，痛有定处。舌苔薄白或白腻，脉弦紧或濡缓。

3. 瘀血阻滞

关节疼痛反复发作，日久不愈，时轻时重，或呈刺痛、固定不移，关节肿大甚至强直畸形，屈伸不利，皮下结节，或皮色紫黯，舌淡胖、苔白腻，脉弦或沉涩。

4. 肝肾亏虚

关节疼痛，反复发作，日久不愈，时轻时重或游走不定，甚或关节变形，屈伸不利，腰膝酸痛或足跟疼痛，神疲乏力，心悸气短，面色少华，舌淡、苔白，脉沉细弦、无力。

（三）西医诊断标准

参照国家卫生健康委员会"十三五"规划教材《内科学》(第 9 版) 痛风诊断标准。

1. 临床表现

临床多见于 40 岁以上男性，女性多在更年期后发病，近年发病有年轻化趋势。常有家族遗传史。表现为高尿酸血症、反复发作的急性关节炎、痛风石及慢性关节炎、尿酸性肾结石、痛风性肾病、急性肾功能衰竭，常伴有肥胖、高脂血症、高血压、糖耐量异常或 2 型糖尿病、动脉硬化和冠心病等。痛风自然病程分为以下 3 个阶段。

（1）无症状期。

仅有波动性或持续性高尿酸血症，从血尿酸增高至症状出现的时间可达数年，有些可终身不出现症状。

（2）急性关节炎期及间歇期。

①多在午夜或清晨突然起病，关节剧痛；数小时内受累关节出现红、肿、热、痛和功能障碍；②单侧第 1 跖趾关节最常见；③发作呈自限性，多于 2 周内自行缓解；④可伴高尿酸血症，但部分急性发作时血尿酸水平正常；⑤关节液或痛风石中发现尿酸盐结晶；⑥秋水仙碱可迅速缓解症状；⑦可伴有发热等。间歇期是指两次痛风发作之间的无症状期。

（3）痛风石及慢性关节炎期。

痛风石是痛风的特征性临床表现，典型部位在耳郭，也常见于关节周围以及鹰嘴、跟腱、髌骨滑囊等处。外观为大小不一的、隆起的黄白色赘生物，表面菲薄，破溃后排出白色粉状或糊状物。慢性关节炎多见于未规范治疗的患者，受累关节非对称性不规则肿胀、疼痛，关节内大量沉积的痛风石可造成关节骨质破坏。

（4）肾病期。

①痛风性肾病起病隐匿，临床表现为尿浓缩功能下降，出现夜尿增多、低比重尿、低分子蛋白尿、白细胞尿、轻度血尿及管型等。晚期可出现肾功能不全及高血压、水肿、贫血等。②尿酸性肾石病可从无明显症状至肾绞痛、血尿、排尿困难、肾积水、肾盂肾炎或肾周围炎等表现不等。纯尿酸结石能被 X 线透过而不显影。③急性肾衰竭大量尿酸盐结晶堵塞肾小管、肾盂甚至输尿管，患者突然出现少尿甚至无尿，可发展为急性肾衰竭。

2. 实验室和其他检查

（1）血尿酸测定：成年男性为 208 ～ 416 μmol/L（3.5 ～ 7.0 mg/dL）；成年女性为 149 ～ 358 μmol/L（2.5 ～ 6.0 mg/dL），绝经后接近男性。血尿酸存在较大波动，应反复监测。

（2）尿尿酸测定：限制嘌呤饮食 5 天后，每日尿酸排出量超过 3.57 mmoL（600 mg），可诊断为尿酸生成增多。

（3）关节液或痛风石内容物检查：偏振光显微镜下可见双折光的针形尿酸盐结晶。

（4）关节超声检查可见双轨征或不均匀低回声与高回声混杂团块影，是痛风比较特异的表现。

（5）X线检查可见软组织肿胀、软骨缘破坏、关节面不规则，特征性改变为穿凿样、虫蚀样骨质缺损。

（6）CT检查受累部位可见不均匀斑点状高密度痛风石影像；双能CT能特异性地识别尿酸盐结晶，可作为影像学筛查手段之一，可辅助诊断痛风，但应注意假阳性。MRI的T和T_2加权图像呈斑点状低信号。

3. 痛风分类标准

目前应用较广泛的是1977年美国风湿病学会制订的痛风分类标准、2015年美国风湿病学会和欧洲抗风湿病联盟共同制订的痛风分类标准。1977年美国风湿病学会制订的痛风分类标准：满足下述第1条、第2条或第3条中任意一项即可诊断为痛风。

（1）关节液中有特异性尿酸盐结晶。

（2）化学方法或偏振光显微镜证实痛风石中含尿酸盐结晶。

（3）符合下述标准中的6项或6项以上。

①急性关节炎发作大于1次；②炎症反应在1天内达高峰；③单关节炎发作；④可见关节发红；⑤第一跖趾关节疼痛或肿胀；⑥单侧第一跖趾关节受累；⑦单侧跗骨关节受累；⑧可疑痛风石；⑨高尿酸血症；⑩不对称关节内肿胀（X线检查证实）；⑪无骨侵蚀的骨皮质下囊肿（X线检查证实）；⑫关节炎发作时关节液微生物培养阴性。

2018年欧洲抗风湿病联盟推荐三步诊断痛风。第一步，关节滑液或痛风石抽吸物中发现单钠尿酸盐晶体。如果第一步不可行，第二步通过临床诊断（建立在有高尿酸血症和痛风相关临床特征的基础上），满足下列特征时考虑临床诊断（高度怀疑但非特异性表现）：足部（特别是第一跖趾关节）或踝关节单关节受累，有类似的急性关节炎发作史，关节快速开始的剧烈疼痛和肿胀（24小时内达高峰），皮肤发红，男性并存在相关的心血管疾病和高尿酸血症。第三步，当痛风的临床诊断不确定且不能证实MSU晶体时，建议寻找晶体沉积的影像学证据，特别是超声或双能CT检查。

第二十四章 骨关节炎

一、疾病概述

骨关节炎是一种退行性关节疾病，主要特征是关节软骨缓慢的进行性破坏。随着全球老年人和肥胖人数的增加，骨关节炎的发病率显著升高，全球发病率约为16%。研究显示，我国65岁以上膝痛人群中，骨关节炎患病率超过50%；75岁以上膝痛人群中，骨关节炎患病率超过80%。骨关节炎的发病与遗传及环境因素有关，包括遗传易感性、体重过重、高龄、关节手术治疗、反复关节损伤等。骨关节炎可导致关节功能丧失、残疾，使患者的生活质量下降，增加患者的经济负担。西医治疗骨关节炎主要是口服非甾体抗炎药、外用辣椒素及透明质酸、关节内注射糖皮质激素等。

骨关节炎属中医"骨痹""骨痿""痹证"的范畴，是以肢体筋骨、关节、肌肉等处发生疼痛、酸楚、重着、麻木，或关节屈伸不利、僵硬、肿大、变形及活动障碍为主要表现的病证，为外邪痹阻、肝肾亏虚、瘀血阻滞、筋骨失养所致。因其发病多与风、寒、湿、热之邪相关，病情呈反复性，病程有黏滞性、渐进性等特点。

骨关节炎的壮医病名为"骆芡"，壮医认为本病的发生多为感受毒邪、正气虚弱、情志失调所致。风毒、湿毒、瘀毒、寒毒、热毒等毒邪趁虚而入，阻滞龙路和火路，使气血失于均衡，天、地、人三气不能同步，气道不利，气血运行不畅，阻滞于筋骨、肌肉、关节之间而发病。壮医治疗本病以补虚、通两路、止痛为原则，常用治法包括壮药内服、壮医火针疗法等。

二、疾病诊断标准

（一）壮医诊断标准

参照《中国壮医学》《壮医针灸学》《中国壮医内科学》《壮医病证诊疗规范》《简明壮医药学》相关内容。

【**主症**】关节局部疼痛，肿胀，呈阵发或持续性。

【**兼症**】甚者可见活动受限，屈伸不利。

【**目诊征**】白睛上脉络迂曲，增多，散乱或集中，色浅或深，或白睛上有瘀斑。

【**甲诊征**】甲色淡或鲜红；按压甲尖，放开后恢复原色慢或快。

【**壮医辨证分型**】

1. 阴证

膝关节隐痛，冷痛或酸重痛，过劳加重，天气变冷加重，关节肿胀，腰膝酸软，肌肉痿软无力。畏寒肢冷，关节皮肤晦暗而冷，舌淡，脉细。目诊见白睛上脉络浅淡，脉络分散。甲诊见甲色淡白；月痕暴露少；按压甲尖，放开后恢复原色慢。

2. 阳证

关节疼痛、肿胀，乏力，或屈伸不利，痛有定处，骨节肥大，有结节状物，舌偏红或舌有瘀斑、紫暗，苔薄或薄腻，脉滑或弦。目诊见白睛上脉络弯曲，红活，色深，有瘀斑。甲诊见甲色鲜红；甲体增厚或凹凸不平；月痕暴露过多；按压甲尖，放开后恢复原色快。

（二）中医诊断标准

参照全国中医药行业高等教育"十三五"规划教材《中医内科学》（第十版）痹证诊断标准。

1. 风寒湿痹

（1）行痹。

肢体关节、肌肉疼痛，屈伸不利，可累及多个关节，疼痛呈游走性，初起可见恶风、发热等表证，舌淡、苔薄白或薄腻，脉浮或浮缓。

（2）痛痹。

肢体关节疼痛，疼势较剧，痛有定处，关节屈伸不利，局部皮肤或有寒冷感，遇寒痛甚，得热痛减，口淡不渴，恶风寒，舌淡、苔薄白，脉弦紧。

（3）着痹。

肢体关节、肌肉酸楚、重着、疼痛，关节活动不利，肌肤麻木不仁，或有肿胀，手足困重，舌淡、苔白腻，脉濡缓。

2. 风湿热痹

肢体关节疼痛，活动不利，局部灼热红肿，得冷则舒，可有皮下结节或红斑，多兼有发热，恶风，汗出，口渴，烦闷不安，小便黄，大便干，舌红、苔黄腻或黄燥，脉滑数或浮数。

3. 痰瘀痹阻

病程日久，肢体关节肿胀刺痛，痛有定处，夜间痛甚；或关节肌肤紫暗、肿胀，按之较硬，肢体顽麻或重着；或关节僵硬变形，屈伸不利，甚则肌肉萎缩，有硬结、瘀斑，面色暗黧，肌肤甲错，眼睑浮肿，或痰多胸闷，舌暗紫或有瘀点瘀斑、苔白腻，脉弦涩。

4. 肝肾两虚

痹证日久不愈，关节肿大，僵硬变形，屈伸不利，肌肉瘦削，腰膝酸软；或畏寒肢冷，阳痿遗精；或头晕目眩，骨蒸潮热，面色潮红，心烦口干，失眠，舌红、苔少，脉细数。

（三）西医诊断标准

参照美国风湿病学会 1995 年修订的诊断标准。

根据患者的症状、体征及影像学检查，一般将骨关节炎分为四期。

（1）骨关节炎的发生前期，关节在活动后稍有不适，活动增加后伴有关节的疼痛及肿胀，X 线及 MRI 检查看不到明显软骨损害迹象。

（2）骨关节炎改变的早期，活动多后有明显的疼痛，休息后减轻，X 线检查，改变较少，只有 MRI 检查可见软骨轻度损害，同位素检查，被损关节可见凝聚现象。

（3）骨关节炎的进展期，软骨进一步损害，造成关节畸形，功能部分丧失，X 线检查可见关节间隙变窄，关节周围骨囊性变，有时有游离体出现。

（4）骨关节炎的晚期，骨的增生、软骨的剥脱导致功能完全丧失，关节畸形明显，X线检查示关节间隙变窄，增生严重，关节变得粗大，甚至造成骨的塌陷。

第二十五章 膝关节骨性关节炎

一、疾病概述

膝关节骨性关节炎是关节软骨退行性改变致软骨丢失、破坏，伴有关节周围骨质增生反应的疾病，本病又称为膝关节增生性关节炎、退行性关节炎及骨性关节病等。临床上主要表现为关节疼痛、僵硬、肿胀、畸形、功能障碍等，多见于中年以上患者，女性膝关节骨性关节炎发病率明显大于男性。55 岁以上人群中，X 线检查有膝关节骨性关节炎表现者约 60%，其中 35% ～ 50% 有临床表现。目前，膝关节骨性关节炎在我国的患病率为 8.1%，且该病的致残率高达 53%，严重影响患者的生活质量。随着我国人口老龄化逐步加剧，膝关节骨性关节炎的发病率呈增长趋势，给患者乃至社会带来较大的医疗负担。西医治疗膝关节骨性关节炎分为手术治疗和非手术治疗两种，手术治疗包括关节镜下膝关节冲洗和清理术、截骨术、关节置换术和膝关节融合术等；非手术治疗包括物理治疗、口服药物治疗、局部疗法等。

膝关节骨性关节炎属中医"痹症"之"膝痹"的范畴，是以肢体筋骨、关节、肌肉等处发生疼痛、酸楚、重着、麻木，或关节屈伸不利、僵硬、肿大、变形及活动障碍为主要表现的病证。因其发病多与风、寒、湿、热之邪相关，病情呈反复性，病程有黏滞性、渐进性等特点。

膝关节骨性关节炎的壮医病名为"骆芡"，属壮医"发旺""湿病"的范畴。本病的发生是多种内外因素长期相互作用的结果，即"毒虚致病论"。"虚"乃先天禀赋不足、年老虚损、饮食所伤、劳伤、情志不遂等造成，"毒"可为外界的寒毒、热毒、水湿、风毒等毒邪。本虚是内在根本因素，毒邪入侵则是外在因素，阴阳失衡，天、地、人三气不能同步，毒邪滞留膝关节，龙路、火路不通，致关节疼痛、红肿、重着而为本病。其病机实质是"网络阻滞致痹"。壮医治疗本病以祛毒邪、疏通龙路和火路、补益三道、强壮筋骨为原则，常用治法包括壮药内服、壮医莲花针拔罐逐瘀疗法、壮医烫熨疗法等。

二、疾病诊断标准

（一）壮医诊断标准

参照国家中医药管理局民族医药文献整理丛书《中国壮医外科学》相关内容。

【主症】膝关节局部疼痛、肿胀，疼痛呈阵发或持续性。

【兼症】甚者可见膝关节活动受限，屈伸不利。

【目诊征】右眼白睛8点或左眼白睛4点下肢反应区脉络迂曲，增多，散乱或集中，色浅或深，或白睛上有瘀斑。

【甲诊征】甲色淡或鲜红；按压甲尖，放开后恢复原色慢或快。

【壮医辨证分型】

1. 阴证

（1）肾虚型。

病程较长，反复发作，疼痛以隐痛为主，伴膝部酸软或无力等，舌淡、苔薄白或少苔，脉沉细或弦细。目诊见右眼白睛8点或左眼白睛4点下肢反应区脉络细小迂曲，色浅。甲诊见甲色淡；按压甲尖，放开后恢复原色慢。

（2）瘀毒型。

病程较长，反复发作，疼痛如刺，痛有定处，舌暗紫或有瘀斑、苔薄白，舌下脉络迂曲，脉涩。目诊见右眼白睛8点或左眼白睛4点下肢反应区脉络迂曲，或离断有瘀斑，色暗。甲诊见甲色暗淡或偏黑；甲床可见斑纹瘀点；月痕浅淡；按压甲尖，放开后恢复原色慢。

2. 阳证

湿热型。

双膝或一侧膝盖疼痛，重着而热，暑湿或阴雨天气加重，活动后或可减轻，伴身体困重，小便短赤等，舌红、苔黄腻，脉弦数。目诊见右眼白睛8点或左眼白睛4点下肢反应区脉络增粗曲张，边缘混浊，多而集中靠近瞳仁，色深。甲诊见甲色鲜红；甲体增厚或凹凸不平；月痕暴露过多；按压甲尖，放开后恢复原色快。

（二）中医诊断标准

参照中国中医药研究促进会骨科专业委员会、中国中西医结合学会骨伤科专业委员会关节工作委员会《膝骨关节炎中医诊疗专家共识》（2015 年版）相关内容。

1. 诊断标准

（1）初起膝关节隐隐作痛，屈伸不利，轻微活动稍缓解，气候变化加重，反复缠绵不愈。

（2）起病隐匿，发病缓慢，多见于中老年人。

（3）膝部可轻度肿胀，活动时关节常有咔嚓声和摩擦声。

（4）X 线检查可见骨质疏松，关节间隙变窄，软骨下骨质硬化，边缘唇样改变，骨赘形成。

2. 辨证分型

（1）气滞血瘀。

关节疼痛如刺，休息后痛反甚，舌紫暗或有瘀斑，脉沉涩。

（2）寒湿痹阻。

关节疼痛重着，遇冷加剧，得温则减，舌淡、苔白腻，脉沉。

（3）湿热痹阻。

膝关节疼痛，灼红灼热，肿胀疼痛剧烈，得冷则舒，筋脉拘急，日轻夜重，多兼有发热，口渴，烦闷不安，舌红、苔黄腻或黄燥，脉滑数。

（4）肝肾亏虚。

关节隐隐作痛，腰膝酸软无力，酸困疼痛，遇劳更甚，舌红、苔少，脉沉细无力。

（5）气血虚弱。

关节酸痛不适，少寐多梦，自汗盗汗，头晕目眩，心悸气短，面色少华，舌淡、苔薄白，脉细弱。

（三）西医诊断标准

参照中华医学会骨科学分会《骨关节炎诊治指南》相关内容。

（1）临床表现：膝关节疼痛及压痛，关节僵硬，关节肿大，骨摩擦音（感），关节无力，活动障碍。

（2）影像学检查：X 线检查表现为非对称性关节间隙变窄，软骨下骨硬化和囊性变，关节边缘骨质增生和骨赘形成，关节内游离体，关节变形及半脱位。

（3）实验室检查：血常规、蛋白电泳、免疫复合物及血清补体等指征一般在正常范围。伴有滑膜炎者可见 C 反应蛋白及血沉轻度升高，类风湿因子及抗核抗体阴性。

（4）具体诊断标准：①近 1 个月内反复膝关节疼痛；② X 线片（站立或负重位）示关节间隙变窄、软骨下骨硬化和（或）囊性变、关节缘骨赘形成；③关节液（至少 2 次）清亮、黏稠，白细胞＜ 2000 个 / 毫升；④中老年患者（不低于 40 岁）；⑤晨僵≤ 3 分钟；⑥活动时有骨擦音（感）。综合临床、实验室及 X 线检查，符合①②条，或①③⑤⑥条，或①④⑤⑥条，可诊断膝关节骨性关节炎。

第二十六章　陈旧性踝关节扭伤

一、疾病概述

陈旧性踝关节扭伤是踝关节急性扭伤后治疗不当或治疗不彻底，损伤组织形成不同程度的粘连、纤维化或瘢痕化，造成陈旧性损伤，且陈旧性损伤部位经常容易反复扭伤，病情迁延不愈，遗留行走时踝关节疼痛，演变成陈旧性踝关节损伤或继发性关节炎。目前，西医常采用口服药物治疗该病，长期用药极易产生耐药性，且影响肝肾代谢功能和肠胃消化功能。

陈旧性踝关节扭伤属中医"痹证""筋伤"等范畴。本病的病机多为外伤导致踝关节局部气滞血瘀，瘀血阻滞经络，活动后气血凝滞，气机不畅致疼痛加剧，日久则活动减少，筋脉失养，不通则痛，加重活动不利及疼痛。中医治疗该病，《黄帝内经》提出"宛陈则除之""血实宜决之"的刺血原则。《医宗金鉴·正骨心法要旨》载："跌打损伤之症，专从血论"。放出瘀血，气血畅通，旧血去则新血生，局部筋脉才得以滋养，疼痛也会较快消除。故刺血疗法尤为关键，利用刺血疗法治疗陈旧性踝关节扭伤遗留行走疼痛在临床中应用广泛，其方法简单，疗效确切，值得推广。中医在临床治疗陈旧性踝关节扭伤方面具有一定的优势，通过针灸、推拿等方式可有效缓解疼痛。

陈旧性踝关节扭伤的壮医病名为"林得叮相"，属壮医"扭像"（扭挫伤）的范畴，多缘于外伤后养护不当，风、寒、湿、热等毒邪入侵，停滞于骨肉之间，阻滞龙路或火路，使人体内天、地、人三气不能同步。以踝关节内外侧出现不同程度的肿胀和压痛为主症。壮医治疗该病以祛风、湿、痧、瘴、热、痰、瘀等毒，消肿、散结、止痛、疏通三道两路、调畅气血平衡为原则，方法包括壮药外洗、壮医刺血疗法等。

二、疾病诊断标准

（一）壮医诊断标准

参照《中国壮医学》《壮医针灸学》《中国壮医内科学》《壮医病证诊疗规范》《简明壮医药学》相关内容。

【主症】有明确的踝关节扭伤史，踝关节疼痛，踝关节酸胀、疼痛，久站立及行走后加重，X线检查无骨折征象。

【兼症】一般无全身症状。

【目诊征】白睛上3点或9点下肢反射区脉络迂曲，增多，散乱或集中，颜色浅或深，或白睛上有瘀斑。

【甲诊征】甲色淡或鲜红；月痕暴露过少或过多；按压甲尖，放开后恢复原色快或稍慢。

【壮医辨证分型】

1. 阴证

（1）瘀毒型。

踝部反复隐隐作痛，局部发红或不红，灼热不明显，舌暗淡、苔白腻，脉濡。目诊见白睛上3点或9点位下肢反射区迂曲，或离断有瘀斑，色暗。甲诊见甲色暗淡；呈斑点甲；按压甲尖，放开后恢复原色慢。

（2）气血虚型。

久病不愈，反复发作，踝部疼痛、肿胀，活动不利，舌淡、苔白，脉细或细弱。目诊见白睛3点或9点下肢反射区脉络细小迂曲或呈螺旋状，色浅。甲诊见甲色淡白；月痕暴露少；按压甲尖，放开后恢复原色慢。

2. 阳证

湿热型。

踝部反复胀痛伴活动受限，遇热加剧，得冷减轻，可见踝关节周围肿胀，口苦，口干，烦闷，舌红、苔黄厚或腻，脉弦。目诊见白睛3点或9点下肢反应区脉络边缘混浊，增粗曲张，色鲜红。甲诊见甲色鲜红；甲体增厚或凹凸不平；月痕暴露过多；按压甲尖，放开后恢复原色快。

（二）中医诊断标准

参照《中医病证诊断疗效标准》（中华人民共和国中医药行业标准 ZY/T001.1–94）相关内容。

1. 临床表现

（1）有明确的踝部外伤史。

（2）损伤后踝关节即出现疼痛，局部肿胀，皮下瘀斑，伴跛行，且迁延不愈。

（3）局部压痛明显，若内翻扭伤者，将足做内翻动作时，外踝前下方剧痛；若外翻扭伤者，将足做外翻动作时，内踝前下方剧痛。

（4）X 线检查未见骨折。

2. 辨证分型

（1）气滞血瘀。

损伤早期，踝关节疼痛，活动时加剧，局部明显肿胀及皮下瘀斑，关节活动受限，舌红、边有瘀点，脉弦。

（2）筋脉失养。

损伤后期，关节持续隐痛，轻度肿胀，或可触及硬结，步行欠力，舌淡、苔薄，脉弦细。

（三）西医诊断标准

参照《实用运动医学》（第四版）相关内容，满足以下 4 项即可确诊。

（1）有明确的踝关节扭伤史。

（2）损伤时间大于 3 周。

（3）踝关节酸痛、肿胀、无力，不能长时间站立、行走，可有关节不稳感，影响日常行走和运动。

（4）踝关节内外侧可出现不同程度的肿胀和压痛，在局部可能会触摸到细小筋结。

（5）X 线检查未见踝部骨折、脱位和其他骨质病变。

第二十七章　痛经

一、疾病概述

痛经为最常见的妇科症状之一，指行经前后或月经期出现下腹部疼痛、坠胀，伴有腰酸或其他不适。痛经分为原发性和继发性两类，原发性痛经指生殖器无器质性病变的痛经；继发性痛经指由盆腔器质性病变引起的痛经。本节仅叙述原发性痛经。原发性痛经占痛经的 90% 以上，主要与月经来潮时子宫内膜前列腺素含量增高有关。青春期女性多发。原发性痛经可对患者的日常生活、学习、工作、身心健康产生严重影响，而且大多数原发性痛经患者病程绵长，生活质量受到严重影响。痛经的西医治疗主要是心理疏导、对症治疗和使用前列腺素合成酶抑制剂。前列腺素合成酶抑制剂通过抑制前列腺素合成酶的活性，减少前列腺素产生，防止过强子宫收缩和痉挛，从而减轻或消除痛经。该类药物治疗的有效率可达 80%。月经来潮即开始服药效果佳，连服 2～3 日。常用药物有布洛芬、酮洛芬、甲氯芬那酸、双氯芬酸、甲芬那酸、萘普生、吲哚美辛等。口服避孕药通过抑制排卵减少月经血前列腺素含量，适用于要求避孕的痛经妇女，疗效在 90% 以上。

痛经属中医"痛经""月水来腹痛""经行腹痛""经期腹痛"的范畴，是指妇女经期或经行前后出现周期性下腹部疼痛，或伴腰骶酸痛，影响正常工作及生活。有关痛经的记载，最早见于《金匮要略·妇人杂病脉证并治》"带下，经水不利，少腹满痛，经一月再见者，土瓜根散主之"，指出瘀血内阻而致经行不畅，少腹胀痛，1 个月后周期性再出现的痛经特点，并用活血化瘀的土瓜根散治疗。《诸病源候论·妇人杂病诸候》首立"月水来腹痛候"，认为"妇人月水来腹痛者，由劳伤气血，以致体虚，受风冷之气，客于胞络，损冲任之脉……其经血虚，受风冷，故月水将来之际，血气动于风冷，风冷与血气相击，故令痛也"为研究本病的病因病机奠定了理论基础。痛经的发生与冲任胞宫的周期性气血变化密切相关。主要病机在于邪气内伏或精血素虚，更值经行前后冲任气血变化急聚，导致其运行不畅，胞宫经血运行受阻，以致不通则痛，或冲任胞宫失于濡养，不荣则痛。中医治疗痛经以调理冲任气血为原则，经期重在理血止痛以治标，于痛前 3～5 日开始服药，服至痛止；平时应辨证求因以治本，需连续治疗 3 个月经周期以上。

痛经的壮医病名为"京尹"，又称"来经肚痛"，属壮医龙路病、火路病和"咪花肠（子宫）病范畴，是妇科常见、多发疾病。该病的发生与"咪花肠"的周期性生理变化密切相关。其病位在"咪花肠"。主要是外毒入侵或道路、脏腑功能失调或失养，使"咪花肠"的龙路、火路网络分支瘀阻或失养，气血瘀滞于内所致。以气血瘀滞为主，兼有气血偏衰或气血偏亢，治疗上以理血祛瘀、调气为主。气血偏衰者，配以补虚；毒邪明显者，配以解毒。治疗本病需根据月经周期气血的变化，在祛瘀、调气的基础上，或补血，或温血，或调血，或下血。常用治法包括壮药内服、壮医针刺疗法、壮医脐环灸疗法等。

二、疾病诊断标准

（一）壮医诊断标准

参照《中国壮医病证诊疗规范》相关内容。

【主症】月经前、行经时或月经后下腹疼痛，多为绞痛或坠胀痛。

【兼症】一般无全身症状或体征，严重时患者出现面色苍白，四肢发冷，甚至虚脱。

【目诊征】白睛 6 点生殖反应区脉络迂曲，增多，散乱或集中，色浅或深，或白睛上有瘀斑。

【甲诊征】甲色淡或鲜红；按压甲尖，放开后恢复原色慢或快。

【壮医辨证分型】

阴证

（1）瘀毒型。

来经前后或来经期间，小肚及腰部胀痛拒按；经血量少，行而不通，血色紫暗有块，块下痛暂减；经前或经期乳房胀痛，胸闷不舒，舌紫暗或有瘀点，脉弦。目诊见白睛上脉络细小，色浅，有瘀斑。甲诊见甲色暗淡；有瘀点；按压甲尖，放开后恢复原色慢。

（2）寒凝水道型。

来经前后或来经期间，小腹冷痛拒按，得热痛减；月经或见推后、量少、经色黯而有瘀块，或呈腐肉片样物，块下痛减。面色青白、肢冷怕冷，舌暗苔白，脉沉紧。目诊见白睛脉络迂曲，有瘀斑，色浅。甲诊见甲色淡白；按压甲尖，放开后恢复原色慢。

（3）气血虚型。

经期或经后小腹隐痛，小腹及阴部空坠不适、喜按，月经量少、色淡、质清；脸色苍白，精神倦怠，头晕心慌，神疲乏力，大便溏烂，舌淡，脉细无力。目诊见白睛脉络细小，色浅。甲诊见甲色淡白；按压甲尖，放开后恢复原色慢。

（4）肾虚型。

来经期间或来经后，小腹绵绵作痛，伴腰骶酸痛、喜按，经色暗淡，量少质稀薄；头晕耳鸣，腰膝酸软，面色晦暗，健忘失眠，舌淡红、苔薄，脉沉细。目诊见白睛上脉络细小，色浅。甲诊见甲色淡白；按压甲尖，放开后恢复原色慢。

（二）中医诊断标准

参照全国中医药行业高等教育"十三五"规划教材《中医妇科学》（第十版）相关内容。

1. 诊断标准

（1）既往有经行腹痛史；精神过度紧张，经期、产后冒雨涉水、过食寒凉，或有不洁房事等情况；有子宫内膜异位症、子宫腺肌病、盆腔炎性疾病、宫颈狭窄等病史或妇科手术史。

（2）腹痛多发生在经行前 1～2 日，经行第 1 日达高峰，疼痛多呈阵发性、痉挛性，或胀痛，或伴下坠感，疼痛常可放射至腰骶部、肛门、阴道及大腿内侧，痛甚者可伴面色苍白，出冷汗，手足发凉，恶心呕吐，甚至昏厥等。也有少数于经血将净或经净后1～2 日始觉腹痛或腰腹痛者。

2. 检查

（1）妇科检查功能性痛经者，检查多无明显异常。部分患者可见子宫体极度屈曲，或宫颈口狭窄。子宫内膜异位症者多有痛性结节，或伴有卵巢囊肿；子宫腺肌病者子宫多呈均匀性增大，或伴有压痛；盆腔炎性疾病可有子宫或附件压痛等征象；有妇科手术史者，多有子宫粘连、活动受限等。

（2）辅助检查。

①盆腔 B 超检查有助于诊断子宫内膜异位症、子宫腺肌病、盆腔炎性疾病，排除妊娠、生殖器肿瘤等。

②血液检查，如血常规白细胞计数是否增高，有助于诊断盆腔炎性疾病。另外，盆腔 MRI 检查、腹腔镜、子宫输卵管碘油造影、宫腔镜等检查有助于明确痛经的病因。

3. 辨证分型

（1）气滞血瘀。

经前或经期小腹胀痛，拒按，经血量少，经行不畅，色紫暗有块，块下痛减，经前胸、乳房胀满或胀痛，舌紫暗或边有瘀点，脉弦或弦滑。

（2）寒凝血瘀。

经前或经期小腹冷痛，拒按，得热痛减，经量少，色暗有块，畏寒肢冷，恶心呕吐，舌暗、苔白腻，脉沉紧。

（3）湿热瘀阻。

经前或经期小腹疼痛或胀痛，灼热感或痛连腰骶，或平时小腹疼痛，经前加剧；经血量多或经期延长，色暗红，质稠或夹较多黏液，带下量多，色黄质黏有异味，小便黄赤，舌红、苔黄腻，脉滑数。

（4）气血虚弱。

经期或经后小腹隐痛，喜揉喜按，月经量少、色淡、质稀，神疲乏力，面色无华，舌淡、苔薄，脉细弱。

（5）肝肾亏损。

经期或经后小腹绵绵作痛，经色淡、量少，腰膝酸软，头晕耳鸣，舌淡，脉沉细。

（三）西医诊断标准

参照国家卫生健康委员会"十三五"规划教材《妇产科学》（第 9 版）原发性痛经诊断标准。

（1）原发性痛经在青春期多见，常在初潮后 1～2 年内发病。

（2）疼痛多自月经来潮后开始，最早出现在经前 12 小时，以行经第 1 日疼痛最剧烈，持续 2～3 日后缓解，疼痛常呈痉挛性，通常位于下腹部耻骨上，可放射至腰骶部和大腿内侧。

（3）可伴有恶心、呕吐、腹泻、头晕、乏力等症状，严重时面色发白、出冷汗。

（4）妇科检查无异常发现。

第二十八章　乳腺增生病

一、疾病概述

乳腺增生病是指乳腺各组织内形成的单项或多项良性增生，是以乳房胀痛、肿块、乳头溢液、月经失调等为主要临床表现。乳腺增生病包括乳腺单纯性增生和乳腺囊性增生两种，前者属于生理变化的范畴，后者则属于病理性变化，并有癌前病变趋势。本病多发于30～50岁女性，亦可发生于男性。本病病因尚未明确，目前主要认为与人体内分泌功能紊乱，特别是与妇女的卵巢功能失调有关。现代医学对本病仍缺乏有效的治疗方法，因此，对本病的治疗已成为医学工作者当前研究的重要课题之一。西医治疗乳腺增生病主要根据患者情况的不同采用个性化治疗模式，对于伴随症状或体征较轻的患者，可单纯应用心理护理、健康宣教，解除患者的疑虑。对于有明显症状和体征的患者，在药物干预的同时，临床医师会对患者进行心理干预。心理干预不能缓解疼痛的患者，或体征较为明显的患者可采用药物治疗，必要时行活检及手术治疗。

乳腺增生病属中医"乳癖""乳疬""乳核"等的范畴。早在《中藏经》中已有"乳癖"病名的记载。明代著名外科学家陈实功描述说："乳癖乃乳中结核，形如丸卵，或坠重作痛，或不痛，皮色不变，其核随喜怒而消长……"对本病之观察甚为细致，且已发现本病的发生与七情之变化密切相关。中医治疗本病予口服中药、中成药并配合外治方法，如穴位敷贴、耳穴、外敷药、针灸等，其在缓解乳腺增生引起的疼痛等症状方面有独特的优势。

乳腺增生的壮医病名为"嘻缶"。壮医认为本病是肝气郁结，致三气运行不畅，气机阻滞，蕴结于乳房，或气郁日久化热，导致痰凝血瘀；或是冲任失调，气滞血瘀，三道两路不通，三气不能同步，郁结于乳房而发病。壮医治疗本病主要以通道养路、调气散结为原则，治法包括壮药内服、壮医香囊佩药疗法等。

二、疾病诊断标准

（一）壮医诊断标准

参照《中国壮医学》《壮医针灸学》《中国壮医内科学》《壮医病证诊疗规范》《简明壮医药学》相关内容。

【主症】单侧或双侧乳房发生肿块，胀痛或牵扯痛，可随情志变化，经前加重，经后缓解。

【兼症】乳头溢液，心情烦躁，口干口苦，失眠多梦

【目诊征】右眼白睛 9～10 点或左眼白睛 2～3 点胸胁反应区脉络粗细不均，色淡红或红，可见片状青紫雾斑且色暗淡，无明显血管与之连缀。

【甲诊征】甲色淡或鲜红；月痕暴露过多或过少；按压甲尖，放开后恢复原色快或稍慢。

【壮医辨证分型】

1. 阴证

乳房肿胀，隐痛或刺痛，情绪抑郁，多愁善感，失眠多梦，乏力纳差，便溏，月经量少，舌淡、苔白，脉沉细。目诊见白睛脉络散乱，可见雾斑，色浅。甲诊见甲色淡白；按压甲尖，放开后恢复原色慢。

2. 阳证

乳房肿胀，胀痛或刺痛，急躁易怒，伴有胸闷胁胀，失眠多梦，心烦口苦，舌苔薄黄，脉弦滑。目诊见右眼白睛 9～10 点或左眼白睛 2～3 点胸胁反应区脉络弯曲，红活。

（二）中医诊断标准

参照全国中医药行业高等教育"十三五"规划教材《中医外科学》（第十版）乳癖诊断标准。

1. 肝郁痰凝

多见于青壮年妇女，乳房肿块，质韧不坚，胀痛或刺痛，症状随喜怒消长，伴有胸闷胁胀，善郁易怒，失眠多梦，心烦口苦，舌苔薄黄，脉弦滑。

2. 冲任失调

多见于中年妇女，乳房肿块月经前加重，经后减缓，乳房疼痛较轻或无疼痛；伴有

腰酸乏力，神疲倦怠，月经失调，量少色淡，或闭经，舌淡、苔白，脉沉细。

（三）西医诊断标准

根据中国实用外科杂志《乳腺增生症诊治专家共识》（2016年版），乳腺增生诊断参考标准，具备（1）（2）两项，以及（3）中任何一项即可诊断。

（1）乳房胀痛、刺痛或隐痛的程度不一，可向腋下、肩背部放射，与月经周期关系密切，连续疼痛超过3个月，或间断疼痛3～6个月不缓解。

（2）单侧或双侧乳房可出现单个或多个大小、形态不一的结节或肿块，与周围组织无明显界限，与皮肤或深部组织无粘连，移动性良好，触摸或有疼痛，可随情绪及月经周期的变化而消长，部分患者乳头可有溢液或瘙痒。

（3）辅助检查：①彩超检查可见乳腺内组织回声紊乱或回声增强欠均匀；②经钼靶 X 线检查，可报告乳腺呈均匀高密度阴影，可出现在一个或多个象限。

第二十九章　急性乳腺炎

一、疾病概述

急性乳腺炎是哺乳期妇女的常见病，多发生于产后 1 个月内，发病率达 2.9% ～ 4.8%。该病为乳头皲裂导致细菌侵袭或乳腺导管阻塞、乳汁瘀积，引发乳腺内结缔组织小叶间的急性炎症，临床症状以乳房局部红肿热痛，或伴有全身高热，且容易传变为特点。由于急性乳腺炎多出现在哺乳期，又称为哺乳期乳腺炎，以初产妇多见，经产妇相对少见。目前，西医治疗本病通常采用抗生素联合硫酸镁湿敷等经验治疗为主，但该疗法可能对新生儿产生不良影响且不利于继续哺乳，因此寻求一种安全有效、副作用小的治疗方法是非常必要的。单纯经验治疗往往不能完全阻止该病的发展，并且常常可进一步发展为乳腺脓肿，严重者可并发脓毒血症威胁生命。脓肿形成后需切开引流，愈合时间长且病情容易反复，加重痛苦，影响哺乳甚至被迫停止哺乳。

急性乳腺炎属中医"乳痈"的范畴，发生于哺乳期者称"外吹乳痈"，占全部病例的 90% 以上。"外吹乳痈"中医辨证可分为肝胃郁热证、肝郁痰凝证、阳虚痰凝证、痰瘀凝滞证、正虚邪滞证。肝胃郁热证为乳痈初期，中医认为女性乳头属肝，乳房属胃，厥阴郁滞，阳明热盛，则发为乳痈。乳痈初起，乳络受阻，排乳不畅，则乳房肿块；血壅肉腐，则乳头糜烂，甚则化脓；肝郁气滞，则胸闷不舒；胃热伤津，则口渴苔黄，脉弦数亦为肝胃郁热之征。中医治疗本病以疏肝清胃、通乳消肿为原则，取得较好的临床疗效。

急性乳腺炎的壮医病名为"北嘻"，常与体内受到各种有形和无形的毒邪侵害有关，这些毒邪包括痧、瘴、蛊、毒、湿等，毒邪入侵人体，致龙路和火路堵塞，进而引发火毒与乳汁瘀积，最终形成痈。此外，食用辛辣食物或产后乳汁瘀积、乳头破损、婴儿吸乳时睡觉等情况也可能导致湿热毒邪积聚而成痈。壮医治疗本病采用壮医包药疗法，利用温热和壮药的特殊药效刺激特定的穴位或部位，激发人体的正气，通过脉络传导，疏通人体的龙路和火路，调节气血平衡，促使各部位功能恢复正常，实现天、地、人三气协调，有助于治愈疾病。壮医包药疗法具有消炎、退热、散结、消肿、温经通痹等功效，患者可以在继续母乳喂养的情况下接受治疗，操作简便、安全，具有独特的治疗优势。

二、疾病诊断标准

（一）壮医诊断标准

参照《中国壮医病证诊疗规范》《中国壮医外科学》相关内容。

【主症】乳房内有疼痛性肿块，排乳不畅。脓肿形成时乳房肿痛加重，肿块变软，有波动感。

【兼症】患侧腋下常有淋巴结肿大伴疼痛，全身多有恶寒、发热、疼痛、周身不适及舌红、苔黄等表现。

【目诊征】右眼白睛 9～10 点或左眼白睛 2～3 点胸胁反应区脉络迂曲，增多，散乱或集中，靠近瞳仁，色浅或深，或白睛上有瘀斑、雾斑。

【甲诊征】甲色淡或鲜红；月痕暴露过多或少；按压甲尖，放开后恢复原色快或稍慢。

【壮医辨证分型】

1. 阴证

乳房结块，僵硬不化，皮色不红，隐痛或不痛；或乳房结块日久不消；或伴有胁肋胀痛或刺痛，情志抑郁；或月经不调、痛经；或有手脚发凉、怕冷；或有神疲乏力、食欲减退、腰膝酸软。舌淡、苔薄白，脉沉细无力；或舌绛，或舌黯红，舌苔白，脉弦涩。目诊见右眼白睛 9～10 点或左眼白睛 2～3 点胸胁反应区脉络散乱，可见雾斑或黑点，色浅。甲诊见甲色淡白；按压甲尖，放开后恢复原色慢。

2. 阳证

乳房结块、红肿、灼热、疼痛或跳痛，或伴有发热、头痛、小便黄、大便干结，舌红、苔黄腻，脉弦数或滑数。目诊见右眼白睛 9～10 点或左眼白睛 2～3 点胸胁反应区脉络边缘混浊，多而集中，靠近瞳仁，色深。甲诊见甲色鲜红；甲体增厚或凹凸不平；月痕暴露过多；按压甲尖，放开后恢复原色快。

（二）中医诊断标准

参照《中医病证诊断疗效标准》（中华人民共和国中医药行业标准 ZY/T001.1-94）、全国中医药行业高等教育"十三五"规划教材《中医外科学》(第十版)相关内容。

1. 肝胃郁热

乳房结块，红肿，灼热，疼痛或跳痛，或伴有发热，头痛，小便黄，大便干结，舌红、苔黄腻，脉弦数或滑数。

2. 肝郁痰凝

乳房结块，僵硬不化，皮色不红，隐痛或不痛，或有手脚发凉，怕冷，舌淡白或淡红、胖嫩，舌苔薄白或白腻，脉弦滑。

3. 阳虚痰凝

乳房结块，隐痛或不痛，皮色不变，或有神疲乏力，食欲减退，畏寒肢冷，腰膝酸软，舌淡、苔薄白，脉沉细无力。

4. 痰瘀凝滞

乳房结块质硬，伴乳房疼痛，日久不消，或伴有胁肋胀痛或刺痛，情志抑郁，或月经不调、痛经等，舌绛或暗红、苔白，脉弦涩。

5. 正虚邪滞

乳房脓肿破溃或切开后久不收口，脓水淋漓不尽或伴有轻微臭味；或时发时敛，形成瘘管，局部有僵硬肿块；或面色无华，脓水稀薄，乳房疼痛或红肿，舌淡红、苔薄黄，脉弦。

（三）西医诊断标准

参照国家卫生健康委员会"十三五"规划教材《外科学》（第9版）急性乳腺诊断标准。

（1）哺乳期妇女，尤其多见于产后未满月的初产妇。

（2）排乳不畅或没有排乳，疼痛部位多见于乳房外下象限。

（3）初起时患侧乳房肿大，触痛或胀痛，翻身或吮乳时疼痛加剧。

（4）初起时患侧压痛，可触及结块，皮肤微红或不红，患侧腋下可扪及肿大淋巴结，伴有触痛。

（5）可伴有恶寒发热或恶心、呕吐、骨节酸痛、胸闷、脉搏增快等。

（6）外周血白细胞总数及中性粒细胞数、C反应蛋白可增高。

（7）乳腺超声检查可见腺体局部增厚，呈不规则团片状回声增强区，边界欠清，血流信号增多等表现，且无低回声改变即脓肿尚未形成。

第三十章　产后身痛

一、疾病概述

产后身痛是指女性分娩之后，在产褥期发生的肢体关节麻木、疼痛、酸楚等症状，也称为产后风、产后关节痛。患者因担忧服药会对哺乳造成影响而未及时治疗，延误病情，造成疾病迁延难愈，反复发作。长时间持续疼痛，严重影响产妇日常生活及睡眠质量，还可引起各种并发症，给产妇身心造成极大痛苦。产后身痛在现代医学中并无太多论述，由于它无可靠的理化检查结果作为依据，临床上也没有明确、详细的诊断及治疗方法。西医治疗本病多采用止痛消炎药物或激素类药物，但临床疗效欠佳。

产后身痛，中医又称为"产后关节痛""产后遍身疼痛""产后痹证""产后痛风"，俗称"产后风"。中医认为本病的病机在于产后气血皆虚，四肢空虚，腠理不密，营卫失调，起居不慎则致风邪、寒邪、湿邪入侵，留于关节、经络，阻碍气血运行，气血瘀滞不通则发病。产后身痛若误治、失治，邪气深入骨关节，气血凝涩，经络闭塞，即可发展为顽疾。究其原因，多为妇女生产时失血、耗气，致使产后气血虚弱，经脉空虚，营卫失调，肺卫不固，腠理不密，若此时起居不慎，风邪、寒邪、湿邪等乘虚而入，留于关节、经络，使气血运行受阻，不通则痛，从而出现全身肢体或关节部位疼痛、重着等症状，迁延日久，患者深感痛苦。

产后身痛的壮医病名为"产呱发旺"，属壮医"产后病"的范畴，缘于产后气血虚弱，虚损未复，风、寒、湿之邪乘虚入侵机体，使气血凝滞，或经络失养，致使气血运行不畅，天、地、人三部之气不能同步运行而发病。壮医治疗本病以行气活血、通络止痛为主，兼祛邪，治法包括壮药内服、壮医全身药浴疗法、壮医神龙灸疗法、壮医针刺疗法、壮医药物竹罐疗法等。

二、疾病诊断标准

（一）壮医诊断标准

参照《中国壮医学》《壮医针灸学》《中国壮医内科学》《壮医病证诊疗规范》《简明壮医药学》相关内容。

【主症】产后周身关节疼痛，屈伸不利，肢体酸楚、麻木。

【兼症】头晕心悸，畏寒，气短乏力，腰背强痛或酸痛，两足不能着地，或痛无定处，或疼痛剧烈，宛如锥刺，或肢体肿胀，麻木重着，步履艰难。

【目诊征】白睛 6 点生殖系统反应区、12 点脊柱反应区脉络迂曲，增多，散乱或集中，靠近瞳仁，色浅或深，或白睛上有瘀斑、雾斑。

【甲诊征】甲色淡或鲜红；月痕暴露过多或过少；按压甲尖，放开后恢复原色快或稍慢。

【壮医辨证分型】

1. 阴证

（1）血虚型。

产时或产后流血过多，遍身关节疼痛，肢体酸楚、麻木，或兼乳汁不足，头晕心悸，畏寒，气短乏力，舌淡、苔白，脉细弱。目诊见白睛 6 点生殖系统反应区、12 点脊柱反应区脉络细小，色浅，色淡红。甲诊见甲色苍白；甲质薄脆易断裂；月痕暴露少；按压甲尖，放开后恢复原色慢。

（2）肾虚型。

产后腰背酸痛，腰腿乏力，甚或难于俯仰，或足跟痛；兼见眼眶鳖黑，头晕耳鸣，夜尿多，舌淡暗、苔薄白，脉沉细。目诊见白睛 6 点生殖系统反应区、12 点脊柱反应区脉络浅淡，脉络分散。甲诊见甲色淡白；月痕暴露少；按压甲尖，放开后恢复原色慢。

2. 阳证

（1）风寒型。

产后不慎感受风寒，周身关节疼痛，屈伸不利，甚或腰背强痛，两足不能着地，或痛无定处，或疼痛剧烈，宛如锥刺，或肢体肿胀，麻木重着，步履艰难，恶风畏寒，胃纳欠佳，舌淡、苔白，脉细缓。目诊见白睛 6 点生殖系统反应区、12 点脊柱反应区脉络散乱，弯曲少而分散，色浅淡。甲诊见甲色苍白；呈淡薄甲；月痕暴露少；按压甲尖，放开后恢复原色慢。

（2）瘀阻型。

产后身痛，尤其是下肢疼痛、麻木、重着，肿胀明显，皮肤可稍红、发硬，关节屈伸不利，甚或不能行走，小腿压痛明显，恶露不畅或不尽，小腹疼痛，舌暗红，脉细弦或涩。目诊见白睛6点生殖系统反应区、12点脊柱反应区脉络细小迂曲，或离断有瘀斑，色暗。甲诊见甲色暗淡；呈斑点甲；月痕暴露过少；按压甲尖，放开后恢复原色慢。

（二）中医诊断标准

参照全国中医药行业高等教育"十三五"规划教材《中医妇科学》（第十版）产后遍身痛相关内容。

1. 血虚型

产后遍身酸痛，肢体麻木，关节酸楚，面色萎黄，头晕心悸，舌淡、苔薄白，脉细无力。

2. 血瘀型

产后遍身疼痛，或关节刺痛，屈伸不利，按之痛甚，恶露量少色暗，或小腹疼痛拒按，舌紫暗、苔薄白，脉弦涩。

3. 外感型

产后遍身疼痛，项背不舒，关节不利，或痛处游走不定，或冷痛剧烈，恶风畏寒，或关节肿胀、重着，或肢体麻木，舌淡、苔薄白，脉浮紧。

4. 肾虚型

产后腰膝、足跟疼痛，艰于俯仰，头晕耳鸣，夜尿多，舌淡暗、苔薄，脉沉细弦。

第三十一章　甲状腺肿

一、疾病概述

甲状腺肿可分为单纯性甲状腺肿和甲状腺功能亢进症两类。单纯性甲状腺肿又称地方性甲状腺肿、非毒性甲状腺肿，系指甲状腺肿大而无甲状腺功能亢进及减退症状，可为地方性或散发性，女性多见，发病年龄以 10 ～ 30 岁为峰期，世界各地均有发生。我国地方性甲状腺肿分布广，多见于内陆山区和半山区，由缺碘引起；散发性甲状腺肿多发生于青春期、妊娠期、哺乳期和绝经期，为甲状腺素的需求增高所致。

甲状腺功能亢进症简称"甲亢"，是甲状腺合成释放过多的甲状腺激素，造成机体代谢亢进和交感神经兴奋，引起心悸、出汗、进食和便次增多、体重减少的病症。多数患者常常同时有突眼、眼睑水肿、视力减退等症状。目前，西医对本病尚缺乏针对病因的有效疗法，临床常予观察随访，病变严重者予小剂量优甲乐口服、消融、手术、放射性碘辐射等治疗，均有一定的禁忌证和副反应，有的患者复发率高，有的患者难以接受，有的易造成不可逆的甲状腺损害而形成甲状腺功能减退。

甲状腺肿属中医"瘿病""瘿瘤"的范畴，"瘿病"一名首见于《诸病源候论·瘿候》，中医认为，本病因外感六淫之邪侵袭人体，致营卫气血凝滞，搏结于颈部；或七情内伤，忧思郁怒，痰浊凝结；或山岗水气之冷毒致囊如瘿；暴怒伤肝，肝气不舒，气机不畅，气郁痰浊上逆，致气、痰、瘀结于颈前，则肿大为瘿。目前，中医治疗本病多以药物内服配合针灸治疗为主。

甲状腺肿的壮医病名为"嗦埃"，壮医认为其发病缘于素体虚弱，风毒、寒毒、热毒等毒邪乘虚侵入人体，阻滞龙路和火路，致气血运行不畅，结聚于颈前；或饮食不洁，过食肥甘，影响谷道运化功能，聚湿生痰，使痰毒集结于颈前喉结两旁一侧或双侧而成。壮医治疗本病方法包括壮药内服外用、壮医灯心草灸疗法等。中医及壮医外治法治疗本病疗效佳，不仅能提高部分药物的疗效，还能减少西医治疗的副作用等。

二、疾病诊断标准

（一）壮医诊断标准

参照《中国壮医内科学》相关内容。

【主症】颈前喉结两旁一侧或双侧肿大，大小不一，按之不痛，质地柔软，吞咽有不适感，肿物可随吞咽上下活动。

【兼症】心跳加快，怕热多汗，手抖，消瘦，体倦乏力，吃多易饿，烦躁易怒，失眠，多疑，性欲减退，阳痿，月经紊乱，不孕，甚至眼突，舌淡红或红、苔薄白或黄腻，舌下脉络粗胀、色青紫。

【目诊征】白睛上脉络迂曲，增多，散乱或集中，靠近瞳仁，色浅或深，或白睛上有瘀斑、雾斑。

【甲诊征】甲色淡或鲜红；月痕暴露过少或多；按压甲尖，放开后恢复原色快或稍慢。

【壮医辨证分型】

1.阴证

肾虚型。

颈前喉结两旁一侧或双侧肿大，皮宽质软，伴神情呆滞，倦怠畏寒，肢冷，性欲下降，舌淡、苔白，脉沉细。目诊见白睛脉络浅淡，脉络分散。甲诊见甲色淡白；月痕暴露少；按压甲尖，放开后恢复原色慢。

2.阳证

气郁型。

颈前喉结两旁一侧或双侧肿大，呈弥漫性，边缘不清，皮色如常，质软不痛，随吞咽而上下移动，瘿肿过大可有沉重感，或伴有呼吸困难，吞咽不适，声音嘶哑，舌暗、苔白，脉弦细。目诊见白睛脉络散乱，可见雾斑，色浅。甲诊见甲色淡白；月痕暴露少；按压甲尖，放开后恢复原色慢。

（二）中医诊断标准

参照全国中医药行业高等教育"十三五"规划教材《中医外科学》（第十版）甲状腺肿的诊断标准。

1. 肝郁气滞

颈部弥漫性肿大，边缘不清，皮色如常，质软不痛，随吞咽上下移动，瘿肿过大时有沉重感，或伴有呼吸困难，咽下不适，声音嘶哑，舌淡红、苔薄，脉弦。

2. 肝郁肾虚

颈粗瘿肿，皮宽质软，伴神情呆滞，倦怠畏寒，肢冷，性欲下降，舌淡，脉沉细。

（三）西医诊断标准

参照《诊断学》（新世纪第五版）相关内容。

甲状腺肿大可见于地方性甲状腺肿、单纯性甲状腺肿、甲状腺功能亢进症、结节性甲状腺肿，地方性甲状腺肿的甲状腺肿大尤为明显。根据病程和临床特点可分为生理性甲状腺肿大和病理性甲状腺肿大。

（1）生理性甲状腺肿大。

见于女性青春期、妊娠或哺乳期，为轻度肿大，表面光滑，质地柔软，无任何症状，可能为机体对甲状腺激素需求量增加所致。

（2）病理性甲状腺肿大。

①甲状腺功能亢进症：甲状腺肿大呈对称性或非对称性，质地多柔软，可触及震颤，可听到连续性血管杂音，为血管增多、增粗且血流加快所致。

②慢性淋巴细胞性甲状腺炎（桥本甲状腺炎）：多为弥漫性对称性肿大，也可呈结节性肿大，边界清楚，表面光滑，质地坚韧，有时可出现质地较硬的结节，易与甲状腺癌相混淆。甲状腺癌常将颈总动脉包绕在癌组织内，腺体后缘不能触及颈总动脉搏动，借此有助于两者的鉴别。

③单纯性甲状腺肿：主要为缺碘所致，也可由致甲状腺肿物质或酶的缺陷等引起。甲状腺肿大显著，质地柔软，多为弥漫性，也可为结节性，不伴有甲状腺功能亢进症的表现。

④甲状腺腺瘤：多为单发的圆形或椭圆形肿物，也可为多发，表面光滑，质地较韧，无压痛。

⑤甲状腺癌：常呈不规则结节，可单发或多发，质硬，易与周围组织粘连而固定。波及喉返神经、颈交感神经时，可引起声音嘶哑及 Horner 综合征。因大部分甲状腺癌发展较慢，体积较小时易与甲状腺腺瘤和颈前淋巴结肿大等相混淆。

第三十二章　勃起功能障碍

一、疾病概述

勃起功能障碍是一种临床常见的性功能障碍，是指男性不能持续获得并维持足够的阴茎勃起以完成满意的性生活，主要表现有勃起硬度不够、勃起诱发困难、勃起维持障碍等。虽该病并不是一种危及生命的疾病，但却是一种对身心健康产生严重影响的慢性疾病，与患者的生活质量、性伴侣关系、家庭稳定密切相关，更是许多躯体疾病尤其是心血管疾病的早期预警信号。根据勃起功能障碍发生的原因，可以分为心理性、器质性、混合性三种类型。心理性勃起功能障碍常见的原因有压力、紧张、焦虑、抑郁，以及夫妻感情不和等因素。器质性勃起功能障碍常见的原因有性腺功能减退、糖尿病、甲状腺疾病、动脉硬化、高血压、冠心病、肾功能不全，或外伤、手术等影响与勃起有关的神经。本病以 40 ～ 70 岁的男性多见，但随着社会生活节奏的加快及压力的增加，本病又与环境及情绪密切相关，故发病年龄有年轻化的趋势。西医治疗本病分为基础治疗、药物治疗、物理治疗和手术治疗。基础治疗包括改善生活方式、控制基础疾病等；药物治疗使用 PDE5i（西地那非、他达拉非、伐地那非、阿伐那非等）、雄激素（甲基睾丸素）治疗等；物理治疗使用真空勃起装置、低能量体外冲击波治疗等；手术治疗包括血管手术治疗和假体植入治疗等。大多数勃起功能障碍患者更热衷于中医及民族医治疗。

中医称勃起功能障碍为"阳痿"，本病首载于《灵枢·邪气脏腑病形》，称其为"阴痿"，《素问·痿论》中又称"宗筋弛纵"和"筋痿"。明代《慎斋遗书》始见阳痿病名，此后该病名逐渐被后世医家所沿用。中医认为，本病的病因主要有劳伤久病、情志失调、饮食不节、外邪侵袭等；基本病机为脏腑受损，精血不足，或邪气郁滞，宗筋失养而不用。常有性欲下降，神疲乏力，腰酸膝软，畏寒肢冷，精神苦闷，胆怯多疑，或小便不畅，滴沥不尽等症。常有操劳过度、房事不节、手淫频繁，或肥胖、消渴、惊悸、郁证等病史。中医治疗以补肾疏肝、健脾益气、行气活血为基本原则，以恢复前阴宗筋气血的正常运行。

勃起功能障碍的壮医病名为"委哟"，病因多为虚证，多因先天禀赋不足，或少年误犯手淫，或房劳过度，屡竭其精或大病久病暗耗气血，使气血衰少，龙路不充，引起阳事不举，发为本病；或因压力大，思虑忧郁过度，损伤三道，使三道功能不足，气血生化乏源，气血不足，阴茎失养，发为本病；或热毒、湿毒、酒毒阻滞两路，气血不行，壅塞于阴茎，或滥用壮阳兴势之品，使气血偏亢，阴茎功能过度，久之则损伤阴茎，致其功能低下，发而为病。若长期不愈，可引起抑郁、自卑等情绪变化，从而加重病情。壮医治疗重在补虚，一则滋补气血，使气血充盛；二则滋补三道，使三道功能正常协调，气血化生有源，则两路功能亦能正常发挥。调气也是本病的重要治则，调气能使道路通畅，使气血能输布到达阴茎；调气还可调畅情志，使心情舒畅，促进疾病痊愈。根据病情需要，可配以解毒祛瘀等治法，包括壮药内服、壮医药线升阳灸疗法等。

二、疾病诊断标准

（一）壮医诊断标准

参照《常见病证壮医诊疗规范》《中国壮医针灸学》相关内容。

【主症】阴茎痿软，阳事难起，或起而不坚，不能正常行房事。

【兼症】神疲乏力，腰膝酸软，畏寒肢冷，或小便不畅，滴沥不尽，或情志抑郁，性欲减退，遗精早泄，阴囊潮湿。

【目诊征】白睛6点生殖系统反应区脉络迂曲，增多，散乱或集中，靠近瞳仁，色浅或深，或白睛上有瘀斑、雾斑。

【甲诊征】甲色淡或鲜红；月痕暴露过多或过少；按压甲尖，放开后恢复原色快或稍慢。

【壮医辨证分型】

1. 阴证

阳痿不举，面色不华，头晕目眩，精神萎靡，腰膝酸软，畏寒肢冷，耳鸣，失眠健忘，胆怯多疑，心悸自汗，纳少，舌淡、苔白，脉小、无力。目诊见白睛苍白，外围密布细小浅淡血络，白睛6点生殖系统反应区脉络迂曲，增多，散乱，颜色浅。甲诊见甲色淡；月痕暴露少；按压甲尖，放开后恢复原色稍慢。

2.阳证

阴茎痿软,勃而不坚,阴囊潮湿气臊或瘙痒,下肢酸重,小便黄,解时不畅,余沥不尽,舌红、苔黄腻,脉急、有力。目诊见白睛6点生殖系统反应区脉络迂曲,增多,集中,靠近瞳仁,色深。甲诊见甲色鲜红;月痕暴露过多;按压甲尖,放开后恢复原色快。

(二)中医诊断标准

参照全国中医药行业高等教育"十四五"规划教材《中医内科学》(第十一版)、《中医病证诊断疗效标准》(中华人民共和国中医药行业标准 ZY/T001.1-94)相关内容。

1.命门火衰

阳痿不举,性欲减退,或举而不坚,精薄清冷,精少,神疲倦怠,畏寒肢冷,面色㿠白,腰膝酸软,头晕耳鸣,夜尿清长,五更泄泻,阴器冷缩,舌淡胖、苔薄白,脉沉迟或细。

2.心脾虚损

阳痿不举,遇劳加重,心悸健忘,失眠多梦,神疲乏力,面色萎黄,食少纳呆,腹胀便溏,舌淡边有齿痕、苔薄白,脉细弱。

3.肝气郁结

临房不举,睡中自举,或起而不坚,情怀抑郁,烦躁易怒,胸脘满闷,胁肋胀痛,食少便溏,舌淡、苔薄白,脉弦或弦细。

4.惊恐伤肾

临房不举,时有自举,兼见胆怯多疑,言迟声低,心悸易惊,夜寐不安,睡中惊叫,舌淡、苔白,脉弦细。

5.湿热下注

阳痿不举,阴茎弛长,睾丸坠胀作痛,阴囊瘙痒或潮湿多汗,泛恶口苦口黏,胁胀腹闷,肢体困倦,小便黄赤涩灼痛,大便不爽,舌红、苔黄腻,脉滑数。

(三)西医诊断标准

参照国家卫生健康委员会"十三五"规划教材《外科学》(第9版)相关内容。

全面了解性生活史、既往病史及心理状况对勃起功能障碍首诊很重要,通过国际勃起功能评分表(IIEF-5)询问患者过去6个月有关性生活的5个问题。根据回答结果判断勃起功能障碍的严重程度,总分25分。重度:1~7分;中度:8~11分;轻到中度:

12 ～ 16 分；轻度：17 ～ 21 分；正常：22 ～ 25 分。

此外，夜间阴茎勃起试验对区分心理性和器质性勃起功能障碍有帮助。为进一步查明器质性的病因，可进行阴茎海绵体注射血管活性药物试验、血管系统检查（如彩色双功能超声检查、海绵体测压造影等）、勃起神经检测（包括阴茎生殖阈值、球海绵体反射潜伏期和神经传导速度测定等），可作出动脉性、静脉性和神经性等病因学的诊断。海绵体活检已被用来评价海绵体结构与功能。

下编 ···

壮医临床适宜技术操作规范

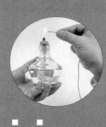

···

第一章　壮医药线点灸疗法

第一节　壮医药线点灸疗法治疗带状疱疹

一、适应证

（1）符合壮医奔呗啷阳证、阴证辨证分型诊断标准。

（2）符合中医蛇串疮的所有辨证分型诊断标准。

二、技术操作规范

（一）器械及材料

药线（苎麻线，大号直径约 1 mm、中号直径约 0.7 mm、小号直径约 0.25 mm）、生理盐水、医用棉签、一次性无菌手套、酒精灯、打火机、镊子、剪刀等。

（二）技术操作

1.患者体位

根据病情确定体位，常取坐位、俯卧位、仰卧位、侧卧位等，以患者舒适及便于施术者操作为宜，避免用强迫体位。

2.取穴

（1）以灶为穴：即在疱疹部位选取一个或多个，甚或是一组穴位作为施治穴位原则。

（2）龙氏取穴：寒手热背肿在梅，痿肌痛沿麻络央，唯有痒疾抓长子，各疾施灸不离乡。在水疱处选穴，以壮医梅花穴、莲花穴、葵花穴及病灶局部穴位为主，配以中医的阿是穴、足三里、手三里、三阴交、太冲、血海等穴。

3.施术前准备

（1）洗手，戴医用口罩及帽子，非常规手法施术者需戴一次性无菌手套。

（2）用生理盐水清洁要施灸的皮肤。

4. 施术

因带状疱疹局部可有破溃或渗液，其疱液具有传染性，故施术者必须戴一次性无菌手套，使用非常规手法施灸。如疱疹较少，可局部选取梅花穴，用线端珠火直接点灸局部疱疹处，沿皮损边缘及中央点灸出梅花形，每点施灸 3 壮；疱疹较多、范围较大者，可局部选取莲花穴、葵花穴，用线端珠火直接点灸局部疱疹处，沿皮损边缘及中央点灸出莲花形、葵花形，每点施灸 3 壮。临证时还可根据皮损大小，沿其周边增加点灸壮数。其余可根据中医辨证取穴施灸。

三、治疗时间及疗程

一般每穴（莲花、梅花穴、葵花穴等除外）点灸 1 ～ 3 壮。急性病一般疗程较短，每日灸 1 次，5 ～ 7 日为 1 个疗程；慢性病疗程较长，可每隔 2 ～ 3 日灸 1 次，15 ～ 20 日为 1 个疗程。

第二节　壮医药线点灸疗法治疗感冒

一、适应证

（1）符合壮医得凉所有阳证、阴证风寒型辨证分型诊断标准。

（2）符合中医感冒实证辨证分型诊断标准。

二、技术操作规范

（一）器械及材料

药线（苎麻线，大号直径约 1 mm、中号直径约 0.7 mm、小号直径约 0.25 mm）、生理盐水、医用棉签、一次性无菌手套、酒精灯、打火机、镊子、剪刀等。

（二）技术操作

1. 患者体位

根据病情确定体位，常取坐位、俯卧位、仰卧位、侧卧位等，以患者舒适及便于施术者操作为宜，避免用强迫体位。

2. 取穴

（1）以灶为穴：即在疾病部位选取一个或多个，甚或是一组穴位作为施治穴位原则。

（2）龙氏取穴：寒手热背肿在梅，痿肌痛沿麻络央，唯有痒疾抓长子，各疾施灸不离乡。选穴以手部、背部穴位为主，如镇寒穴、背八穴、山前门穴、月亮穴等，配以中医大椎、风池、曲池、太阳、迎香等穴。

①镇寒穴：第一掌骨与第二掌骨之间后方凹陷中。

②背八穴：将风门至大肠俞的连线平均分为5等分，等分点处的4点即为穴位，每边4个穴位，共8个穴位。

③山前门穴：在头部额角前发际处，左右各一穴。

④月亮穴：在头部两颞侧，咬牙颞肌隆起最高处，左右各一穴。

3. 施术前准备

（1）洗手，戴医用口罩及帽子。

（2）用生理盐水清洁要施灸的皮肤。

4. 施术

随症配穴，若怕冷畏寒，点灸镇寒穴3壮；若发热，点灸背八穴3壮；若头痛头晕，点灸山前门穴或月亮穴3壮。其余可根据中医辨证取穴施灸。

三、治疗时间及疗程

每穴点灸1～3壮。一般疗程较短，每日点灸1次，5～7日为1个疗程。

第三节　壮医药线点灸疗法治疗湿疹

一、适应证

（1）符合壮医能晗能累阳证、阴证辨证分型诊断标准。

（2）符合中医湿疮的所有辨证分型诊断标准。

二、技术操作规范

（一）器械及材料

药线（苎麻线，大号直径约 1 mm、中号直径约 0.7 mm、小号直径约 0.25 mm）、生理盐水、医用棉签、一次性无菌手套、酒精灯、打火机、镊子、剪刀等。

（二）技术操作

1. 患者体位

根据病情确定体位，常取坐位、俯卧位、仰卧位、侧卧位等，以患者舒适及便于施术者操作为宜，避免用强迫体位。

2. 取穴

（1）以灶为穴：即在皮疹部位选取一个或多个，甚或是一组穴位作为施治穴位原则。

（2）龙氏取穴：寒手热背肿在梅，痿肌痛沿麻络央，唯有痒疾抓长子，各疾施灸不离乡。选穴以壮医长子穴、梅花穴及病灶局部穴位为主，配以中医的足三里、阴陵泉、丰隆、手三里、血海、风门、百虫窝等穴。

3. 施术前准备

（1）洗手，戴医用口罩及帽子，非常规手法施术者须戴一次性无菌手套。

（2）用生理盐水清洁要施灸的皮肤。

4. 施术

（1）若湿疹局部有破溃或渗液，施术者必须穿戴一次性无菌手套，使用非常规操作手法施灸，若皮疹较少，可局部选取长子穴、梅花穴点灸，每点灸 3 壮；若皮疹较多，范围较大，可局部选取莲花穴、葵花穴，每点灸 3 壮。临证时还可根据皮损大小，沿其周边增加点灸壮数。其余可根据中医辨证取穴施灸。

（2）若湿疹局部干燥且无破溃或渗液时，采用常规手法施灸。

三、治疗时间及疗程

急性病一般疗程较短，每日点灸 1 次，5 ～ 7 日为 1 个疗程；慢性病疗程较长，可每隔 2 ～ 3 日点灸 1 次，15 ～ 20 日为 1 个疗程。

第二章　壮医药线升阳灸疗法

第一节　壮医药线升阳灸疗法治疗汗病

一、适应证

（1）符合壮医优平阳证、阴证辨证分型诊断标准。

（2）符合中医汗证肺卫不固、阴虚火旺、心血不足的辨证分型诊断标准。

二、技术操作规范

（一）器械及材料

药线（苎麻线，大号直径约 1 mm、中号直径约 0.7 mm、小号直径约 0.25 mm）、生理盐水、医用棉签、一次性无菌手套、酒精灯、打火机、镊子、剪刀等。

（二）技术操作

1. 患者体位

根据病情确定体位，常取坐位、仰卧位、侧卧位等，以患者舒适及便于施术者操作为宜，避免用强迫体位。

2. 取穴

两外耳道（耳孔穴）。

3. 施术前准备

（1）洗手，戴医用口罩及帽子。

（2）用生理盐水清洁要施灸的皮肤。

4. 施术

将药线的炭火星线端对准耳孔，缓慢将火星从外耳道居中伸进耳内，不触碰耳道内皮肤，数数计时，每次以 20 秒或患者耳内有轻度烫灼感后移出为 1 壮，一般每边耳道灸

5～9壮，男性先左后右，女性先右后左。

三、治疗时间及疗程

每日点灸1～2次，5～7日为1个疗程。

第二节 壮医药线升阳灸疗法治疗浮肿

一、适应证

（1）符合壮医奔浮阴证辨证分型诊断标准。

（2）符合中医水肿的风水相搏、水湿浸渍、脾虚湿困、阳虚水泛的辨证分型诊断标准。

二、技术操作规范

（一）器械及材料

药线（苎麻线，大号直径约1 mm、中号直径约0.7 mm、小号直径约0.25 mm）、生理盐水、医用棉签、一次性无菌手套、酒精灯、打火机、镊子、剪刀等。

（二）技术操作

1. 患者体位

根据病情确定体位，常取坐位、仰卧位、侧卧位等，以患者舒适及便于施术者操作为宜，避免用强迫体位。

2. 取穴

两外耳道（耳孔穴）。

3. 施术前准备

（1）洗手，戴医用口罩及帽子。

（2）用生理盐水清洁要施灸的皮肤。

4. 施术

将药线的炭火星线端对准耳孔，缓慢将火星从外耳道居中伸进耳内，不触碰耳道内皮肤，数数计时，每次以 20 秒或患者耳内有轻度烫灼感后移出为 1 壮，一般每边耳道灸 5～9 壮，男性先左后右，女性先右后左。

三、治疗时间及疗程

每日点灸 1～2 次，5～7 日为 1 个疗程。

第三节　壮医药线升阳灸疗法治疗尿闭

一、适应证

（1）符合壮医幽卡阴证辨证分型诊断标准。

（2）符合中医癃闭肝郁气滞、浊瘀阻塞、脾气不升、肾阳衰惫的辨证分型诊断标准。

二、技术操作规范

（一）器械及材料

药线（苎麻线，大号直径约 1 mm、中号直径约 0.7 mm、小号直径约 0.25 mm）、生理盐水、医用棉签、一次性无菌手套、酒精灯、打火机、镊子、剪刀等。

（二）技术操作

1. 患者体位

根据病情确定体位，常取坐位、仰卧位、侧卧位等，以患者舒适及便于施术者操作为宜，避免用强迫体位。

2. 取穴

两外耳道（耳孔穴）。

3. 施术前准备

（1）洗手，戴医用口罩及帽子。

（2）用生理盐水清洁要施灸的皮肤。

4. 施术

将药线的炭火星线端对准耳孔，缓慢将火星从外耳道居中伸进耳内，不触碰耳道内皮肤，数数计时，每次以 20 秒或患者耳内有轻度烫灼感后移出为 1 壮，一般每边耳道灸5 ～ 9 壮，男性先左后右，女性先右后左。

三、治疗时间及疗程

每日点灸 1 ～ 2 次，5 ～ 7 日为 1 个疗程。

第四节　壮医药线升阳灸疗法治疗尿淋

一、适应证

（1）符合壮医幽扭阴证辨证分型诊断标准。
（2）符合中医淋证气淋、劳淋辨证分型诊断标准。

二、技术操作规范

（一）器械及材料

药线（苎麻线，大号直径约 1 mm、中号直径约 0.7 mm、小号直径约 0.25 mm）、生理盐水、医用棉签、一次性无菌手套、酒精灯、打火机、镊子、剪刀等。

（二）技术操作

1. 患者体位

根据病情确定体位，常取坐位、仰卧位、侧卧位等，以患者舒适及便于施术者操作为宜，避免用强迫体位。

2. 取穴

两外耳道（耳孔穴）。

3. 施术前准备

（1）洗手，戴医用口罩及帽子。

（2）用生理盐水清洁要施灸的皮肤。

4. 施术

将药线的炭火星线端对准耳孔，缓慢将火星从外耳道居中伸进耳内，不触碰耳道内皮肤，数数计时，每次以 20 秒或患者耳内有轻度烫灼感后移出为 1 壮，一般每边耳道灸5 ～ 9 壮，男性先左后右，女性先右后左。

三、治疗时间及疗程

每日点灸 1 ～ 2 次，5 ～ 7 日为 1 个疗程。

第五节　壮医药线升阳灸疗法治疗水道阳虚证

一、适应证

（1）符合壮医水道阳虚证诊断标准。

（2）符合中医肾阳虚证候诊断标准。

二、技术操作规范

（一）器械及材料

药线（苎麻线，大号直径约 1 mm、中号直径约 0.7 mm、小号直径约 0.25 mm）、生理盐水、医用棉签、一次性无菌手套、酒精灯、打火机、镊子、剪刀等。

（二）技术操作

1. 患者体位

根据病情确定体位，常取坐位、仰卧位、侧卧位等，以患者舒适及便于施术者操作为宜，避免用强迫体位。

2. 取穴

两外耳道（耳孔穴）。

3. 施术前准备

（1）洗手，戴医用口罩及帽子。

（2）用生理盐水清洁要施灸的皮肤。

4. 施术

将药线的炭火星线端对准耳孔，缓慢将火星从外耳道居中伸进耳内，不触碰耳道内皮肤，数数计时，每次以 20 秒或患者耳内有轻度烫灼感后移出为 1 壮，一般每边耳道灸 5～9 壮，男性先左后右，女性先右后左。

三、治疗时间及疗程

每日点灸 1～2 次，5～7 日为 1 个疗程。

第六节　壮医药线升阳灸疗法治疗原发性头痛

一、适应证

（1）符合壮医巧尹阴证（风寒型、风湿型、痰浊型、气虚型、血虚型、肾虚型）辨证分型诊断标准。

（2）符合中医头痛的外感头痛风寒证、风湿头痛证，内伤头痛中痰浊上扰、瘀血阻络、气血亏虚、肝肾阴虚、肝郁气滞等辨证分型诊断标准。

二、技术操作规范

（一）器械及材料

药线（苎麻线，大号直径约 1 mm、中号直径约 0.7 mm、小号直径约 0.25 mm）、生理盐水、医用棉签、一次性无菌手套、酒精灯、打火机、镊子、剪刀等。

（二）技术操作

1. 患者体位

根据病情确定体位，常取坐位、仰卧位、侧卧位等，以患者舒适及便于施术者操作为宜，避免用强迫体位。

2. 取穴

两外耳道（耳孔穴）。

3. 施术前准备

（1）洗手，戴医用口罩及帽子。

（2）用生理盐水清洁要施灸的皮肤。

4. 施术

将药线的炭火星线端对准耳孔，缓慢将火星从外耳道居中伸进耳内，不触碰耳道内皮肤，数数计时，每次以 20 秒或患者耳内有轻度烫灼感后移出为 1 壮，一般每边耳道灸 5 ～ 9 壮，男性先左后右，女性先右后左。

三、治疗时间及疗程

每日点灸 1 ～ 2 次，5 ～ 7 日为 1 个疗程。

第七节　壮医药线升阳灸疗法治疗耳鸣

一、适应证

（1）符合壮医耳惹阴证辨证诊断标准。

（2）符合中医耳鸣的所有辨证分型诊断标准。

二、技术操作规范

（一）器械及材料

药线（苎麻线，大号直径约 1 mm、中号直径约 0.7 mm、小号直径约 0.25 mm）、生理盐水、医用棉签、一次性无菌手套、酒精灯、打火机、镊子、剪刀等。

（二）技术操作

1. 患者体位

根据病情确定体位，常取坐位、仰卧位、侧卧位等，以患者舒适及便于施术者操作为宜，避免用强迫体位。

2. 取穴

两外耳道（耳孔穴）。

3. 施术前准备

（1）洗手，戴医用口罩及帽子。

（2）用生理盐水清洁要施灸的皮肤。

4. 施术

将药线的炭火星线端对准耳孔，缓慢将火星从外耳道居中伸进耳内，不触碰耳道内皮肤，数数计时，每次以20秒或患者耳内有轻度烫灼感后移出为1壮，一般每边耳道灸5～9壮，男性先左后右，女性先右后左。

三、治疗时间及疗程

每日点灸1～2次，5～7日为1个疗程。

第八节　壮医药线升阳灸疗法治疗睡眠障碍

一、适应证

（1）符合壮医年闹诺所有辨证分型诊断标准。

（2）符合中医不寐的所有辨证分型诊断标准。

二、技术操作规范

（一）器械及材料

药线（苎麻线，大号直径约 1 mm、中号直径约 0.7 mm、小号直径约 0.25 mm）、生理盐水、医用棉签、一次性无菌手套、酒精灯、打火机、镊子、剪刀等。

（二）技术操作

1. 患者体位

根据病情确定体位，常取坐位、仰卧位、侧卧位等，以患者舒适及便于施术者操作为宜，避免用强迫体位。

2. 取穴

两外耳道（耳孔穴）。

3. 施术前准备

（1）洗手，戴医用口罩及帽子。

（2）用生理盐水清洁要施灸的皮肤。

4. 施术

将药线的炭火星线端对准耳孔，缓慢将火星从外耳道居中伸进耳内，不触碰耳道内皮肤，数数计时，每次以 20 秒或患者耳内有轻度烫灼感后移出为 1 壮，一般每边耳道灸 5 ～ 9 壮，男性先左后右，女性先右后左。

三、治疗时间及疗程

每日点灸 1 ～ 2 次，5 ～ 7 日为 1 个疗程。

第九节　壮医药线升阳灸疗法治疗勃起功能障碍

一、适应证

（1）符合壮医委哟阴证辨证分型诊断标准。

（2）符合中医阳痿的命门火衰、心脾虚损、肝气郁结、惊恐伤肾辨证分型诊断标准。

二、技术操作规范

（一）器械及材料

药线（多种药物制备液浸泡过的苎麻线，大号直径约 1 mm、中号直径约 0.7 mm、小号直径约 0.25 mm）、生理盐水、医用棉签、一次性无菌手套、酒精灯、打火机、镊子、剪刀等。

（二）技术操作

1. 患者体位

根据病情确定体位，常取坐位、仰卧位、侧卧位等，以患者舒适及便于施术者操作为宜，避免用强迫体位。

2. 取穴

两外耳道（耳孔穴）。

3. 施术前准备

（1）洗手，戴医用口罩及帽子。

（2）用生理盐水清洁要施灸的皮肤。

4. 施术

将药线的炭火星线端对准耳孔，缓慢将火星从外耳道居中伸进耳内，不触碰耳道内皮肤，数数计时，每次以 20 秒或患者耳内有轻度烫灼感后移出为 1 壮，一般每边耳道灸 5～9 壮。

三、治疗时间及疗程

每日点灸 1～2 次，5～7 日为 1 个疗程。

第三章　壮医灯心草灸疗法

第一节　壮医灯心草灸疗法治疗甲状腺肿

一、适应证

（1）符合壮医阳证、阴证证候诊断标准。

（2）符合中医瘿病的所有辨证分型诊断标准。

二、技术操作规范

（一）器械及材料

1. 灯心草

秋初割下全草，顺茎划开皮部，剥取茎髓，捆扎成把，晒干备用。干燥的茎髓呈细圆柱形，表面呈白色或淡黄白色，有细纵纹。用时除去杂质，切成长 3 ~ 4 cm 的小段。

2. 其他

茶油、软棉纸、打火机、酒精灯、消毒液、弯盘、治疗盘、垫巾、湿润烧伤膏、记录表、笔、治疗车等。

（二）技术操作

1. 患者体位

根据病情确定体位，常取坐位、俯卧位、仰卧位、侧卧位等，以患者舒适及便于施术者操作为宜，避免用强迫体位。

2. 取穴

遵循以灶为穴、龙氏取穴原则，根据龙路、火路网结穴位的主治病症取穴，常选取各种特定穴位、反应点等，以壮医梅花穴为主，配以鱼腰、天突、膻中、合谷、廉泉、大椎、曲池、内关、足三里、天柱、攒竹、列缺等穴。

3. 施术前准备

（1）洗手，戴医用口罩、帽子。

（2）用生理盐水清洁要施灸的皮肤。

4. 施术

（1）点穴。根据疾病选定穴位并做标记。

（2）燃火。取1根灯心草，将一端蘸茶油，点火前用软棉纸吸去浮油以防燃油下滴引起烫伤，施术者用右手拇指、食指捏住灯心草上三分之一处，在线头端燃火。

（3）爆焠。将燃火端慢慢向穴位移动，并稍停瞬间，待火焰略变大，则快速垂直接触穴位标志点焠烫（勿触之太重或离穴太远，使燃火端与皮肤似触非触为宜），此时从穴位点引出一股气流，将灯草头部爆出，随即发出清脆的"啪啪"爆焠声，火亦随之熄灭。如无爆焠声，当即重复施术1次。灸后皮肤稍发黄，或起小水疱，此为恰到好处。施灸局部应保持清洁，防止感染。

三、治疗时间及疗程

每次治疗灸1～2次，每2日灸1次，15日为1个疗程。

第二节　壮医灯心草灸疗法治疗扁平疣

一、适应证

（1）符合壮医阳证、阴证证候诊断标准。

（2）符合中医扁瘊的所有辨证分型诊断标准。

二、操作规范

（一）器械及材料

1. 灯心草制作

秋初割下全草，顺茎划开皮部，剥取茎髓，捆扎成把，晒干备用。干燥的茎髓呈细圆柱形，表面呈白色或淡黄白色，有细纵纹。用时除去杂质，切成长 3 ～ 4 cm 的小段。

2. 其他

茶油、软棉纸、打火机、酒精灯、消毒液、弯盘、治疗盘、垫巾、湿润烧伤膏、记录表、笔、治疗车等。

（二）技术操作

1. 患者体位

根据病情确定体位，常取坐位、俯卧位、仰卧位、侧卧位等，以患者舒适及便于施术者操作为宜，避免用强迫体位。

2. 取穴

遵循以灶为穴、龙氏取穴原则，根据龙路、火路网结穴位的主治病症取穴，常选取各种特定穴位、反应点等，以壮医梅花穴为主，再视具体病情取相应的配穴。配以阿是穴（散在较大皮损）、曲池、足三里、肺俞、肝俞、阳陵泉、行间、内庭、气海、关元等穴。

3. 施术前准备

（1）洗手，戴医用口罩及帽子。

（2）用生理盐水清洁要施灸的皮肤。

4. 施术

（1）点穴。根据疾病选定穴位并做标记。

（2）燃火。取 1 根灯心草，将一端蘸茶油，点火前用软棉纸吸去浮油以防燃油下滴引起烫伤，施术者用右手拇指、食指捏住灯心草上三分之一处，在线头端燃火。

（3）爆焠。将燃火端慢慢向穴位移动，并稍停瞬间，待火焰略变大，则快速垂直接触穴位标志点焠烫（勿触之太重或离穴太远，使燃火端与皮肤似触非触为宜），此时从穴位点引出一股气流，将灯草头部爆出，随即发出清脆的"啪啪"爆焠声，火亦随之熄灭。如无爆焠声，当即重复施术 1 次。灸后皮肤稍发黄，或起小水疱，此为恰到好处。施灸局部应保持清洁，防止感染。

三、治疗时间及疗程

每次治疗灸 1 ～ 2 次，每 2 日灸 1 次，15 日为 1 个疗程。

第三节 壮医灯心草灸疗法治疗腰椎间盘突出症

一、适应证

（1）符合壮医核尹阴证辨证分型诊断标准。

（2）符合中医腰痛的血瘀证、寒湿证、肝肾亏虚证辨证分型诊断标准。

二、操作规范

（一）器械及材料

1. 灯心草制作

秋初割下全草，顺茎划开皮部，剥取茎髓，捆扎成把，晒干备用。干燥的茎髓呈细圆柱形，表面呈白色或淡黄白色，有细纵纹。用时除去杂质，切成长 3～4 cm 的小段。

2. 其他

茶油、软棉纸、打火机、酒精灯、消毒液、弯盘、治疗盘、垫巾、湿润烧伤膏、记录表、笔、治疗车等。

（二）技术操作

1. 患者体位

据病情确定体位，常取坐位、俯卧位、仰卧位、侧卧位等，以患者舒适及便于施术者操作为宜，避免用强迫体位。

2. 取穴

根据龙路、火路网结穴位的主治病症取穴，常选取各种特定穴位、反应点、病变局部触及的筋节点等。此外，阴证瘀毒型还可选取血府、膈俞等穴，阳证湿热型还可选取委中、丰隆等穴。

3. 施术前准备

（1）洗手，戴医用口罩及帽子。

（2）用生理盐水清洁要施灸的皮肤。

4.施术

（1）点穴。根据疾病选定穴位并做标记。

（2）燃火。取 1 根灯心草，将一端蘸茶油，点火前用软棉纸吸去浮油以防燃油下滴引起烫伤，施术者用右手拇指、食指捏住灯心草上三分之一处，在线头端燃火。

（3）爆焠。将燃火端慢慢向穴位移动，并稍停瞬间，待火焰略变大，则快速垂直接触穴位标志点焠烫（勿触之太重或离穴太远，使燃火端与皮肤似触非触为宜），此时从穴位点引出一股气流，将灯草头部爆出，随即发出清脆的"啪啪"爆焠声，火亦随之熄灭。如无爆焠声，当即重复施术 1 次。灸后皮肤稍发黄，或起小水疱，此为恰到好处。施灸局部应保持清洁，防止感染。

三、治疗时间及疗程

每次治疗灸 1 ～ 2 次，每 2 日灸 1 次，15 日为 1 个疗程。

第四章　壮医神龙灸疗法

第一节　壮医神龙灸疗法治疗谷道气虚型胃痛（慢性胃炎）

一、适应证

（1）符合壮医胴尹谷道气虚证证候诊断标准。

（2）符合中医胃痛寒邪客胃、瘀血停滞、脾胃虚寒辨证分型诊断标准。

二、操作规范

（一）器械及材料

姜渣、艾绒、桑皮纸、灸器、95%酒精、棉球、喷壶、酒精灯、打火机、止血钳、治疗单、毛巾、纱布、压板、一次性手套等。

（二）技术操作

1. 患者体位

根据病情确定体位，常取俯卧位、仰卧位等，以患者舒适及便于施术者操作为宜，避免用强迫体位。

2. 取穴

遵循近部取穴、远部取穴、循道路取穴原则，取腹部腹中线区域处作为重点治疗部位。

3. 施术前准备

洗手，戴医用口罩、帽子、一次性无菌手套。

4. 施术

（1）放灸器。再次评估施灸部位皮肤情况，将桑皮纸铺在患者施灸部位，灸器放在桑皮纸上。

（2）铺姜渣。戴手套，用手将姜渣压紧后放入灸器，铺满，厚度为 2 ～ 3 cm。

（3）铺艾绒。将艾绒压成扁平状后铺在姜渣上，厚度为 1 ～ 2 cm。

（4）燃艾绒。用喷壶将 95% 酒精均匀喷洒在艾绒上，点燃艾绒，使药力迅速通达龙脊，此为 1 壮；待第 1 壮艾绒燃烧至大部分焦黑后，另取艾绒压成扁平状后铺撒在第 1 壮艾绒上，取 95% 酒精棉球沿龙脊自上而下点燃艾绒，每次可灸 2 ～ 5 壮，以患者自觉施灸部位温煦发热为宜。

（5）灸毕。确认艾绒燃烧完毕，撤除灸器。检查患者皮肤情况，用无菌纱布轻拭施灸部位的水迹，立即给患者盖被保暖。

三、治疗时间及疗程

3 ～ 7 日 1 次，3 ～ 5 次为 1 个疗程。

第二节　壮医神龙灸疗法治疗睡眠障碍

一、适应证

（1）符合壮医年闹诺阴证辨证分型诊断标准。

（2）符合中医不寐的心脾两虚、心肾不交、心胆气虚辨证分型诊断标准。

二、操作规范

器械及材料

姜渣、艾绒、桑皮纸、灸器、95% 酒精、棉球、喷壶、酒精灯、打火机、止血钳、治疗单、毛巾、纱布、压板、一次性手套等。

1. 患者体位

根据病情确定体位，常取俯卧位、仰卧位等，以患者舒适及便于施术者操作为宜，避免用强迫体位。

2. 取穴

遵循近部取穴、远部取穴、循道路取穴原则，取胸背部作为重点治疗部位。

3. 施术前准备

洗手，戴医用口罩、帽子、一次性无菌手套。

4. 施术

（1）放灸器。再次评估施灸部位皮肤情况，将桑皮纸铺在患者施灸部位，灸器放在桑皮纸上。

（2）铺姜渣。戴手套，用手将姜渣压紧后放入灸器，铺满，厚度为 2 ～ 3 cm。

（3）铺艾绒。将艾绒压成扁平状后铺在姜渣上，厚度为 1 ～ 2 cm。

（4）燃艾绒。用喷壶将 95% 酒精均匀喷洒在艾绒上，点燃艾绒，使药力迅速通达龙脊，此为 1 壮；待第 1 壮艾绒燃烧至大部分焦黑后，另取艾绒压成扁平状后铺撒在第 1 壮艾绒上，取 95% 酒精棉球沿龙脊自上而下点燃艾绒，每次可灸 2 ～ 5 壮，以患者自觉施灸部位温煦发热为宜。

（5）灸毕。确认艾绒燃烧完毕，撤除灸器。检查患者皮肤情况，用无菌纱布轻拭施灸部位的水迹，立即给患者盖被保暖。

三、治疗时间及疗程

3 ～ 7 日 1 次，3 ～ 5 次为 1 个疗程。

第三节　壮医神龙灸疗法治疗腰椎间盘突出症

一、适应证

（1）符合壮医核尹阴证瘀毒型辨证分型诊断标准。

（2）符合中医腰痛的血瘀证、寒湿证、肝肾亏虚辨证分型诊断标准。

二、操作规范

（一）器械及材料

姜渣、艾绒、桑皮纸、灸器、95%酒精、棉球、喷壶、酒精灯、打火机、止血钳、治疗单、毛巾、纱布、压板、一次性手套等。

（二）技术操作

1.患者体位

根据病情确定体位，常取俯卧位、仰卧位等，以患者舒适及便于施术者操作为宜，避免用强迫体位。

2.取穴

遵循近部取穴、远部取穴、循道路取穴原则，取腰背部痛处作为重点治疗部位。

3.施术前准备

洗手，戴医用口罩、帽子、一次性无菌手套。

4.施术

（1）放灸器。再次评估施灸部位皮肤情况，将桑皮纸铺在患者施灸部位，灸器放在桑皮纸上。

（2）铺姜渣。戴手套，用手将姜渣压紧后放入灸器，铺满，厚度为 2～3 cm。

（3）铺艾绒。将艾绒压成扁平状后铺在姜渣上，厚度为 1～2 cm。

（4）燃艾绒。用喷壶将95%酒精均匀喷洒在艾绒上，点燃艾绒，使药力迅速通达龙脊，此为1壮；待第1壮艾绒燃烧至大部分焦黑后，另取艾绒压成扁平状后铺撒在第1壮艾绒上，取95%酒精棉球沿龙脊自上而下点燃艾绒，每次可灸2～5壮，以患者自觉施灸部位温煦发热为宜。

（5）灸毕。确认艾绒燃烧完毕，撤除灸器。检查患者皮肤情况，用无菌纱布轻拭施灸部位的水迹，立即给患者盖被保暖。

三、治疗时间及疗程

3～7日1次，3～5次为1个疗程。

第四节　壮医神龙灸疗法治疗痛经

一、适应证

（1）符合壮医京尹（嘘滞勒瘀、寒凝水道、嘘勒虚弱、咪腰气亏损）辨证分型诊断标准。

（2）符合中医痛经气滞血瘀证、寒凝血瘀证、气血虚弱证、肝肾亏损证辨证分型诊断标准。

二、技术操作规范

（一）器械及材料

姜渣、艾绒、桑皮纸、灸器、95%酒精、棉球、喷壶、酒精灯、打火机、止血钳、治疗单、毛巾、纱布、压板、一次性手套等。

（二）技术操作

1. 患者体位

根据病情确定体位，常取俯卧位、仰卧位等，以患者舒适及便于施术者操作为宜，避免用强迫体位。

2. 取穴

遵循近部取穴、远部取穴、循道路取穴原则，取腹部腹中线区域作为重点治疗部位。

3. 施术前准备

洗手，戴医用口罩、帽子、一次性无菌手套。

4. 施术

（1）放灸器。再次评估施灸部位皮肤情况，将桑皮纸铺在患者施灸部位，灸器放在桑皮纸上。

（2）铺姜渣。戴手套，用手将姜渣压紧后放入灸器，铺满，厚度为 2～3 cm。

（3）铺艾绒。将艾绒压成扁平状后铺在姜渣上，厚度为 1～2 cm。

（4）燃艾绒。用喷壶将95%酒精均匀喷洒在艾绒上，点燃艾绒，使药力迅速通达龙脊，此为1壮；待第1壮艾绒燃烧至大部分焦黑后，另取艾绒压成扁平状后铺撒在第1壮艾绒上，取95%酒精棉球沿龙脊自上而下点燃艾绒，每次可灸2～5壮，以患者自觉施灸部位温煦发热为宜。

（5）灸毕。确认艾绒燃烧完毕，撤除灸器。检查患者皮肤情况，用无菌纱布轻拭施灸部位的水迹，立即给患者盖被保暖。

三、治疗时间及疗程

3～7日1次，3～5次为1个疗程。

第五章　壮医火攻疗法

第一节　壮医火攻疗法治疗扁平疣

一、适应证

（1）符合壮医阳证、阴证证候诊断标准。

（2）符合中医扁瘊的所有辨证分型诊断标准。

二、操作规范

（一）器械及材料

（1）药枝准备：选取鸡血藤、四方藤、过山香、五味藤、断肠草或吹风散等道地原生新鲜药材中的任一种，切成 15 ～ 20 cm 长，阴干后配生姜、大葱、两面针、黄柏、防己，加入 40 ～ 50 度的白酒浸泡约半个月，取出药枝阴干后备用。

（2）酒精灯、双层牛皮纸数张、打火机、灭灸器等。

（二）技术操作

1. 患者体位

根据病情确定体位，常取俯卧位、仰卧位等，以患者舒适及便于施术者操作为宜，避免用强迫体位。

2. 取穴

遵循近部取穴、远部取穴、循道路取穴、龙氏取穴原则，选取阿是穴（散在较大皮损）、曲池、足三里、肺俞、肝俞、阳陵泉、行间、内庭、气海、关元等穴。

3. 施术前准备

洗手，戴医用口罩、帽子。

4. 施术

（1）选药枝。选择一根 15 ～ 20 cm 长的药枝。

（2）持药枝。右手拇指、食指夹持药枝一端并露出 8 ～ 10 cm。

（3）点火。在酒精灯上点燃药枝一端。

（4）包药枝。待明火熄灭后，用两层牛皮纸包裹燃着暗火的药枝，或将双层牛皮纸铺在要熨灸的部位。

（5）熨灸。用包裹两层牛皮纸的药枝在患者身上特定部位或穴位熨灸，或将燃着暗火的药枝直接熨灸于铺在熨灸部位的牛皮纸上。初起药枝温度高，熨灸如鸟啄食样一上一下快速操作，待药枝温度下降，熨灸速度可渐慢下来，以患者耐受温度为宜。如药枝无热度，即重复上述操作，以皮肤微微潮红为度。

（6）灸毕。熨灸完毕，将药枝放入灭灸器以备下次使用。

三、治疗时间及疗程

每日 1 次或隔日 1 次，7 ～ 10 次为 1 个疗程，根据病情治疗 1 ～ 3 个疗程。

第二节　壮医火攻疗法治疗颈椎病

一、适应证

（1）符合壮医活邀尹阳证、阴证寒凝湿毒型、龙路瘀阻型辨证分型诊断标准。

（2）符合中医痹证的风寒湿痹、痰瘀痹阻、肝肾两虚辨证分型诊断标准。

二、操作规范

（一）器械及材料

1. 药枝准备：选取鸡血藤、四方藤、过山香、五味藤、断肠草或吹风散等道地原生新鲜药材中的任一种，切成 15 ～ 20 cm 长，阴干后配生姜、大葱、两面针、黄柏、防己，加入 40 ～ 50 度的白酒浸泡约半个月，取出药枝阴干后备用。

2.酒精灯、双层牛皮纸数张、打火机、灭灸器等。

（二）技术操作

1.患者体位

根据病情确定体位，常取俯卧位、仰卧位等，以患者舒适及便于施术者操作为宜，避免用强迫体位。

2.取穴

遵循近部取穴、远部取穴、循道路取穴、龙氏取穴原则，选取病变部位及肩背部压痛敏感部位，取肩井、天柱、大椎、风池、夹脊穴、阿是穴等穴，上肢疼痛者加曲池、合谷、天宗等穴。

3.施术前准备

洗手，戴医用口罩、帽子。

4.施术

（1）选药枝。选择一根 15 ～ 20 cm 长的药枝。

（2）持药枝。右手拇指、食指夹持药枝一端并露出 8 ～ 10 cm。

（3）点火。在酒精灯上点燃药枝一端。

（4）包药枝。待明火熄灭后，用两层牛皮纸包裹燃着暗火的药枝，或将双层牛皮纸铺在要熨灸的部位。

（5）熨灸。用包裹两层牛皮纸的药枝在患者身上特定部位或穴位熨灸，或将燃着暗火的药枝直接熨灸于铺在熨灸部位的牛皮纸上。初起药枝温度高，熨灸如鸟啄食样一上一下快速操作，待药枝温度下降，熨灸速度可渐慢下来，以患者耐受温度为宜。如药枝无热度，即重复上述操作，以皮肤微微潮红为度。

（6）灸毕。熨灸完毕，将药枝放入灭灸器以备下次使用。

三、治疗时间及疗程

每日 1 次或隔日 1 次，7 ～ 10 次为 1 个疗程，根据病情治疗 1 ～ 3 个疗程。

第三节 壮医火攻疗法治疗腰椎间盘突出症

一、适应证

（1）符合壮医核尹阴证辨证分型诊断标准。

（2）符合中医腰痛的血瘀证、寒湿证、肝肾亏虚证辨证分型诊断标准。

二、技术操作规范

（一）器械及材料

1.药枝准备：选取鸡血藤、四方藤、过山香、五味藤、断肠草或吹风散等道地原生新鲜药材中的任一种，切成 15 ～ 20 cm 长，阴干后配生姜、大葱、两面针、黄柏、防己，加入 40 ～ 50 度的白酒浸泡约半个月，取出药枝阴干后备用。

2.酒精灯、双层牛皮纸数张、打火机、灭灸器等。

（二）技术操作

1. 患者体位

根据病情确定体位，常取俯卧位、仰卧位等，以患者舒适及便于施术者操作为宜，避免用强迫体位。

2. 取穴

遵循近部取穴、远部取穴、循道路取穴、龙氏取穴原则，根据龙路、火路网结穴位的主治病症取穴，常选取各种特定穴位、反应点、病变局部触及的筋节点等。此外，阴证还可选取、血府、膈俞等穴，阳证还可选取委中、丰隆等穴。

3. 施术前准备

洗手，戴医用口罩、帽子。

4. 施术

（1）选药枝。选择一根 15 ～ 20 cm 长的药枝。

（2）持药枝。右手拇指、食指夹持药枝一端并露出 8 ～ 10 cm。

（3）点火。在酒精灯上点燃药枝一端。

（4）包药枝。待明火熄灭后，用两层牛皮纸包裹燃着暗火的药枝，或将双层牛皮纸铺在要熨灸的部位。

（5）熨灸。用包裹两层牛皮纸的药枝在患者身上特定部位或穴位熨灸，或将燃着暗火的药枝直接熨灸于铺在熨灸部位的牛皮纸上。初起药枝温度高，熨灸如鸟啄食样一上一下快速操作，待药枝温度下降，熨灸速度可渐慢下来，以患者耐受温度为宜。如药枝无热度，即重复上述操作，以皮肤微微潮红为度。

（6）灸毕。熨灸完毕，将药枝放入灭灸器以备下次使用。

三、治疗时间及疗程

每日 1 次或隔日 1 次，7 ～ 10 次为 1 个疗程，根据病情治疗 1 ～ 3 个疗程。

第六章　壮医刮痧疗法

第一节　壮医刮痧疗法治疗感冒

一、适应证

（1）符合壮医得凉所有阳证、阴证风寒型辨证分型诊断标准。

（2）符合中医感冒的实证辨证分型诊断标准。

二、技术操作规范

（一）器械及材料

刮痧板、刮痧油（或药酒、凡士林等）、治疗盘、治疗碗、75% 酒精、生理盐水、棉球、无菌纱布、治疗巾、一次性无菌手套等。

（二）技术操作

1. 患者体位

根据病情确定体位，常取坐位、俯卧位、仰卧位、侧卧位等，以患者舒适及便于施术者操作为宜，避免用强迫体位。

2. 取穴

遵循近部取穴、远部取穴、循道路取穴、龙氏取穴原则，部位以颈肩部、背部、上肢为主，穴位以大椎、扁担穴、背廊穴为主。

3. 施术前准备

（1）洗手，戴医用口罩、帽子、一次性手套。

（2）用棉球或无菌纱布蘸生理盐水清洁将要刮痧部位的皮肤。

4. 施术

（1）涂擦介质。将刮痧油（或药酒、凡士林等）倒入治疗碗内，用棉球或方纱蘸刮痧油（或药酒、凡士林等）均匀涂抹在刮痧部位皮肤上，以刮痧油不滴出为度。

（2）刮痧。从颈肩部开始刮拭，然后到背部，重点刮拭大椎、扁担穴、背廊穴，从上向下、从内向外刮拭。刮痧板与刮拭方向一般保持 45°～90°，沿同一方向刮拭，采用腕力，力量要均匀。每个部位刮拭 10～20 次，时间 3～5 分钟，不超过 20 分钟，以皮肤出现紫色痧点或局部皮肤微微发热为宜。

（3）施术后处理。用无菌纱布清洁皮肤（根据病情需要可在刮痧部位涂擦药酒），洗净刮痧板，用 75% 酒精消毒刮痧板。

三、治疗时间及疗程

1～2 日治疗 1 次，一般治疗 2～3 次。

第二节　壮医刮痧疗法治疗咳嗽

一、适应证

（1）符合壮医奔唉有阳证辨证分型诊断标准。

（2）符合中医咳嗽的风寒袭肺、风热犯肺、风燥伤肺、痰湿蕴肺、痰热郁肺、肝火犯肺的辨证分型诊断标准。

二、技术操作规范

（一）器械及材料

刮痧板、刮痧油（或药酒、凡士林等）、治疗盘、治疗碗、75% 酒精、生理盐水、棉球、无菌纱布、治疗巾、一次性无菌手套等。

（二）技术操作

1. 患者体位

根据病情确定体位，常取坐位、俯卧位、仰卧位、侧卧位等，以患者舒适及便于施术者操作为宜，避免用强迫体位。

2. 取穴

遵循近部取穴、远部取穴、循道路取穴、龙氏取穴原则，部位以背部、胸腹部为主，穴位以大椎、定喘、膻中、中脘穴为主。

3. 施术前准备

（1）洗手，戴医用口罩、帽子、一次性手套。

（2）用棉球或无菌纱布蘸生理盐水清洁将要刮痧部位的皮肤。

4. 施术

（1）涂擦介质。将刮痧油（或药酒、凡士林等）倒入治疗碗内，用棉球或无菌纱布蘸刮痧油（或药酒、凡士林等）均匀涂抹在刮痧部位皮肤上，以刮痧油不滴出为度。

（2）刮痧。从背部开始刮拭，然后到胸腹部，从上向下、内向外刮拭；胸腹部从天突刮向曲骨，重点刮拭膻中穴及中脘穴。刮痧板与刮拭方向一般保持 45°～90°，沿同一方向刮拭，采用腕力，力量要均匀。每个部位刮拭 10～20 次，时间 3～5 分钟，不超过 20 分钟，以皮肤出现紫色痧点或局部皮肤微微发热为宜。

（3）施术后处理。用无菌纱布清洁皮肤（根据病情需要可在刮痧部位涂擦药酒），洗净刮痧板，用 75% 酒精消毒刮痧板。

三、治疗时间及疗程

1～2 日治疗 1 次，一般治疗 2～3 次。

第三节　壮医刮痧疗法治疗颈椎病

一、适应证

（1）符合壮医活邀尹阳证、阴证寒凝湿毒型、龙路瘀阻型辨证分型诊断标准。

（2）符合中医痹证的所有辨证分型诊断标准。

二、技术操作规范

（一）器械及材料

刮痧板、刮痧油（或药酒、凡士林等）、治疗盘、治疗碗、75%酒精、生理盐水、棉球、无菌纱布、治疗巾、一次性无菌手套等。

（二）技术操作

1.患者体位

根据病情确定体位，常取坐位、俯卧位、仰卧位、侧卧位等，以患者舒适及便于施术者操作为宜，避免用强迫体位。

2.取穴

遵循近部取穴、远部取穴、循道路取穴、龙氏取穴原则，部位以颈项部、肩背部、肘前部为主。

3.施术前准备

（1）洗手，戴医用口罩、帽子、一次性手套。

（2）用棉球或无菌纱布蘸生理盐水清洁将要刮痧部位的皮肤。

4.施术

（1）涂擦介质。将刮痧油（或药酒、凡士林等）倒入治疗碗内，用棉球或无菌纱布蘸刮痧油（或药酒、凡士林等）均匀涂抹在刮痧部位皮肤上，以刮痧油不滴出为度。

（2）刮痧。从颈项部开始刮拭，然后到肩背部，最后为肘前部，从上向下、从内向外刮拭。刮痧板与刮拭方向一般保持45°～90°，要沿同一方向刮拭，采用腕力，力量要均匀。每个部位刮拭10～20次，时间3～5分钟，不超过20分钟，以皮肤出现紫色痧点或局部皮肤微微发热为宜。

（3）施术后处理。用无菌纱布清洁皮肤（根据病情需要可在刮痧部位涂擦药酒），洗净刮痧板，用75%酒精消毒刮痧板。

三、治疗时间及疗程

3～5日治疗1次，治疗3～5次为1个疗程。

第七章 壮医针刺疗法

第一节 壮医针刺（脐环针）疗法治疗睡眠障碍

一、适应证

（1）符合壮医年闹诺所有辨证分型诊断标准。

（2）符合中医不寐的所有辨证分型诊断标准。

二、技术操作规范

（一）器械及材料

各种型号的一次性毫针（管针）、碘伏、棉签、弯盘、利器盒等。

（二）技术操作

1. 患者体位

根据病情确定体位，常取坐位、仰卧位、侧卧位等，以患者舒适及便于施术者操作为宜，避免用强迫体位。

2. 取穴

取穴：以脐内环穴、安眠三穴、神门、复溜等穴为主。体质虚弱者，加下关元、足三里、三阴交；心烦易怒者，加太冲、期门、内关；头晕脑胀者，加眉心、风池、发旋。

3. 施术前准备

（1）洗手，戴医用口罩、帽子。

（2）75% 酒精消毒施术者手指，碘伏消毒施术部位皮肤，消毒范围直径大于施术部位 5 cm。

4. 施术

（1）针刺手法。针刺脐内环穴，采用壮医针灸调气法。其他穴位进针后行平补平泻手法。一般情况留针时间为 20 分钟，还可以依据病情需要延长留针时间至 30 ～ 50 分钟。

（2）出针。嘱患者做腹式吐纳运动，趁患者吐气时缓慢拔出，在出针后，应迅速用消毒干棉球揉按针孔，以防出血。检查针数，防遗漏。

（3）施术后处理。用过的针具置于利器盒中销毁处理。

三、治疗时间及疗程

每日 1 次，7 ～ 10 次为 1 个疗程。

第二节　壮医针刺疗法治疗颈椎病

一、适应证

（1）符合壮医活邀尹阳证、阴证辨证分型诊断标准。

（2）符合中医痹证的所有辨证分型诊断标准。

二、技术操作规范

（一）器械及材料

各种型号的一次性毫针（管针）、碘伏、棉签、弯盘、利器盒等。

（二）技术操作

1. 患者体位

根据病情确定体位，常取坐位、仰卧位、侧卧位等，以患者舒适及便于施术者操作为宜，避免用强迫体位。

2. 取穴

取穴：项棱、扁担、肩胛环、大椎、风池、天宗、大杼、后溪、阿是穴等穴。

3. 施术前准备

（1）洗手，戴医用口罩、帽子。

（2）75% 酒精消毒施术者手指，碘伏消毒施术部位皮肤，消毒范围直径大于施术部位 5 cm。

4. 施术

（1）针刺。常规针刺，后溪穴用吐纳泻法，其余穴位均采用平补平泻手法。一般情况留针时间为 20 分钟，还可依据病情需要延长留针时间至 30 ～ 50 分钟。

（2）出针。手持针做轻微的捻转动作，感觉针下松动后，将针缓慢退至皮下，再将针迅速退出。在出针后，应迅速用消毒干棉球揉按针孔，以防出血。检查针数，防遗漏。

（3）施术后处理。用过的针具置于利器盒中处理。

三、治疗时间及疗程

每日 1 次，7 ～ 10 次为 1 个疗程。

第三节　壮医针刺（脐环针）疗法治疗痛经

一、适应证

（1）符合壮医京伊所有辨证分型诊断标准。
（2）符合中医痛经的所有辨证分型诊断标准。

二、技术操作规范

（一）器械及材料

各种型号的一次性毫针（管针）、碘伏、棉签、弯盘、利器盒等。

（二）技术操作

1. 患者体位

根据病情确定体位，常取坐位、仰卧位、侧卧位等，以患者舒适及便于施术者操作为宜，避免用强迫体位。

2. 取穴

取穴：以脐内环穴（心、肾、肝）、下脐行穴、三阴交、归来、地机、复溜等穴为主。

气滞血瘀者，加气海、太冲；寒凝水道者，加血海、命门；气血虚弱者，加足三里；肾虚者，加肾俞、太溪。

3. 施术前准备

（1）洗手，戴医用口罩及帽子。

（2）75% 酒精消毒施术者手指，碘伏消毒施术部位皮肤，消毒范围直径大于施术部位 5 cm。

4. 施术

（1）针刺。针刺脐内环穴（心、肾、肝），采用壮医针灸调气法。地机穴采用吐纳泻法，其余穴位采用平补平泻法。一般情况留针时间为 20 分钟，还可依据病情需要延长留针时间至 30 ～ 50 分钟。

（2）出针。嘱患者做腹式吐纳运动，趁患者吐气时缓慢拔出，在出针后，应迅速用消毒干棉球揉按针孔，以防出血。检查针数，防遗漏。

（3）施术后处理。用过的针具置于利器盒中销毁处理。

三、治疗时间及疗程

每日 1 次或每周 2 次，10 次为 1 个疗程，一般连续治疗 3 个月经周期。

第八章　壮医刺血疗法

第一节　壮医刺血疗法治疗急性荨麻疹

一、适应证

（1）符合壮医能唅能累（瘙痒、湿疹）阳证的诊断标准。

（2）符合中医瘾疹的诊断标准。

二、技术操作规范

（一）器械及材料

一次性三棱针或注射器针头、一次性无菌手套、碘伏、75% 酒精、医用棉签或棉球、无菌纱布或创可贴、胶布等。

（二）技术操作

1. 患者体位

根据病情确定体位，常取坐位、俯卧位、仰卧位、侧卧位等，以患者舒适及便于施术者操作为宜，避免用强迫体位。

2. 取穴

遵循近部取穴、远部取穴、循道路取穴、龙氏取穴、随症取穴原则，选穴以大椎、曲池、膈俞、血海、耳尖为主。

3. 施术前准备

（1）洗手，戴医用口罩、帽子、一次性无菌手套。

（2）选择一次性三棱针或注射器针头。

（3）碘伏消毒施术部位皮肤，消毒范围直径大于施术部位 5 cm。

4.施术

（1）持针。右手拇指、食指持针，中指抵住针体，露出针尖 1～2 cm，左手捏住或夹持刺血部位皮肤。

（2）进针。右手持针迅速浅刺治疗部位，深 0.1～0.3 cm，左手挤按针孔，使出血，每穴放血 10 滴为宜。根据病情加用拔罐以增加出血量。

（3）术后清洁。用无菌纱布擦拭拔罐部位的瘀血，常规消毒治疗部位的皮肤。

（4）施术后处理。用过的针具置于利器盒中销毁处理。

三、治疗时间及疗程

急性病症，每 1～2 日治疗 1 次，3 次为 1 个疗程；慢性病症，每 3～5 日治疗 1 次，7 次为 1 个疗程。

第二节　壮医刺血疗法治疗粘连性肩关节囊炎

一、适应证

（1）符合壮医旁巴尹阳证辨证分型诊断标准。

（2）符合中医冻结肩血瘀气滞型诊断标准。

二、技术操作规范

（一）器械及材料

一次性三棱针或注射器针头、一次性无菌手套、碘伏、75% 酒精、医用棉签或棉球、无菌纱布或创可贴、胶布等。

（二）技术操作

1.患者体位

根据病情确定体位，常取坐位、俯卧位、仰卧位、侧卧位等，以患者舒适及便于施术者操作为宜，避免用强迫体位。

2. 取穴

遵循近部取穴、远部取穴、循道路取穴、龙氏取穴、随症取穴原则，取穴以阿是穴为主，常见肩关节周围压痛点，在疼痛最明显的部位取穴，以此穴为中心，上、下、左、右旁开各取多穴。

3. 施术前准备

（1）洗手，戴医用口罩、帽子、一次性无菌手套。

（2）选择一次性三棱针或注射器针头。

（3）碘伏消毒施术部位皮肤，消毒范围直径大于施术部位 5 cm。

4. 施术

（1）持针。右手拇指、食指持针，中指抵住针体，露出针尖 1～2 cm，左手捏住或夹持刺血部位皮肤。

（2）进针。右手持针迅速浅刺治疗部位，深 0.1～0.3 cm，左手挤按针孔，使出血，每穴放血 10 滴为宜。根据病情加用拔罐以增加出血量。

（3）术后清洁。用无菌纱布擦拭拔罐部位的瘀血，常规消毒治疗部位的皮肤。

（4）施术后处理。用过的针具置于利器盒中销毁处理。

三、治疗时间及疗程

急性病症，每 1～2 日治疗 1 次，3 次为 1 个疗程；慢性病症，每 3～5 日治疗 1 次，7 次为 1 个疗程。

第三节　壮医刺血疗法治疗腰椎间盘突出症

一、适应证

（1）符合壮医核尹阳证湿热型、阴证瘀毒型辨证分型诊断标准。

（2）符合中医腰痛的血瘀证、寒湿证、湿热证辨证分型诊断标准。

二、操作规范

(一)器械及材料

一次性三棱针或注射器针头、一次性无菌手套、碘伏、75% 酒精、医用棉签或棉球、无菌纱布或创可贴、胶布等。

(二)技术操作

1. 患者体位

根据病情确定体位,常取坐位、俯卧位、仰卧位、侧卧位等,以患者舒适及便于施术者操作为宜,避免用强迫体位。

2. 取穴

遵循近部取穴、远部取穴、循道路取穴、龙氏取穴、随症取穴原则,取穴以阿是穴为主,常见腰部龙脊穴周围或臀部压痛点,在疼痛最明显的部位取穴,以此穴为中心,上、下、左、右旁开各取多穴。

3. 施术前准备

(1)洗手,戴医用口罩、帽子、一次性无菌手套。

(2)选择一次性三棱针或注射器针头。

(3)碘伏消毒施术部位皮肤,消毒范围直径大于施术部位 5 cm。

4. 施术

(1)持针。右手拇指、食指二指持针,中指抵住针体,露出针尖 1 ~ 2 cm,左手捏住或夹持刺血部位皮肤。

(2)进针。右手持针迅速浅刺治疗部位,深 0.1 ~ 0.3 cm,左手挤按针孔,使出血,每穴放血 10 滴为宜。根据病情加用拔罐以增加出血量。

(3)术后清洁。用无菌纱布擦拭拔罐部位的瘀血,常规消毒治疗部位的皮肤。

(4)施术后处理。用过的针具置于利器盒中销毁处理。

三、治疗时间及疗程

急性病症,每 1 ~ 2 日治疗 1 次;慢性病症,每 3 ~ 5 日治疗 1 次,5 次为 1 个疗程。

第四节 壮医刺血疗法治疗陈旧性踝关节扭伤

一、适应证

（1）符合壮医林得叮相阳证、阴证辨证分型诊断标准。

（2）符合中医筋伤的气滞血瘀型分型诊断标准。

二、技术操作规范

（一）器械及材料

一次性三棱针或注射器针头、一次性无菌手套、碘伏、75% 酒精、医用棉签或棉球、无菌纱布或创可贴、胶布等。

（二）技术操作

1. 患者体位

根据病情确定体位，常取坐位、俯卧位、仰卧位、侧卧位等，以患者舒适及便于施术者操作为宜，避免用强迫体位。

2. 取穴

遵循近部取穴、远部取穴、循道路取穴、龙氏取穴、随症取穴原则，取穴以阿是穴为主，常见踝关节周围压痛点，在疼痛最明显的部位取穴，以此穴为中心，上、下、左、右旁开各取多穴。

3. 施术前准备

（1）洗手，戴医用口罩、帽子、一次性无菌手套。

（2）选择一次性三棱针或注射器针头。

（3）碘伏消毒施术部位皮肤，消毒范围直径大于施术部位 5 cm。

4. 施术

（1）持针。右手拇指、食指持针，中指抵住针体，露出针尖 1 ～ 2 cm，左手捏住或夹持刺血部位皮肤。

（2）进针。右手持针迅速浅刺治疗部位，深 0.1 ～ 0.3 cm，左手挤按针孔，使出血，每穴放血 10 滴为宜。根据病情加用拔罐以增加出血量。

（3）术后清洁。用无菌纱布擦拭拔罐部位的瘀血，常规消毒治疗部位的皮肤。

（4）施术后处理。用过的针具置于利器盒中销毁处理。

三、治疗时间及疗程

慢性病症，每 3 ～ 5 日治疗 1 次，7 次为 1 个疗程。

第九章 壮医莲花针拔罐逐瘀疗法

第一节 壮医莲花针拔罐逐瘀疗法治疗带状疱疹

一、适应证

（1）符合壮医奔呗啷阳证、阴证辨证分型诊断标准。

（2）符合中医蛇串疮的所有辨证分型诊断标准。

二、技术操作规范

（一）器械及材料

一次性莲花针（单头或双头皮肤针）、真空抽气罐（或壮医药物竹罐、壮医陶罐、玻璃罐等）、碘伏、医用棉签、无菌纱布、镊子、一次性无菌手套、大毛巾、治疗车等。

（二）技术操作

1. 患者体位

根据病情确定体位，常取坐位、俯卧位、仰卧位、侧卧位等，以患者舒适及便于施术者操作为宜，避免用强迫体位。

2. 取穴

（1）循路：依龙路、火路循行路线叩刺；叩刺背廊穴；或依据证型循经叩刺；或叩刺足太阳膀胱经的肝俞、脾俞及皮损相应节段的背俞穴。

（2）循点：叩刺根据龙路、火路网结穴位的主治病症进行叩刺，主要选取足太阳膀胱经的肝俞、脾俞及皮损相应节段的背俞穴、特定穴。如气郁型取肝俞、胆俞、合谷、太冲、血海等穴，湿热型取脾俞、大肠俞、曲池、足三里、丰隆等穴，风湿热型取肺俞、风门、肝俞、风市等穴，也可取局部阿是穴。

（3）局部：取局部病变部位进行围刺、散刺，主要取带状疱疹局部梅花穴（沿疼痛处神经丛走向及其周围为穴），注意避开浅表大血管。

（4）龙氏取穴：寒手热背肿在梅，痿肌痛沿麻络央，唯有痒疾抓长子，各疾施灸不离乡。

3. 施术前准备

（1）洗手，戴医用口罩、帽子、一次性无菌手套。

（2）选择一次性莲花针。

（3）碘伏消毒施术部位皮肤，消毒范围直径大于施术部位 5 cm。

4. 施术

（1）叩刺。右手握莲花针针柄尾部，食指在下，拇指在上，针尖对准叩刺部位，用腕力借助针柄弹性将针尖垂直叩刺在皮肤上，反复进行，直至皮肤微微渗血，以刺破龙路、火路网络分支，使之形成比罐口略小的梅花形状，叩刺强度视患者及病情而定。叩刺的手法根据叩刺的力度、局部皮肤出血情况及患者疼痛程度，分为轻、中、重三种。

①轻手法。用较轻腕力叩刺，以局部皮肤潮红无出血、患者无疼痛为度。适用于老年人、体弱者、妇儿及头面等肌肉浅薄处。

②中手法。介于轻叩刺手法和重叩刺手法之间，以局部皮肤潮红、隐隐出血、患者稍感疼痛为度。适用于一般疾病及多数患者。

③重手法。用较重腕力叩刺，至局部皮肤轻微出血，感觉疼痛，但仍可忍受为度。适用于体壮者、实证及肌肉丰厚处。

（2）施罐。

①拔罐。拔罐器具可选用壮医药物竹罐、壮医陶罐、玻璃罐、真空抽气罐等，其中壮医针刺最常用的是真空抽气罐（注意罐口需依据拔罐部位及叩刺范围选择）。以真空抽气罐为例：叩刺完毕，左手将真空抽气罐扣压在叩刺部位，右手持真空抽气枪连接真空抽气罐气嘴进行抽气，使罐内形成负压。抽气次数以患者耐受为度，然后撤枪，盖上大毛巾。

②留罐。留罐 10～15 分钟，若病情较轻或面部拔罐，可选择闪罐，不必留罐。留罐时间应视病情和叩刺部位适当调整。

③起罐。将气罐活塞拔起，然后把罐向一侧倾斜，让空气进入罐内，同时让瘀血流入罐内，慢慢将罐提起，用无菌纱布擦拭所拔部位的瘀血，常规消毒治疗部位的皮肤。

（3）施术后处理。一次性莲花针一人一针，用后丢入利器盒。冲洗罐内瘀血，放入含氯消毒液中浸泡，送消毒供应中心统一消毒，防止交叉感染。

三、治疗时间及疗程

隔日治疗 1 次，5～7 次为 1 个疗程。

第二节　壮医莲花针拔罐逐瘀疗法治疗腰椎间盘突出症

一、适应证

（1）符合壮医核尹阳证湿热型、阴证瘀毒型辨证分型诊断标准。
（2）符合中医腰痛的血瘀证、寒湿证、湿热证辨证分型诊断标准。

二、技术操作规范

（一）器械及材料

一次性莲花针（单头或双头皮肤针）、真空抽气罐（或壮医药物竹罐、壮医陶罐、玻璃罐等）、碘伏、医用棉签、无菌纱布、镊子、一次性无菌手套、大毛巾、治疗车等。

（二）技术操作

1.患者体位

根据病情确定体位，常取坐位、俯卧位、仰卧位、侧卧位等，以患者舒适及便于施术者操作为宜，避免用强迫体位。

2.取穴

（1）循路：依龙路、火路循行路线叩刺，一般以疼痛的脊、腰、臀、腿部位的龙路、火路循行路线为主。

（2）循点：根据龙路、火路网结穴位的主治病症进行叩刺，取各种特定穴位、反应点、病变局部触及的筋节点等。此外，阴证瘀毒型还可取血府、膈俞等穴，阳证还可取委中、丰隆等穴。

（3）局部：取局部病变部位进行围刺、散刺，如局部瘀肿疼痛处。注意避开浅表大血管。

3. 施术前准备

（1）洗手，戴医用口罩、帽子、一次性无菌手套。

（2）选择一次性莲花针。

（3）碘伏消毒施术部位皮肤，消毒范围直径大于施术部位 5 cm。

4. 施术

（1）叩刺。右手握莲花针针柄尾部，食指在下，拇指在上，针尖对准叩刺部位，用腕力借助针柄弹性将针尖垂直叩刺在皮肤上，反复进行，直至皮肤微微渗血，以刺破龙路、火路网络分支，使之形成比罐口略小的梅花形状，叩刺强度视患者及病情而定。叩刺的手法根据叩刺的力度、局部皮肤出血情况及患者疼痛程度，分为轻、中、重三种。

①轻手法。用较轻腕力叩刺，以局部皮肤潮红无出血、患者无疼痛为度。适用于老年人、体弱者、妇儿及头面等肌肉浅薄处。

②中手法。介于轻叩刺手法和重叩刺手法之间，以局部皮肤潮红、隐隐出血、患者稍感疼痛为度。适用于一般疾病及多数患者。

③重手法。用较重腕力叩刺，至局部皮肤轻微出血，感觉疼痛，但仍可忍受为度。适用于体壮者、实证及肌肉丰厚处。

（2）施罐。

①拔罐。拔罐器具可选用壮医药物竹罐、壮医陶罐、玻璃罐、真空抽气罐等，其中壮医针刺最常用的是真空抽气罐（注意罐口需依据拔罐部位及叩刺范围选择）。以真空抽气罐为例：叩刺完毕，左手将真空抽气罐扣压在叩刺部位，右手持真空抽气枪连接真空抽气罐气嘴进行抽气，使罐内形成负压。抽气次数以患者耐受为度，然后撤枪，盖上大毛巾。

②留罐。留罐 10～15 分钟，若病情较轻或面部拔罐，可选择闪罐，不必留罐。留罐时间应视病情和叩刺部位适当调整。

③起罐。将气罐活塞拔起，然后把罐向一侧倾斜，让空气进入罐内，同时让瘀血流入罐内，慢慢将罐提起，用无菌纱布擦拭所拔部位的瘀血，常规消毒治疗部位的皮肤。

（3）施术后处理。一次性莲花针一人一针，用后丢入利器盒。冲洗罐内瘀血，放入含氯消毒液中浸泡，送消毒供应中心统一消毒，防止交叉感染。

三、治疗时间及疗程

急性病症一般 1 ～ 2 日治疗 1 次，5 ～ 7 日为 1 个疗程；慢性病症每 3 ～ 4 日治疗 1 次，10 ～ 12 日为 1 个疗程。

第三节　壮医莲花针拔罐逐瘀疗法治疗膝关节骨性关节炎

一、适应证

（1）符合壮医骆芡阳证、阴证气郁型辨证分型诊断标准。

（2）符合中医膝痹的气滞血瘀证、湿热痹阻证辨证分型诊断标准。

二、技术操作规范

（一）器械及材料

一次性莲花针（单头或双头皮肤针）、真空抽气罐（或壮医药物竹罐、壮医陶罐、玻璃罐等）、碘伏、医用棉签、无菌纱布、镊子、一次性无菌手套、大毛巾、治疗车等。

（二）技术操作

1. 患者体位

根据病情确定体位，常取坐位、俯卧位、仰卧位、侧卧位等，以患者舒适及便于施术者操作为宜，避免用强迫体位。

2. 取穴

遵循循路、循点、局部取穴原则，取穴以壮医梅花穴为主，在红肿疼痛最明显的部位取穴，以此穴为中心，上、下、左、右旁开各取一穴，由内向外刺成梅花形。

3. 施术前准备

（1）洗手，戴医用口罩、帽子、一次性无菌手套。

（2）选择一次性莲花针。

（3）碘伏消毒施术部位皮肤，消毒范围直径大于施术部位 5 cm。

4. 施术

（1）叩刺。

右手握莲花针针柄尾部，食指在下，拇指在上，针尖对准叩刺部位，用腕力借助针柄弹性将针尖垂直叩刺在皮肤上，反复进行，直至皮肤微微渗血，以刺破龙路、火路网络分支，使之形成比罐口略小的梅花形状，叩刺强度视患者及病情而定（图1-9-1）。叩刺的手法根据叩刺的力度、局部皮肤出血情况及患者疼痛程度，分为轻、中、重三种。

①轻手法。用较轻腕力叩刺，以局部皮肤潮红无出血、患者无疼痛为度。适用于老年人、体弱者、妇儿及头面等肌肉浅薄处。

②中手法。介于轻叩刺手法和重叩刺手法之间，以局部皮肤潮红、隐隐出血、患者稍感疼痛为度。适用于一般疾病及多数患者。

③重手法。用较重腕力叩刺，至局部皮肤轻微出血，感觉疼痛，但仍可忍受为度。适用于体壮者、实证及肌肉丰厚处。

（2）施罐。

①拔罐。拔罐器具可选用壮医药物竹罐、壮医陶罐、玻璃罐、真空抽气罐等，其中壮医针刺最常用的是真空抽气罐（注意罐口需依据拔罐部位及叩刺范围选择）。以真空抽气罐为例：叩刺完毕，左手将真空抽气罐扣压在叩刺部位，右手持真空抽气枪连接真空抽气罐气嘴进行抽气，使罐内形成负压。抽气次数以患者耐受为度，然后撤枪，盖上大毛巾。

②留罐。留罐 10 ～ 15 分钟，若病情较轻或面部拔罐，可选择闪罐，不必留罐。留罐时间应视病情和叩刺部位适当调整（图1-9-2）。

③起罐。将气罐活塞拔起，然后把罐向一侧倾斜，让空气进入罐内，同时让瘀血流入罐内，慢慢将罐提起，用无菌纱布擦拭所拔部位的瘀血，常规消毒治疗部位的皮肤。

（3）施术后处理。一次性莲花针一人一针，用后丢入利器盒。冲洗罐内瘀血，放入含氯消毒液中浸泡，送消毒供应中心统一消毒，防止交叉感染。

三、治疗时间及疗程

急性疼痛 1 ～ 2 日治疗 1 次，5 ～ 7 日为 1 个疗程；慢性疼痛 3 ～ 4 日治疗 1 次，10 ～ 15 日为 1 个疗程。

第十章　壮医火针疗法

第一节　壮医火针疗法治疗颈椎病

一、适应证

（1）符合壮医活邀尹阳证、阴证寒凝湿毒型、龙路瘀阻型辨证分型诊断标准。

（2）符合中医痹证的风寒湿痹、痰瘀痹阻、肝肾两虚辨证分型诊断标准。

二、技术操作规范

（一）器械及材料

一次性针灸针（一般选用规格 0.40 mm×40 mm），可根据病情及病位选择不同规格的针具）、一次性无菌手套、碘伏、医用棉签或棉球、打火机、酒精灯等。

（二）技术操作

1. 患者体位

根据病情确定体位，常取坐位、俯卧位、仰卧位、侧卧位等，以患者舒适及便于施术者操作为宜，避免用强迫体位。

2. 取穴

以颈肩部痛处为中心，采取"顺藤摸瓜""顺筋摸结"的方法，查找相关筋结病灶点作为治疗部位。

3. 施术前准备

（1）洗手，戴医用口罩、帽子、一次性无菌手套。

（2）选择一次性针灸针。

（3）碘伏消毒施术部位皮肤，消毒范围直径大于施术部位 5 cm。

4. 施术

（1）经筋摸结。施术者运用拇指的指尖、指腹及拇指与其余四指的合力，或用肘尖，对经筋循行路线按浅、中、深层次，由浅至深，由轻至重，以切、循、按、摸、弹拨、推按、拨刮、拑掐、揉捏等手法行检。筋结分点、线、面等形状，触摸有粗糙样、小颗粒状、结节状、条索状、线样，甚至成片状，大小、深浅不一，以触压疼痛异常敏感为特征。

（2）火针消结。施术者以左手按压固定查及的筋结点，右手持火针针具，将针尖置于酒精灯上烧红直至发白，根据筋结的大小、部位深浅迅速将针尖垂直刺入皮肤，直达筋结点，疾进疾出，不留针，每个筋结点施针 3 ～ 5 次。

三、治疗时间及疗程

急性病症 1 ～ 2 日治疗 1 次，5 ～ 7 日为 1 个疗程；慢性病症 2 ～ 3 日治疗 1 次，10 ～ 12 日为 1 个疗程。

第二节　壮医火针疗法治疗痛风

一、适应证

（1）符合壮医隆芡阴证风寒湿型、浊淤型、气血虚型的辨证分型诊断标准。

（2）符合中医痛风的痰浊阻滞型、瘀血阻滞型、肝肾亏虚型辨证分型诊断标准。

二、技术操作规范

（一）器械及材料

一次性针灸针（一般选用规格 0.40 mm × 40 mm），可根据病情及病位选择不同规格的针具）、一次性无菌手套、碘伏、医用棉签或棉球、打火机、酒精灯等。

（二）技术操作

1. 患者体位

根据病情确定体位，常取坐位、俯卧位、仰卧位、侧卧位等，以患者舒适及便于施术者操作为宜，避免用强迫体位。

2. 取穴

以痛处为中心，采取"顺藤摸瓜""顺筋摸结"的方法，查找相关筋结病灶点作为治疗部位。

3. 施术前准备

（1）洗手，戴医用口罩、帽子、一次性无菌手套。

（2）选择一次性针灸针。

（3）碘伏消毒施术部位皮肤，消毒范围直径大于施术部位 5 cm。

4. 施术

（1）经筋摸结。施术者运用拇指的指尖、指腹及拇指与其余四指的合力，或用肘尖，对经筋循行路线按浅、中、深层次，由浅至深，由轻至重，以切、循、按、摸、弹拨、推按、拨刮、拑掐、揉捏等手法行检。筋结分点、线、面等形状，触摸有粗糙样、小颗粒状、结节状、条索状、线样，甚至成片状，大小、深浅不一，以触压疼痛异常敏感为特征。

（2）火针消结。施术者以左手按压固定查及的筋结点，右手持火针针具，将针尖置于酒精灯上烧红直至发白，根据筋结的大小、部位深浅迅速将针尖垂直刺入皮肤，直达筋结点，疾进疾出，不留针，每个筋结点施针 3～5 次。

三、治疗时间及疗程

急性病症 1～2 日治疗 1 次，5～7 日为 1 个疗程；慢性病症 2～3 日治疗 1 次，10～12 日为 1 个疗程。

第三节　壮医火针疗法治疗骨关节炎

一、适应证

（1）符合壮医骆芡阳证、阴证辨证分型诊断标准。

（2）符合中医痹证的风寒湿痹、痰瘀痹阻、肝肾两虚辨证分型诊断标准。

二、技术操作规范

（一）器械及材料

一次性针灸针（一般选用规格 0.40 mm×40 mm），可根据病情及病位选择不同规格的针具）、一次性无菌手套、碘伏、医用棉签或棉球、打火机、酒精灯等。

（二）技术操作

1. 患者体位

根据病情确定体位，常取坐位、俯卧位、仰卧位、侧卧位等，以患者舒适及便于施术者操作为宜，避免用强迫体位。

2. 取穴

以痛处为中心，采取"顺藤摸瓜""顺筋摸结"的方法，查找相关筋结病灶点作为治疗部位。

3. 施术前准备

（1）洗手，戴医用口罩、帽子、一次性无菌手套。

（2）选择一次性针灸针。

（3）碘伏消毒施术部位皮肤，消毒范围直径大于施术部位 5 cm。

4. 施术

（1）经筋摸结。施术者运用拇指的指尖、指腹及拇指与其余四指的合力，或用肘尖，对经筋循行路线按浅、中、深层次，由浅至深，由轻至重，以切、循、按、摸、弹拨、推按、拨刮、拑掐、揉捏等手法行检。筋结分点、线、面等形状，触摸有粗糙样、小颗粒状、结节状、条索状、线样，甚至成片状，大小、深浅不一，以触压疼痛异常敏感为特征。

（2）火针消结。施术者以左手按压固定查及的筋结点，右手持火针针具，将针尖置于酒精灯上烧红直至发白，根据筋结的大小、部位深浅迅速将针尖垂直刺入皮肤，直达筋结点，疾进疾出，不留针，每个筋结点施针 3 ～ 5 次。

三、治疗时间及疗程

急性病症 1 ～ 2 日治疗 1 次，5 ～ 7 日为 1 个疗程；慢性病症 2 ～ 3 日治疗 1 次，10 ～ 12 日为 1 个疗程。

第十一章 中针炁机针法

第一节 中针炁机针法治疗慢性胃炎

一、适应证

（1）符合壮医胴尹所有辨证分型诊断标准。

（2）符合中医胃痛的所有辨证分型诊断标准。

二、技术操作规范

（一）器械及材料

（1）针具选择：根据患者的性别、年龄、胖瘦、体质、病情、病位及所选穴位，选取长短、粗细适宜的针具。如男性、体壮、形胖且病位较深者，可选取稍粗、稍长的毫针（如直径 0.3 mm 以上，长度为 50～75 mm）；女性、体弱、形瘦且病位较浅者，则应选用较短、较细的针具（如直径 0.25～0.30 mm，长度为 25～40 mm）。临床上选择针具，常以将针刺入穴位应至之深度，而针身还露在皮肤外稍许为宜。

（2）治疗盘、碘伏、一次性无菌手套、棉签、弯盘、大浴巾、脉枕、利器盒等。

（二）技术操作

1.患者体位

根据病情确定体位，常取坐位、俯卧位、仰卧位、侧卧位等，以患者舒适及便于施术者操作为宜，避免用强迫体位。

2.取穴

（1）脉证穴位。

男性：右太白、左太冲、中枢。女性：左太白、右太冲、中枢。

中枢：在背部，后正中线上，第 10 胸椎棘突下凹陷中。

（2）发旋穴：位于天部，头顶处，头顶头发旋涡处是穴位。

（3）调气穴：位于脐上4寸，上脐行穴之上。

3. 施术前准备

（1）洗手，戴医用口罩、帽子、一次性无菌手套。

（2）选择一次性毫针。

（3）碘伏消毒施术部位皮肤，消毒范围直径大于施术部位5 cm。

4. 施术

（1）针刺。

①脉证穴位。根据具体穴位选择合适的针具。男性：右太白、左太冲、中枢。女性：左太白、右太冲、中枢。针刺时强调针感，需针到火路，有传导感1～3次，不强求留针，亦可留针30分钟。针后再持脉，感受脉的变化。

②发旋穴。选择0.30 mm×40 mm或0.35 mm×40 mm的毫针，沿皮下骨膜外、帽状腱膜下疏松结缔组织处，从中心点向0°（任脉）、180°（督脉）、22.5°（阳明经）和337.5°（阳明经）针刺（见图1-11-1）。

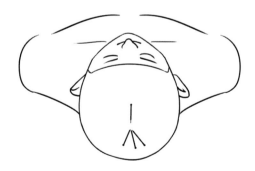

图1-11-1　针刺发旋穴（0°、180°、22.5°、337.5°）

③调气穴。取仰卧位，嘱患者行腹式深呼吸运动。使用0.25 mm×25 mm或0.25 mm×40 mm的毫针，向四周八方以10°平刺2～4 cm（1～1.5寸），注意不要刺伤腹内脏器。呼气时进针，不强求得气，无须捻转及提插，使患者自觉手或者脚有冷风或者暖风吹出。留针30分钟，留针过程中嘱患者安静休息，持续行腹式呼吸。

（2）出针。

嘱患者做腹式呼吸运动，若行补法，则趁患者纳气时，将针缓慢拔出，出针后立即用医用棉签按穴，并轻揉几次，防止气血外泄及出血；若行泻法，则趁患者吐气时，将针缓慢拔出，无须按压针眼。检查针数，谨防遗漏。

（3）施术后处理。

用过的针具置于利器盒中。

三、治疗时间及疗程

一般情况下留针时间为 30 分钟，还可依据患者病情延长留针时间至 30 ～ 50 分钟。急性病症一般疗程短，通常每日治疗 1 次，5 日为 1 个疗程；慢性病症疗程较长，可每日或隔日治疗 1 次，10 日为 1 个疗程。

第二节　中针乑机针法治疗睡眠障碍

一、适应证

（1）符合壮医年闹诺所有辨证分型诊断标准。

（2）符合中医不寐的所有辨证分型诊断标准。

二、技术操作规范

（一）器械及材料

（1）针具选择：根据患者的性别、年龄、胖瘦、体质、病情、病位及所选穴位，选取长短、粗细适宜的针具。如男性、体壮、形胖且病位较深者，可选取稍粗、稍长的毫针（如直径 0.3 mm 以上，长度为 50 ～ 75 mm）；女性、体弱、形瘦且病位较浅者，则应选用较短、较细的针具（如直径 0.25 ～ 0.30 mm，长度为 25 ～ 40 mm）。临床上选择针具，常以将针刺入穴位应至之深度，而针身还露在皮肤外稍许为宜。

（2）治疗盘、碘伏、一次性无菌手套、棉签、弯盘、大浴巾、脉枕、利器盒等。

（二）技术操作

1. 患者体位

根据病情确定体位，常取坐位、俯卧位、仰卧位、侧卧位等，以患者舒适及便于施术者操作为宜，避免用强迫体位。

2. 取穴

（1）脉证穴位。

男性：左大陵、大椎、左太冲、中枢。女性：右大陵、大椎、右太冲、中枢。

大陵：腕掌横纹中点处，当掌长肌腱与桡侧腕屈肌腱之间。

大椎：后正中线上，第7颈椎棘突下凹陷中。

太冲：足背侧，当第1、2跖骨结合部之前凹陷处。

中枢：背部，后正中线上，第10胸椎棘突下凹陷中。

（2）发旋穴：位于天部，头顶处，头顶头发旋涡处是穴位。

（3）调气穴：位于脐上4寸，上脐行穴之上。

3. 施术前准备

（1）洗手，戴医用口罩、帽子、一次性无菌手套。

（2）选择一次性毫针。

（3）碘伏消毒施术部位皮肤，消毒范围直径大于施术部位5 cm。

4. 施术

（1）针刺。

①脉证穴位。根据具体穴位选择合适的针具。男性：左大陵、大椎、左太冲、中枢。女性：右大陵、大椎、右太冲、中枢。针刺时强调针感，需针到火路，有传导感1～3次，不强求留针，亦可留针30分钟。针后再持脉，感受脉的变化。

②发旋穴。选择0.30 mm×40 mm或0.35 mm×40 mm的毫针，沿皮下骨膜外、帽状腱膜下疏松结缔组织处，从中心点向0°（任脉）、90°（少阳经）、180°（督脉）、270°（少阳经）针刺（见图1-11-2）。

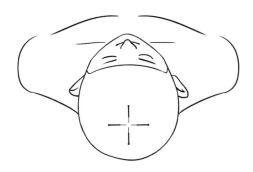

图 1-11-2 针刺发旋穴（0°、90°、180°、270°）

③调气穴。取仰卧位，嘱患者行腹式深呼吸运动。使用 0.25 mm×25 mm 或 0.25 mm×40 mm 的毫针，向四周八方以 10° 平刺 2～4 cm（1～1.5 寸），注意不要刺伤腹内脏器。呼气时进针，不强求得气，无须捻转及提插，使患者自觉手或者脚有冷风或者暖风吹出。留针 30 分钟，留针过程中嘱患者安静休息，持续行腹式呼吸。

（2）出针。

嘱患者做腹式呼吸运动，若行补法，则趁患者纳气时，将针缓慢拔出，出针后立即用医用棉签按穴，并轻揉几次，防止气血外泄及出血；若行泻法，则趁患者吐气时，将针缓慢拔出，无须按压针眼。检查针数，防遗漏。

（3）施术后处理。

用过的针具置于利器盒中。

三、治疗时间及疗程

一般情况下留针时间为 30 分钟，还可依据患者病情延长留针时间至 30～50 分钟。急性病症一般疗程短，通常每日治疗 1 次，5 日为 1 个疗程；慢性病症疗程较长，可每日或隔日治疗 1 次，10 日为 1 个疗程。

第三节　中针㤞机针法治疗腰椎间盘突出症

一、适应证

（1）符合壮医核尹阳证、阴证辨证分型诊断标准。

（2）符合中医腰痛的所有辨证分型诊断标准。

二、技术操作规范

（一）器械及材料

（1）针具选择：根据患者的性别、年龄、胖瘦、体质、病情、病位及所选穴位，选取长短、粗细适宜的针具。如男性、体壮、形胖且病位较深者，可选取稍粗、稍长的毫针（如直径 0.3 mm 以上，长度为 50 ～ 75 mm）；女性、体弱、形瘦且病位较浅者，则应选用较短、较细的针具（如直径 0.25 ～ 0.30 mm，长度为 25 ～ 40 mm）。临床上选择针具，常以将针刺入穴位应至之深度，而针身还露在皮肤外稍许为宜。

（2）治疗盘、碘伏、一次性无菌手套、棉签、弯盘、大浴巾、脉枕、利器盒等。

（二）技术操作

1. 患者体位

根据病情确定体位，常取坐位、俯卧位、仰卧位、侧卧位等，以患者舒适及便于施术者操作为宜，避免用强迫体位。

2. 取穴

（1）脉证穴位。

男性：左太溪、关元、右间使、命门。女性：右太溪、关元、左间使、命门。

太溪：在足内侧，内踝后方，当内踝尖与跟腱之间的凹陷处。

关元：在下腹部，前正中线上，当脐中下 3 寸。

间使：在前臂掌侧，当曲泽与大陵的连线上，腕横纹上 3 寸，掌长肌腱与桡侧腕屈肌腱之间。

命门：在腰部，当后正中线上，第 2 腰椎棘突下凹陷中。

（2）发旋穴：位于天部，头顶处，头顶头发旋涡处是穴位。

（3）调气穴：位于脐上 4 寸，上脐行穴之上。

3. 施术前准备

（1）洗手，戴医用口罩、帽子、一次性无菌手套。

（2）选择一次性毫针。

（3）碘伏消毒施术部位皮肤，消毒范围直径大于施术部位 5 cm。

4. 施术

（1）针刺。

①脉证穴位。根据具体穴位选择合适的针具。男性：左太溪、关元、右间使、命门。女性：右太溪、关元、左间使、命门。针刺时强调针感，需针到火路，有传导感 1 ～ 3 次，不强求留针，亦可留针 30 分钟。针后再持脉，感受脉的变化。

②发旋穴。选择 0.30 mm×40 mm 或 0.35 mm×40 mm 的毫针，沿皮下骨膜外、帽状腱膜下疏松结缔组织处，从中心点向 0°（任脉）、180°（督脉）、157.5°（内膀胱经）和 202.5°（内膀胱经）方向针刺（图 1-11-3）。

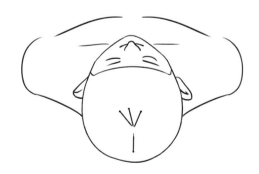

图 1-11-3　针刺发旋穴（0°、180°、157.5°、202.5°）

③调气穴。取仰卧位，嘱患者行腹式深呼吸运动。使用 0.25 mm×25 mm 或 0.25 mm×40 mm 的毫针，以 10° 向四正位（或八方）平刺 2 ～ 4 cm（1 ～ 1.5 寸），注意不要刺伤腹内脏器。呼气时进针，不强求得气，无须捻转及提插，使患者自觉手或者脚有冷风或者暖风吹出。留针 30 分钟，留针过程中嘱患者安静休息，持续行腹式呼吸。

（2）出针。

嘱患者做腹式呼吸运动，若行补法，则趁患者纳气时，将针缓慢拔出，出针后立即用医用棉签按穴，并轻揉几次，防止气血外泄及出血；若行泻法，则趁患者吐气时，将针缓慢拔出，无须按压针眼。检查针数，防遗漏。

（3）施术后处理。

用过的针具置于利器盒中。

三、治疗时间及疗程

一般情况下留针时间为 30 分钟，还可依据患者病情延长留针时间至 30 ～ 50 分钟。急性病症一般疗程短，通常每日治疗 1 次，5 日为 1 个疗程；慢性病症疗程较长，可每日或隔日治疗 1 次，10 日为 1 个疗程。

第十二章 壮医针挑疗法

第一节 壮医针挑疗法治疗慢性咳嗽

一、适应证

（1）符合壮医奔唉阳证辨证分型诊断标准。

（2）符合中医咳嗽的风寒袭肺、风热犯肺、风燥伤肺、痰湿蕴肺、痰热郁肺、肝火犯肺的辨证分型诊断标准。

二、技术操作规范

（一）器械及材料

一次性三棱针或注射器针头、碘伏、医用棉签、无菌纱布、一次性无菌手套、大毛巾、治疗车等。

（二）技术操作

1. 患者体位

根据病情确定体位，常取坐位、俯卧位、仰卧位、侧卧位等，以患者舒适及便于施术者操作为宜，避免用强迫体位。

2. 取穴

遵循近部取穴、远部取穴、循道路取穴、龙氏取穴原则，挑点以壮医龙路、火路反应点为主，如定喘、风门、肺俞、中府、太渊、天突、廉泉、人迎等穴。痰湿侵肺者，配阴陵泉、丰隆；肝火犯肺者，配行间、鱼际；肺阴亏虚者，配膏肓、太溪。

3. 施术前准备

（1）洗手，戴医用口罩、帽子、一次性无菌手套。

（2）碘伏消毒施术部位皮肤，消毒范围直径大于施术部位 5 cm。

4. 施术

在反应点或穴位处进行针挑,施术者以左手拇指和食指将治疗部位的皮肤捏起,右手持针将挑治部位的表皮挑破,然后针尖深入皮下挑到皮下纤维,拇指和食指紧捏针身,无名指轻压针尾向皮肤外挑出白色细丝样纤维,上下或左右摇摆使纤维拉断扯出,每个针挑点挑3~5针,以挑尽纤维为度。如挑出的纤维量多较难挑断时,可调节提拉和摆动的频率,慢慢拉出纤维,或用手术刀割断,直至将皮下纤维挑尽。

三、治疗时间及疗程

5日治疗1次,连续治疗5次为1个疗程。

第二节　壮医针挑疗法治疗支气管哮喘

一、适应证

(1)符合壮医墨病阳证、阴证辨证分型诊断标准。

(2)符合中医哮证发作期辨证分型诊断标准。

二、技术操作规范

(一)器械及材料

一次性三棱针或注射器针头、碘伏、医用棉签、无菌纱布、一次性无菌手套、大毛巾、治疗车等。

(二)技术操作

1. 患者体位

根据病情确定体位,常取坐位、俯卧位、仰卧位、侧卧位等,以患者舒适及便于施术者操作为宜,避免用强迫体位。

2. 取穴

遵循近部取穴、远部取穴、循道路取穴、龙氏取穴原则,选择背部反应点(外形似丘疹，突起于皮肤，有的不突起，如帽针头大小，圆形，呈灰白色、棕褐色或淡红色，压之不褪色）及双侧定喘、风池、列缺、大椎、天突、人迎、肺俞、脾俞、胃俞、大肠俞等穴。

3. 施术前准备

（1）洗手，戴医用口罩、帽子、一次性无菌手套。

（2）碘伏消毒施术部位皮肤，消毒范围直径大于施术部位 5 cm。

4. 施术

在反应点或穴位处进行针挑，施术者以左手拇指和食指将治疗部位的皮肤捏起，右手持针将挑治部位的表皮挑破，然后针尖深入皮下挑到皮下纤维，拇指和食指紧捏针身，无名指轻压针尾向皮肤外挑出白色细丝样纤维，上下或左右摇摆使纤维拉断扯出，每个针挑点挑 3 ～ 5 针，以挑尽纤维为度。如挑出的纤维量多较难挑断时，可调节提拉和摆动的频率，慢慢拉出纤维，或用手术刀割断，直至将皮下纤维挑尽。

三、治疗时间及疗程

每周 1 次，5 ～ 7 次为 1 个疗程。

第三节 壮医针挑疗法治疗慢性胃炎

一、适应证

（1）符合壮医胴尹阳证辨证分型诊断标准。

（2）符合中医胃痛的寒邪客胃、饮食伤胃、肝气犯胃、肝胃郁热、湿热中阻、瘀血停滞辨证分型诊断标准。

二、技术操作规范

（一）器械及材料

一次性三棱针或注射器针头、碘伏、医用棉签、无菌纱布、一次性无菌手套、大毛巾、治疗车等。

（二）技术操作

1. 患者体位

根据病情确定体位，常取坐位、俯卧位、仰卧位、侧卧位等，以患者舒适及便于施术者操作为宜，避免用强迫体位。

2. 取穴

遵循近部取穴、远部取穴、循道路取穴、龙氏取穴原则，选择反应点（外形似丘疹，突起于皮肤，有的不突起，如帽针头大小，圆形，呈灰白色、棕褐色或淡红色，压之不褪色）及脾俞、胃俞、上脘、中脘、下脘、天枢、足三里、肾俞及大肠俞等穴位。

3. 施术前准备

（1）洗手，戴医用口罩、帽子、一次性无菌手套。

（2）碘伏消毒施术部位皮肤，消毒范围直径大于施术部位 5 cm。

4. 施术

在反应点或穴位处进行针挑，施术者以左手拇指和食指将治疗部位的皮肤捏起，右手持针将挑治部位的表皮挑破，然后针尖深入皮下挑到皮下纤维，拇指和食指紧捏针身，无名指轻压针尾向皮肤外挑出白色细丝样纤维，上下或左右摇摆使纤维拉断扯出，每个针挑点挑 3～5 针，以挑尽纤维为度。如挑出的纤维量多且较难挑断时，可调节提拉和摆动的频率，慢慢拉出纤维，或用手术刀割断，直至将皮下纤维挑尽。

三、治疗时间及疗程

每周 1 次，5～7 次为 1 个疗程。

第十三章　壮医敷贴疗法

第一节　壮医敷贴疗法治疗感冒

一、适应证

（1）符合壮医得凉所有辨证分型诊断标准。

（2）符合中医感冒所有辨证分型诊断标准。

二、操作规范

（一）器械及材料

（1）一次性无纺布穴位敷贴、无菌纱布、绷带、胶布、压舌板、药粉、米酒、姜汁、生理盐水、医用棉签、一次性无菌手套、剪刀等。

（2）药物准备。

①阳证。

风热型：银花12g、连翘12g、薄荷9g、竹叶12g、芦根9g、牛蒡子9g、大青叶12g、板蓝根2g等，打粉外用。

暑湿型：鲜荷叶15g、鲜芦根12g、香薷12g、扁豆12g、藿香15g、佩兰12g等，打粉外用。

②阴证。

风寒型：荆芥15g、防风15g、紫苏叶15g、淡豆豉12g、葱白12g、生姜9g等，打粉外用。

气虚型：党参15g、茯苓15g、炙甘草9g、黄芪15g、紫苏叶12g、葛根12g、前胡6g、桔梗9g、白术12g、防风12g等，打粉外用。

阴虚型：玉竹15g、白薇15g、栀子12g、天花粉12g、沙参12g、葛根12g、栀子

12 g 等，打粉外用。

阳虚型：麻黄 15 g、附子 9 g、杏仁 12 g、干姜 12 g、法半夏 9 g、细辛 6 g 等，打粉外用。

（二）技术操作

1. 患者体位

根据病情确定体位，常取坐位、俯卧位、仰卧位、侧卧位等，以患者舒适及便于施术者操作为宜，避免用强迫体位。

2. 取穴

遵循近部取穴、远部取穴、循道路取穴、龙氏取穴原则，根据病症选取治疗部位或穴位。

3. 施术前准备

（1）环境清洁，温度适宜，符合制作卫生标准。

（2）洗手，戴医用口罩及帽子，保持双手清洁干燥。

4. 施术

（1）调药。将药粉加适量米酒调和，干湿适中。

（2）制作药饼。将调和好的药粉加工成圆形药饼（大小视治疗部位而定）。

（3）敷贴。将药饼贴在脐内环穴（肺）、项棱穴、颈龙脊穴、合谷、曲池等穴位上，用胶布固定。

三、治疗时间及疗程

每日治疗 1 次，病情严重者可每日治疗 2 次，7 日为 1 个疗程。

第二节　壮医敷贴疗法治疗谷道气虚型胃痛（慢性胃炎）

一、适应证

（1）符合壮医胴尹谷道气虚型诊断标准。

（2）符合中医胃痛的脾胃虚寒分型诊断标准。

二、操作规范

（一）器械及材料

（1）一次性无纺布穴位敷贴、无菌纱布、绷带、胶布、压舌板、药粉、米酒、生理盐水、医用棉签、一次性无菌手套、剪刀等。

（2）药物准备：黄芪15 g、白术15 g、党参15 g、升麻10 g、桂枝12 g、白芍12 g、生姜10 g、甘草10 g、吴茱萸12 g等，打粉外用。

（二）操作方法

1.患者体位

根据病情确定体位，常取坐位、俯卧位、仰卧位、侧卧位等，以患者舒适及便于施术者操作为宜，避免用强迫体位。

2.取穴

遵循近部取穴、远部取穴、循道路取穴、龙氏取穴原则，根据病症选取治疗部位或穴位。

3.施术前准备

（1）环境清洁，温度适宜，符合制作卫生标准。

（2）洗手，戴医用口罩及帽子，保持双手清洁干燥。

4.施术

（1）调药。将药粉加适量米酒调和，干湿适中。

（2）制作药饼。将调和好的药粉加工成圆形药饼（大小视治疗部位而定）。

（3）敷贴。将药饼贴在脐内环穴（心、肾）、安眠三穴、神门、复溜等穴位上，用胶布固定。

三、治疗时间及疗程

每日治疗1次，病情严重者可每日治疗2次，14日为1个疗程。

第三节 壮医敷贴疗法治疗睡眠障碍

一、适应证

（1）符合壮医年闹诺所有辨证分型诊断标准。

（2）符合中医不寐的所有辨证分型诊断标准。

二、操作规范

（一）器械及材料

（1）一次性无纺布穴位敷贴、无菌纱布、绷带、胶布、压舌板、药粉、米酒、生理盐水、医用棉签、一次性无菌手套、剪刀等。

（2）药物准备。

①阳证。

湿热型：龙胆草 15 g、黄芩 12 g、栀子 15 g、泽泻 12 g、木通 12 g、车前子 12 g、柴胡 12 g、生地黄 12 g、当归 15 g、茯苓 12 g 等，打粉外用。

痰热型：黄连 15 g、竹茹 15 g、枳实 12 g、半夏 12 g、陈皮 12 g、夜交藤 12 g、酸枣仁 15 g、炒麦芽 12 g、炒谷芽 12 g 等，打粉外用。

②阴证。

瘀毒型：桃仁 15 g、红花 12 g、牛膝 9 g、川芎 12 g、柴胡 9 g、川芎 12 g、丹参 12 g、生地黄 12 g、白芍 12 g、知母 12 g、当归藤 15 g、酸枣仁 12 g 等，打粉外用。

气血虚型：五指毛桃 15 g、黄花倒水莲 15 g、酸枣仁 12 g、知母 12 g、煅龙齿 12 g、远志 12 g、合欢皮 12 g、当归藤 15 g、酸枣仁 12 g 等，打粉外用。

（二）技术操作

1.患者体位

根据病情确定体位，常取坐位、俯卧位、仰卧位、侧卧位等，以患者舒适及便于施术者操作为宜，避免用强迫体位。

2.取穴

遵循近部取穴、远部取穴、循道路取穴、龙氏取穴原则，根据病症选取治疗部位或穴位。

3.施术前准备

（1）环境清洁，温度适宜，符合制作卫生标准。

（2）洗手，戴医用口罩及帽子，保持双手清洁干燥。

4.施术

（1）调药。将药粉加适量米酒调和，干湿适中。

（2）制作药饼。加工成圆形药饼（大小视治疗部位而定）。

（3）敷贴：将药饼贴在脐内环穴（心、肾）、安眠三穴、神门、复溜等穴位上，用胶布固定。

三、治疗时间及疗程

每日治疗 1 次，病情严重者可每日治疗 2 次，14 日为 1 个疗程。

第十四章 壮医烫熨疗法

第一节 壮医烫熨疗法治疗颈椎病

一、适应证

（1）符合壮医活邀尹阳证（痰湿阻络型）、阴证所有辨证分型诊断标准。

（2）符合中医痹证的风寒湿痹、痰瘀痹阻、肝肾两虚辨证分型诊断标准。

二、操作规范

（一）器械及材料

（1）一次性无菌手套、纱布袋、防烫厚胶手套、消毒毛巾、一次性治疗巾等。

（2）药物。根据病情选择相应的用特制药酒浸泡过的壮药，将其装入纱布袋，然后置入煮沸的水中蒸热 30 分钟。

（二）技术操作

1. 患者体位

根据病情确定体位，常取坐位、俯卧位、仰卧位、侧卧位等，以患者舒适及便于施术者操作为宜，避免用强迫体位。

2. 取穴

遵循近部取穴、远部取穴、循道路取穴、龙氏取穴原则，以颈肩部及督脉夹脊穴为重点治疗部位。

3. 施术前准备

洗手，戴医用口罩、帽子、防烫厚胶手套。

4. 施术

（1）悬熨。将药熨包悬在治疗部位上方处快速环形移动。

（2）点熨。将药熨包由内向外快速垂直点烫治疗部位。

（3）按熨。将药熨包按压于治疗部位使皮肤接触面积增大。

（4）揉熨。持药熨包用力揉按治疗部位，速度稍慢，力度逐渐加大。

（5）敷熨。将还有余温的药熨包敷在治疗部位，盖上防水垫巾及一次性治疗巾，使药力进一步渗透，保持 10 ～ 15 分钟。

（6）熨毕。用纱布轻拭治疗部位水迹，立即给患者覆盖被子以保暖。

三、治疗时间及疗程

每次治疗每个部位烫熨 20 ～ 30 分钟，每日 1 次，5 ～ 15 日为 1 个疗程。

第二节　壮医烫熨疗法治疗腰椎间盘突出症

一、适应证

（1）符合壮医核尹阴证的所有辨证分型诊断标准。

（2）符合中医腰痛的血瘀证、寒湿证、湿热证辨证分型诊断标准。

二、操作规范

（一）器械及材料

（1）一次性无菌手套、纱布袋、防烫厚胶手套、消毒毛巾、一次性治疗巾等。

（2）根据病情选择相应的用特制药酒浸泡过的壮药，将其装入纱布袋，然后置入煮沸的水中蒸热 30 分钟。

（二）技术操作

1. 患者体位

根据病情确定体位，常取坐位、俯卧位、仰卧位、侧卧位等，以患者舒适及便于施术者操作为宜，避免用强迫体位。

2. 取穴

遵循近部取穴、远部取穴、循道路取穴、龙氏取穴原则，以腰背部痛处、臀部、督脉夹脊穴为重点治疗部位。

3. 施术前准备

洗手，戴医用口罩、帽子、防烫厚胶手套。

4. 施术

（1）悬熨。将药熨包悬在治疗部位上方处快速环形移动。

（2）点熨。将药熨包由内向外快速垂直点烫治疗部位。

（3）按熨。将药熨包按压于治疗部位使皮肤接触面积增大。

（4）揉熨。持药熨包用力揉按治疗部位，速度稍慢，力度逐渐加大。

（5）敷熨。将还有余温的药熨包敷在治疗部位，盖上防水垫巾及一次性治疗巾，使药力进一步渗透，保持 10 ～ 15 分钟。

（6）熨毕。用纱布轻拭治疗部位水迹，立即给患者覆盖被子以保暖。

三、治疗时间及疗程

每次治疗每个部位烫熨 20 ～ 30 分钟，每日 1 次，5 ～ 15 日为 1 个疗程。

第三节　壮医烫熨疗法治疗膝关节骨性关节炎

一、适应证

（1）符合壮医阴证证候诊断标准。

（2）符合中医膝痹证的气滞血瘀证、寒湿痹阻证、肝肾亏虚证辨证分型诊断标准。

二、操作规范

（一）器械及材料

（1）一次性无菌手套、纱布袋、防烫厚胶手套、消毒毛巾、一次性治疗巾等。

（2）根据病情选择相应的用特制药酒浸泡过的壮药，将其装入纱布袋，然后置入煮沸的水中蒸热 30 分钟。

（二）技术操作

1. 患者体位

根据病情确定体位，常取坐位、俯卧位、仰卧位、侧卧位等，以患者舒适及便于施术者操作为宜，避免用强迫体位。

2. 取穴

遵循近部取穴、远部取穴、循道路取穴、龙氏取穴原则，以膝部为重点治疗部位。

3. 施术前准备

洗手，戴医用口罩、帽子、防烫厚胶手套。

4. 施术

（1）悬熨。将药熨包悬在治疗部位上方处快速环形移动。

（2）点熨。将药熨包由内向外快速垂直点烫治疗部位。

（3）按熨。将药熨包按压于治疗部位使皮肤接触面积增大。

（4）揉熨。持药熨包用力揉按治疗部位，速度稍慢，力度逐渐加大。

（5）敷熨。将还有余温的药熨包敷在治疗部位，盖上防水垫巾及一次性治疗巾，使药力进一步渗透，保持 10 ～ 15 分钟。

（6）熨毕。用纱布轻拭治疗部位水迹，立即给患者覆盖被子以保暖。

三、治疗时间及疗程

每次治疗每个部位治疗 20 ～ 30 分钟，每日治疗 1 次，5 ～ 15 日为 1 个疗程。

第十五章　壮医包药疗法

第一节　壮医包药疗法治疗痛风

一、适应证

（1）符合壮医隆芡所有辨证分型诊断标准。

（2）符合中医痛风的所有辨证分型诊断标准。

二、技术操作规范

（一）器械及材料

药袋、药粉（阴证方药组成：小钻、大钻、战骨、南蛇藤、千年健、车前草、姜黄、莪术、威灵仙、冰片等，用新鲜生姜汁或武打将军酒作为药粉调和剂；阳证方药组成：广西王不留行、穿破石、豨莶草、山乌龟、赤苍藤、假烟叶、车前草、芒硝、冰片等，用新鲜小青柠汁或白醋作为药粉调和剂）、药酒、绷带或胶布、防水小铺巾、剪刀、碘伏、生理盐水、医用棉签、消毒真空抽气罐、气枪等。

（二）技术操作

1.患者体位

根据病情确定体位，常取坐位、俯卧位、仰卧位、侧卧位等，以患者舒适及便于施术者操作为宜，避免用强迫体位。

2.取穴

遵循近部取穴、远部取穴、循道路取穴、龙氏取穴原则，取穴以壮医梅花穴为主。

梅花穴选穴方法：在红肿疼痛最明显的部位取穴，以此穴为中心，上、下、左、右旁开各取一穴，由内向外刺成梅花形。

3.施术前准备

（1）洗手，戴医用口罩、帽子、一次性无菌手套。

（2）碘伏消毒施术部位皮肤，消毒范围直径大于施术部位 5 cm。

4.施术

（1）按治疗部位大小取适量壮药，加水、药酒或药汁炒热或蒸热备用。

（2）将调和的药粉置于纱布袋内，清洁或消毒患处后，将药包敷于患处，用胶布或绷带加以固定。阳性证候，可用药包冷敷，温度不宜超过 38 ℃；阴性证候，可用药包热敷，温度不宜超过 45 ℃。红肿胀痛明显者，可行刺血拔罐后再予包药。

三、治疗时间及疗程

每日换药 1 次，7 日为 1 个疗程，治疗 1 ～ 3 个疗程，每个疗程间隔时间不宜超过 3 日。

第二节　壮医包药疗法治疗类风湿关节炎

一、适应证

（1）符合壮医滚克所有证候诊断标准。

（2）符合中医痹证所有辨证分型诊断标准。

二、操作规范

（一）器械及材料

药袋、药粉（阴证方药组成：藤杜仲、藤当归、鸡血藤、伸筋草、三钱三、肿节风、五爪风、八角风、臭牡丹、石菖蒲、五加皮等，用新鲜生姜汁或武打将军酒作为药粉调和剂。阳证方药组成：广西王不留行、络石藤、穿破石、豨莶草、山乌龟、石膏、姜黄、宽筋藤、车前草、冰片等，用新鲜小青柠汁、白醋或水作为药粉调和剂）、绷带或胶布、防水小铺巾、剪刀、碘伏、医用棉签、生理盐水、药酒或白醋或药汁。

（二）技术操作

1. 患者体位

根据病情确定体位，常取坐位、俯卧位、仰卧位、侧卧位等，以患者舒适及便于施术者操作为宜，避免用强迫体位。

2. 取穴

遵循近部取穴、远部取穴、循道路取穴、龙氏取穴原则，选取疼痛最明显的部位或穴位。

3. 施术前准备

（1）洗手，戴医用口罩、帽子、一次性手套。

（2）如有创面先予碘伏消毒施术部位皮肤，消毒范围直径大于施术部位 5 cm。如无疮面只需用生理盐水做局部皮肤的清洁。

4. 施术

（1）按治疗部位大小取临床医生开具的壮药适量，加水、药酒或药汁，炒热或蒸热备用。

（2）将调和的药粉置于纱布袋内，封口备用。

（3）清洁或消毒患处后，将药包（阳证不超过 45°，阴证不超过 38°）敷于患处，用胶布或绷带加以固定。

三、治疗时间及疗程

每日换药 1～2 次，7 日为 1 个疗程，一般治疗 1～3 个疗程，每个疗程间隔时间不宜超过 3 日。

第三节　壮医包药疗法治疗急性乳腺炎

一、适应证

（1）符合壮医北嘻证候诊断标准。

（2）符合中医乳痈所有辨证分型诊断标准。

二、操作规范

（一）器械及材料

药袋、药粉（方药组成：鲜臭牡丹叶、粪箕笃、鸡骨草鲜叶、旱田草、重楼、姜黄、莪术、瓜蒌、芒硝各适量）、绷带或胶布、防水小铺巾、剪刀、碘伏、医用棉签、生理盐水、药酒或白醋或药汁（常用芒硝溶液）等。

（二）技术操作

1.患者体位

根据病情确定体位，常取坐位、俯卧位、仰卧位、侧卧位等，以患者舒适及便于施术者操作为宜，避免用强迫体位。

2.取穴

遵循近部取穴、远部取穴、循道路取穴、龙氏取穴原则，选取乳房红肿疼痛最明显的部位。

3.施术前准备

（1）洗手，戴医用口罩、帽子、一次性无菌手套。

（2）如有疮面先予碘伏消毒施术部位皮肤，消毒范围直径大于施术部位 5 cm。如无疮面只需用生理盐水做局部皮肤的清洁。

4.施术

（1）按治疗部位大小取临床医生开具的壮药适量，加水、药酒或药汁，炒热或蒸热备用。

（2）将调和的药粉置于纱布袋内，封口备用。

（3）清洁或消毒患处后，将药包（不超过 38 ℃）敷于患处，用胶布或绷带加以固定。

三、治疗时间及疗程

每日换药 1 ～ 2 次，7 日为 1 个疗程，治疗 1 ～ 3 个疗程，每个疗程间隔时间不宜超过 3 日。

第十六章　壮医滚蛋疗法

第一节　壮医滚蛋疗法治疗感冒

一、适应证

（1）符合壮医得凉阴证辨证分型诊断标准。

（2）符合中医感冒实证（风寒束表）、虚体感冒（气虚感冒、阳虚感冒）辨证分型诊断标准。

二、操作规范

（一）器械及材料

新鲜鸡蛋 2 个、药材（风寒型：艾叶 10 g、葱白 10 g、荆芥 15 g、防风 15 g、紫苏叶 15 g、淡豆豉 10 g、葱白 10 g、生姜 10 g 等；虚证：党参 15 g、茯苓 15 g、黄芪 15 g、紫苏叶 12 g、前胡 6 g、桔梗 9 g、白术 12 g、防风 12 g 等）、煮锅等。

（二）操作方法

1. 患者体位

根据病情确定体位，常取坐位、俯卧位、仰卧位、侧卧位等，以患者舒适及便于施术者操作为宜，避免用强迫体位。

2. 取穴

一般外感的患者可选择的部位包括额部、两侧太阳穴、后颈部、背部（大椎、肺俞附近）等。

3. 施术前准备

（1）洗手，戴医用口罩、帽子、一次性手套。

（2）用生理盐水清洁施术部位皮肤。

4. 施术

（1）根据病情需要，添加适当药物与蛋同煮，将煮熟后的蛋剥去蛋壳，纱布裹蛋。

（2）温度要求：一般温度为 70 ～ 80 ℃，老年人及小儿、对热不敏感者 60 ～ 70 ℃。

（3）戴好一次性无菌手套，将煮好的温热鸡蛋先在施术者手臂点蛋试温，再于患者的治疗部位皮肤快速点烫、滚蛋，热蛋温度降低后在治疗部位皮肤由内到外反复滚动，直至微微汗出为止。蛋凉后可再放至药液中加热。一般备蛋 2 个，轮流滚动。若蛋白破裂，可将蛋白取出，不要蛋黄，将蛋白与罐内的药物附银戒指或其他银器 1 个，共包裹于纱布内，放在原罐内煮热后取出，挤去部分汁液，继续在患者头、额、颈、背等处热擦。操作完毕，患者已微微出汗，再令患者盖被静卧即可。在热滚治疗过程中，常以滚蛋后的蛋黄形状和颜色来判断病情。蛋黄外表隆起小点，小点多则说明病情严重，小点少则说明病情较轻。从蛋黄颜色辨别，蛋黄呈青色，则诊断为寒证；蛋黄呈金黄色，则诊断为热证。

三、治疗时间及疗程

每日治疗数次，每次 10 ～ 20 分钟。

第二节　壮医滚蛋疗法治疗偏头痛

一、适应证

（1）符合壮医巧尹阳证（风热型）、阴证（风寒型、风湿型、瘀毒型、痰浊型）辨证分型诊断标准。

（2）符合中医外感头痛（风寒头痛、风热头痛、风湿头痛）、内伤头痛（痰浊头痛、瘀血头痛）辨证分型诊断标准。

二、操作规范

（一）器械及材料

新鲜鸡蛋2个、药材（风寒头痛可选川芎、荆芥、薄荷、羌活、细辛、白芷、防风等祛风散寒类药物；风热头痛可选由川芎、白芷、石膏、菊花、藁本、羌活疏风清热类药物；风湿头痛可选羌活、独活、川芎、防风、蔓荆子、藁本等祛风胜湿类药物；血虚头痛可选白芍、当归、生地黄、川芎等滋阴养血类药物；气虚头痛可选黄芪、人参、升麻、葛根、蔓荆子、白芍等益气升清类药物；痰浊头痛可选半夏、白术、天麻、橘红、茯苓等化痰类药物；瘀血类头痛可选用赤芍、川芎、桃仁、红花等活血化瘀类药物）、煮锅等。

（二）操作方法

1. 患者体位

根据病情确定体位，常取坐位、俯卧位、仰卧位、侧卧位等，以患者舒适及便于施术者操作为宜，避免用强迫体位。

2. 取穴

头部、后颈部为重点治疗部位。

3. 施术前准备

（1）洗手，戴医用口罩、帽子、一次性手套。

（2）用生理盐水清洁施术部位皮肤。

4. 施术

（1）根据病情需要，添加适当药物与蛋同煮，将煮熟后的蛋剥去蛋壳，纱布裹蛋。

（2）温度要求：一般温度为70～80℃，老年人及小儿、对热不敏感者60～70℃。

（3）戴好一次性无菌手套，将煮好的温热鸡蛋先在施术者手臂点蛋试温，再于患者的治疗部位皮肤快速点烫、滚蛋，热蛋温度降低后在治疗部位皮肤由内到外反复滚动，直至微微汗出为止。蛋凉后可再放至药液中加热。一般备蛋2个，轮流滚动。若蛋白破裂，可将蛋白取出，不要蛋黄，将蛋白与罐内的药物附银戒指或其他银器1个，共包裹于纱布内，放在原罐内煮热后取出，挤去部分汁液，继续在患者头、额、颈、背等处热擦。操作完毕，患者已微微出汗，再令患者盖被静卧即可。在热滚治疗过程中，常以滚蛋后的蛋黄形状和颜色来判断病情。蛋黄外表隆起小点，小点多则说明病情严重，小点少则说明病情较轻。从蛋黄颜色辨别，蛋黄呈青色，则诊断为寒证；蛋黄呈金黄色，则诊断为热证。

三、治疗时间及疗程

每日治疗 1 次，每次约 20 分钟。

第三节　壮医滚蛋疗法治疗睡眠障碍

一、适应证

（1）符合壮医年闹诺阴证（瘀毒型、气血虚型）辨证分型诊断标准。

（2）符合中医不寐的心脾两虚、心肾不交、心胆气虚辨证分型诊断标准。

二、操作规范

（一）器械及材料

新鲜鸡蛋 2 个、药材（如瘀毒型可加桃仁、红花、当归等活血化瘀类药物；气血虚型可加黄芪、党参、当归等补益气血类药物）、煮锅等。

（二）操作方法

1. 患者体位

根据病情确定体位，常取坐位、俯卧位、仰卧位、侧卧位等，以患者舒适及便于施术者操作为宜，避免用强迫体位。

2. 取穴

取头面部为重点治疗部位。

3. 施术前准备

（1）洗手，戴医用口罩、帽子。

（2）用生理盐水清洁施术部位皮肤。

4. 施术

（1）根据病情需要，添加适当药物与蛋同煮，将煮熟后的蛋剥去蛋壳，纱布裹蛋。

（2）温度要求：一般温度为 70～80℃，老年人及小儿、对热不敏感者 60～70℃。

（3）戴好一次性无菌手套，将煮好的温热鸡蛋先在施术者手臂点蛋试温，再于患者的治疗部位皮肤快速点烫、滚蛋，热蛋温度降低后在治疗部位皮肤由内到外反复滚动，直至微微汗出为止。蛋凉后可再放至药液中加热。一般备蛋 2 个，轮流滚动。若蛋白破裂，可将蛋白取出，不要蛋黄，将蛋白与罐内的药物附银戒指或其他银器 1 个，共包裹于纱布内，放在原罐内煮热后取出，挤去部分汁液，继续在患者头、额、颈、背等处热擦。操作完毕，患者已微微出汗，再令患者盖被静卧即可。在热滚治疗过程中，常以滚蛋后的蛋黄形状和颜色来判断病情。蛋黄外表隆起小点，小点多则说明病情严重，小点少则说明病情较轻。从蛋黄颜色辨别，蛋黄呈青色，则诊断为寒证；蛋黄呈金黄色，则诊断为热证。

三、治疗时间及疗程

每日治疗 1 次，每次约 20 分钟。

第十七章 壮医药物竹罐疗法

第一节 壮医药物竹罐疗法治疗睡眠障碍

一、适应证

（1）符合壮医年闹诺阴证瘀毒型、阳证辨证分型诊断标准。

（2）符合中医不寐的肝火扰心、痰热扰心、心肾不交辨证分型诊断标准。

二、技术操作

（一）器械及材料

相应的壮药、布袋、竹罐、电磁炉、不锈钢锅、消毒毛巾、长镊子、医用棉签等。

药液准备：将相应的壮药装入布袋中，加水浸泡至少 30 分钟，然后放入锅具内加热煮沸用于浸煮竹罐。

（二）技术操作

1.患者体位

根据病情确定体位，常取坐位、俯卧位、仰卧位、侧卧位等，以患者舒适及便于施术者操作为宜，避免用强迫体位。

2.取穴

遵循近部取穴、远部取穴、循道路取穴、龙氏取穴原则，选取大椎、心俞、肝俞、胆俞、脾俞、胃俞、膈俞、肾俞等膀胱经穴位。

3.施术前准备

洗手，戴医用口罩、帽子、一次性无菌手套。

4.施术

（1）煮罐。将竹罐投入药液中（常用壮药：鸡血藤、大钻、小钻、大血藤、徐长卿、路路通等）煮沸 5 分钟，备用。

（2）拔罐。施术者根据拔罐部位选定大小合适的竹罐，夹出竹罐，用折叠的消毒毛巾捂一下罐口，以便吸去罐内的药液、降低罐口的温度和保持罐内的热气，然后将竹罐迅速扣拔于选定的部位或穴位上。根据病情及部位确定所拔竹罐数量，一般为 10 ～ 20 个竹罐，拔罐后盖上毛巾以免患者受凉，随时检查罐口的吸附情况，5 ～ 10 分钟后，按压罐口边缘使空气进入以便取下竹罐。

（3）竹罐热熨。夹出竹罐，用折叠的消毒毛巾捂一下罐口，以便吸去罐内的药液，在施术者前臂内侧试温，待热度合适后滚动热熨治疗部位约 5 分钟。治疗结束后协助患者整理衣着，告知患者治疗后的注意事项。

三、治疗时间及疗程

每次治疗 40 ～ 50 分钟，每 2 ～ 3 日治疗 1 次，5 ～ 7 次为 1 个疗程。

第二节　壮医药物竹罐疗法治疗颈椎病

一、适应证

（1）符合壮医活邀尹阳证、阴证辨证分型诊断标准。
（2）符合中医痹证的所有辨证分型诊断标准。

二、技术操作规范

（一）器械及材料

相应的壮药、布袋、竹罐、电磁炉、不锈钢锅、消毒毛巾、长镊子、医用棉签等。

药液准备：将相应的壮药装入布袋中，加水浸泡至少 30 分钟，然后放入锅具内加热煮沸用于浸煮竹罐。

（二）技术操作

1. 患者体位

根据病情确定体位，常取坐位、俯卧位、仰卧位、侧卧位等，以患者舒适及便于施术者操作为宜，避免用强迫体位。

2. 取穴

遵循近部取穴、远部取穴、循道路取穴、龙氏取穴原则，选取大椎、颈夹脊（颈椎骨棘突两侧旁开 1.5 寸，每侧 7 个，共 14 穴）、颈百劳、天柱、肩井、膈俞、颈部阿是穴等穴。

3. 施术前准备

洗手，戴医用口罩、帽子、一次性无菌手套。

4. 施术

（1）煮罐。将竹罐投入药液中（常用壮药：鸡血藤、大钻、小钻、大血藤、徐长卿、路路通等）煮沸 5 分钟，备用。

（2）拔罐。施术者根据拔罐部位选定大小合适的竹罐，夹出竹罐，用折叠的消毒毛巾捂一下罐口，以便吸去罐内的药液、降低罐口的温度和保持罐内的热气，然后将竹罐迅速扣拔于选定的部位或穴位上。根据病情及部位确定所拔竹罐数量，一般为 10 ～ 20 个竹罐，拔罐后盖上毛巾以免患者受凉，随时检查罐口的吸附情况，5 ～ 10 分钟后，按压罐口边缘使空气进入以便取下竹罐。

（3）竹罐热熨。夹出竹罐，用折叠的消毒毛巾捂一下罐口，以便吸去罐内的药液，在施术者前臂内侧试温，待热度合适后滚动热熨治疗部位约 5 分钟。治疗结束后协助患者整理衣着，告知患者治疗后的注意事项。

三、治疗时间及疗程

每次治疗 40 ～ 50 分钟，每 1 ～ 2 日治疗 1 次，5 ～ 7 次为 1 个疗程。

第三节　壮医药物竹罐疗法治疗腰椎间盘突出症

一、适应证

（1）符合壮医核尹阳证湿热型、阴证瘀毒型辨证分型诊断标准。

（2）符合中医腰痛的血瘀证、寒湿证、湿热证辨证分型诊断标准。

二、技术操作

（一）器械及材料

相应的壮药、布袋、竹罐、电磁炉、不锈钢锅、消毒毛巾、长镊子、医用棉签等。

药液准备：将相应的壮药装入布袋中，加水浸泡至少30分钟，然后放入锅具内加热煮沸用于浸煮竹罐。

（二）技术操作

1. 患者体位

根据病情确定体位，常取坐位、俯卧位、仰卧位、侧卧位等，以患者舒适及便于施术者操作为宜，避免用强迫体位。

2. 取穴

遵循近部取穴、远部取穴、循道路取穴、龙氏取穴原则，选取肾俞、命门、腰阳关、大肠俞、志室、委中、承山、腰部阿是穴等穴。

3. 施术前准备

洗手，戴医用口罩、帽子、一次性无菌手套。

4. 施术

（1）煮罐。将竹罐投入药液中（常用壮药：鸡血藤、大钻、小钻、大血藤、徐长卿、路路通等）煮沸5分钟，备用。

（2）拔罐。施术者根据拔罐部位选定大小合适的竹罐，夹出竹罐，用折叠的消毒毛巾捂一下罐口，以便吸去罐内的药液、降低罐口的温度和保持罐内的热气，然后将竹罐迅速扣拔于选定的部位或穴位上。根据病情及部位确定所拔竹罐数量，一般为10～20

个竹罐，拔罐后盖上毛巾以免患者受凉，随时检查罐口的吸附情况，5～10分钟后，按压罐口边缘使空气进入以便取下竹罐。

（3）竹罐热熨。夹出竹罐，用折叠的消毒毛巾捂一下罐口，以便吸去罐内的药液，在施术者前臂内侧试温，待热度合适后滚动热熨治疗部位约5分钟。治疗结束后协助患者整理衣着，告知患者治疗后的注意事项。

三、治疗时间及疗程

每次治疗40～50分钟，每2～3日治疗1次，5～7次为1个疗程。

第十八章　壮医经筋疗法

第一节　壮医经筋疗法治疗偏头痛

一、适应证

（1）符合壮医巧尹阳证（风热型、肝阳型）、阴证（风寒型、风湿型、瘀毒型、痰浊型、气虚型、血虚型、肾虚型）辨证分型诊断标准。

（2）符合中医外感头痛（风寒头痛、风热头痛、风湿头痛）、内伤头痛（肝阳头痛、痰浊头痛、瘀血头痛）辨证分型诊断标准。

二、操作规范

（一）器械及材料

按摩床、一次性针灸针、一次性注射器针头、碘伏或75%酒精、医用棉签或棉球、玻璃罐或真空抽气罐、真空抽气枪、持物钳、治疗巾、打火机、酒精灯等。

（二）技术操作

1. 患者体位

根据病情确定体位，常取坐位、俯卧位、仰卧位、侧卧位等，以患者舒适及便于施术者操作为宜，避免用强迫体位。

2. 取穴

遵循以灶为腧原则，以痛处为中心，采取"顺藤摸瓜""顺筋摸结"的方法，查找相关筋结病灶点作为治疗部位。

3. 施术前准备

（1）洗手，戴医用口罩、帽子、一次性无菌手套。

（2）选择一次性针灸针，消毒的玻璃罐或真空抽气罐。

（3）碘伏消毒施术部位皮肤，消毒范围直径大于施术部位 5 cm。

4. 施术

（1）经筋手法。

①在对全身进行"经筋查灶"的基础上，坚持"以灶为腧"原则，侧重对足三阳分布于颈项、背胸及肢体的肌筋区域，特别是眶隔筋区、颞筋区、枕筋区及颈筋区进行仔细查灶。

②用点、揉、按、摩、分筋、理筋等手法对全身查出的病灶进行广泛的松筋治疗，同时注重运用理筋手法对眶隔筋区、颞筋区、枕筋区及颈筋区的病灶进行理筋解结以调节整体机能。

（2）经筋针法。

①针对上述经筋区域的筋结病灶采用固结行针法，重点对眶上筋结、头夹肌筋结、颈夹肌筋结进行尽筋分刺、轻点刺络、分段消灶、轮刺离筋等，加以针刺消灶解结。

②筋结较大者，可采用壮医火针法。局部常规消毒，施术者左手拇指按压固定查及的筋结点，右手持火针针具，将针尖置于酒精灯上烧红至发白，迅速将针尖垂直刺入皮肤，直达筋结点，不留针。以达到温经通络，舒筋解结，调畅气血的目的。

（3）拔罐。

对于头、颈、胸、背等区域进行拔罐治疗，令病灶充分潮红充血，必要时可行刺血拔罐疗法，即在针刺过的筋结点上拔火罐，留罐 8 ～ 10 分钟，利于病灶的吸收修复。

（4）施术后处理。

针具用后丢入利器盒。冲洗罐内瘀血，放入消毒液中浸泡，送消毒供应中心统一消毒，防止交叉感染。

三、治疗时间及疗程

每日治疗 1 次，10 次为 1 个疗程。

第二节　壮医经筋疗法治疗颈椎病

一、适应证

（1）符合壮医活邀尹阳证、阴证辨证分型诊断标准。

（2）符合中医痹证的所有辨证分型诊断标准。

二、操作规范

（一）器械及材料

按摩床、一次性针灸针、一次性注射器针头、碘伏或 75% 酒精、医用棉签或棉球、玻璃罐或真空抽气罐、真空抽气枪、持物钳、治疗巾、打火机、酒精灯等。

（二）技术操作

1. 患者体位

根据病情确定体位，常取坐位、俯卧位、仰卧位、侧卧位等，以患者舒适及便于施术者操作为宜，避免用强迫体位。

2. 取穴

遵循"以灶为腧"原则，以痛处为中心，采取"顺藤摸瓜""顺筋摸结"的方法，查找相关筋结病灶点作为治疗部位。

3. 施术前准备

（1）洗手，戴医用口罩、帽子、一次性无菌手套。

（2）选择一次性针灸针，消毒的玻璃罐或者真空抽气罐。

（3）碘伏消毒施术部位皮肤，消毒范围直径大于施术部位 5 cm。

4. 施术

（1）经筋手法。

①在对全身进行"经筋查灶"的基础上，坚持"以灶为腧"原则，侧重对手三阳经筋沿线摸及的胸锁乳突肌上、中、下筋结，以及三角肌筋结、旋后肌筋结、斜方肌筋结、肩胛提肌上筋结和下筋结、菱形肌筋结、枕大神经筋结、肩胛骨脊柱缘筋结等痛性筋结点进

318

行仔细查灶。

②用点、揉、按、摩、分筋、理筋等手法对全身查出的病灶进行广泛的松筋治疗，同时注重运用理筋手法对上述颈肩部经筋区域诊查到的病灶进行理筋解结以调节整体机能。

（2）经筋针法。

①针对上述经筋区域的筋结病灶采用固结行针法，重点对颈肩部经筋区域诊查到的病灶进行尽筋分刺、轻点刺络、分段消灶、轮刺离筋等，加以针刺消灶解结。

②筋结较大者，可采用壮医火针法。局部常规消毒，施术者左手拇指按压固定查及的筋结点，右手持火针针具，将针尖置于酒精灯上烧红至发白，迅速将针尖垂直刺入皮肤，直达筋结点，不留针。以达到温经通络，舒筋解结，调畅气血的目的。

（3）拔罐。

对于头、颈、胸、背等区域进行拔罐治疗，令病灶充分潮红充血，必要时可行刺血拔罐疗法，即在针刺过的筋结点上拔火罐，留罐 8 ～ 10 分钟，利于病灶的吸收修复。

（4）施术后处理。

针具用后丢入利器盒。冲洗罐内瘀血，放入消毒液中浸泡，送消毒供应中心统一消毒，防止交叉感染。

三、治疗时间及疗程

每日治疗 1 次，10 次为 1 个疗程。

第三节　壮医经筋疗法治疗腰椎间盘突出症

一、适应证

（1）符合壮医核尹阳证湿热型、阴证瘀毒型辨证分型诊断标准。

（2）符合中医腰痛的血瘀证、寒湿证、湿热证辨证分型诊断标准。

二、操作规范

（一）器械及材料

按摩床、一次性针灸针、一次性注射器针头、碘伏或75%酒精、医用棉签或棉球、玻璃罐或真空抽气罐、真空抽气枪、持物钳、治疗巾、打火机、酒精灯等。

（二）技术操作

1. 患者体位

根据病情确定体位，常取坐位、俯卧位、仰卧位、侧卧位等，以患者舒适及便于施术者操作为宜，避免用强迫体位。

2. 取穴

遵循"以灶为腧"原则，以痛处为中心，采取"顺藤摸瓜""顺筋摸结"的方法，查找相关筋结病灶点作为治疗部位。

3. 施术前准备

（1）洗手，戴医用口罩、帽子、一次性无菌手套。

（2）选择一次性针灸针，消毒的玻璃罐或真空抽气罐。

（3）碘伏消毒施术部位皮肤，消毒范围直径大于施术部位5 cm。

4. 施术

（1）经筋手法。

①在对全身进行"经筋查灶"的基础上，坚持"以灶为腧"原则，从足三阳经筋摸结，侧重对以下部位进行查灶。①足太阳经筋手触摸结，可查跟腱、腓肠肌、腘绳肌、股二头肌、突出病变部位棘突旁等区域；②足少阳经筋手触摸结，可查腓骨长肌、股四头肌外侧肌、阔筋膜张肌、梨状肌、臀大肌、髂肋肌等区域；③足阳明经筋手触摸结，可查蹈长伸肌、股四头肌内侧肌、腹股沟、腰大肌等区域。

②用点、揉、按、摩、分筋、理筋等手法对全身查出的病灶进行广泛的松筋治疗，同时注重运用理筋手法对上述腰部及下肢经筋区域诊查到的病灶进行理筋解结以调节整体机能。

（2）经筋针法。

①针对上述经筋区域的筋结病灶采用固结行针法，重点对腰部及下肢经筋区域诊查

到的病灶进行尽筋分刺、轻点刺络、分段消灶、轮刺离筋等，加以针刺消灶解结。

②筋结较大者，可采用壮医火针法。局部常规消毒，施术者左手拇指按压固定查及的筋结点，右手持火针针具，将针尖置于酒精灯上烧红至发白，迅速将针尖垂直刺入皮肤，直达筋结点，不留针。以达到温经通络，舒筋解结，调畅气血的目的。

（3）拔罐。

对于腰、臀、下肢等区域进行拔罐治疗，令病灶充分潮红充血，必要时可行刺血拔罐疗法，即在针刺过的筋结点上拔火罐，留罐 8 ～ 10 分钟，利于病灶的吸收修复。

（4）施术后处理。

针具用后丢入利器盒。冲洗罐内瘀血，放入消毒液中浸泡，送消毒供应中心统一消毒，防止交叉感染。

三、治疗时间及疗程

每日治疗 1 次，10 次为 1 个疗程。

第十九章　壮医全身药浴疗法

第一节　壮医全身药浴疗法治疗湿疹

一、适应证

（1）符合壮医能晗能累阳证、阴证辨证分型诊断标准。

（2）符合中医湿疮的所有辨证分型诊断标准。

二、操作规范

（一）器械及材料

（1）药液。

①湿热蕴肤型：路边菊30 g、忍冬藤30 g、扛板归50 g、荆芥15 g、防风15 g、千里光30 g、黄柏30 g、百部30 g、十大功劳50 g，水煎外用。

②脾虚湿蕴型：白矾30 g、芒硝30 g、忍冬藤30 g、荆芥15 g、防风15 g、海桐皮30 g、土茯苓50 g，水煎外用。

③血虚风燥型：蛇床子10 g、地肤子10 g、蝉蜕10 g、石楠藤30 g、忍冬藤30 g、扛板归50 g、淫羊藿15 g、白鲜皮15 g，水煎外用。

（2）泡浴大木桶（泡浴大木盆或全身熏蒸机）、一次性泡浴袋、浴巾等。

（二）技术操作

1.患者体位

根据病情确定体位，常取坐位或卧位，避免用强迫体位。

2.施术前准备

（1）使用泡浴大木桶（泡浴大木盆）药浴：一次性泡浴袋，一人一袋。

（2）全身熏蒸机药浴：冲洗全身熏蒸机，擦洗全身熏蒸机，开启臭氧消毒。

3. 施术

（1）使用泡浴大木桶（泡浴大木盆）药浴。

①放药。垫好一次性泡浴袋，将药液放入浴桶（浴盆）内，调节合适的温度，药液量以淹没浴者胸部（取坐姿或卧位）为宜。

②入浴。放入浴桶（浴盆）架，待药液温度在 40 ～ 45 ℃时，嘱患者将躯体浸泡在药液中。

③泡浴。嘱患者一边浸泡一边揉搓、按压全身或患部，促进血液循环，以利于药物吸收。

④浴后用消毒毛巾擦干全身，及时更衣保暖。

（2）使用全身熏蒸机药浴。

①放药。将药液放置全身熏蒸机，调节合适的温度，患者取卧位。

②入浴。待药液温度在 37 ～ 42 ℃时，嘱患者平躺在全身熏蒸机内。

③药浴。开启全身熏蒸机，使药液喷洒于患者全身以渗透入肌肤，促进血液循环及药物吸收。

④浴后用消毒毛巾擦干全身，及时更衣保暖。

三、治疗时间及疗程

每日治疗 1 次，7 日为 1 个疗程。

第二节　壮医全身药浴疗法治疗腰椎间盘突出症

一、适应证

（1）符合壮医核尹所有辨证分型诊断标准。

（2）符合中医腰痛所有辨证分型诊断标准。

二、技术操作规范

（一）器械及材料

（1）药液。

①湿热型：路路通 10 g、苦参 30 g、杜仲藤 30 g、十大功劳 50 g，水煎外用。

②瘀阻型：宽筋藤 30 g、五味藤 30 g、大钻 30 g、小钻 30 g、苏木 30 g、乳香 10 g、没药 10 g、大血藤 30 g 等，水煎外用。

③肾虚型：当归藤 30 g、杜仲藤 30 g、艾叶 30 g、续断 30 g、接骨草 30 g、川牛膝 30 g、威灵仙 30 g 等，水煎外用。

（2）泡浴大木桶（泡浴大木盆或全身熏蒸机）、一次性泡浴袋、浴巾等。

（二）技术操作

1. 患者体位

根据病情确定体位，常取坐位或卧位，避免用强迫体位。

2. 施术前准备

（1）使用泡浴大木桶（泡浴大木盆）药浴：一次性泡浴袋，一人一袋。

（2）全身熏蒸机药浴：冲洗全身熏蒸机，擦洗全身熏蒸机，开启臭氧消毒。

3. 施术

（1）使用泡浴大木桶（泡浴大木盆）药浴。

①放药。垫好一次性泡浴袋，将药液放入浴桶（浴盆）内，调节合适的温度，药液量以淹没浴者胸部（取坐姿或卧位）为宜。

②入浴。放入浴桶（浴盆）架，待药液温度在 40 ～ 45 ℃时，嘱患者将躯体浸泡在药液中。

③泡浴。嘱患者一边浸泡一边揉搓、按压全身或患部，促进血液循环，以利于药物吸收。

④浴后用消毒毛巾擦干全身，及时更衣保暖。

（2）使用全身熏蒸机药浴。

①放药。将药液放置全身熏蒸机，调节合适的温度，患者取卧位。

②入浴。待药液温度在 37 ～ 42 ℃时，嘱患者平躺在全身熏蒸机内。

③药浴。开启全身熏蒸机，使药液喷洒于患者全身以渗透入肌肤，促进血液循环及药物吸收。

④浴后用消毒毛巾擦干全身，及时更衣保暖。

三、治疗时间及疗程

每日治疗 1 次，7 日为 1 个疗程。

第三节　壮医全身药浴疗法治疗产后身痛

一、适应证

（1）符合壮医产呱发旺所有辨证分型诊断标准。

（2）符合中医产后遍身疼痛的所有辨证分型诊断标准。

二、技术操作规范

（一）器械及材料

（1）药液。

①风寒型：艾叶 30 g、生姜 30 g、豆豉姜 30 g、花椒 10 g、羌活 10 g、荆芥 30 g、防风 30 g 等，水煎外用。

②血瘀型：宽筋藤 30 g、五味藤 30 g、大钻 30 g、小钻 30 g、苏木 30 g、乳香 10 g、没药 10 g、大血藤 30 g 等，水煎外用。

③血虚型：当归藤 30 g、杜仲藤 30 g、鸡血藤 30 g、艾叶 30 g、五指枫 30 g 等，水煎外用。

④肾虚型：当归藤 30 g、杜仲藤 30 g、艾叶 30 g、川牛膝 30 g、威灵仙 30 g 等，水煎外用。

（2）泡浴大木桶（泡浴大木盆或全身熏蒸机）、一次性泡浴袋、浴巾等。

（二）操作方法

1. 患者体位

根据病情确定体位，常取坐位或卧位，避免用强迫体位。

2. 施术前准备

（1）使用泡浴大木桶（泡浴大木盆）药浴：一次性泡浴袋，一人一袋。

（2）全身熏蒸机药浴：冲洗全身熏蒸机，擦洗全身熏蒸机，开启臭氧消毒。

3. 施术

（1）使用泡浴大木桶（泡浴大木盆）药浴。

①放药。垫好一次性泡浴袋，将药液放入浴桶（浴盆）内，调节合适的温度，药液量以淹没浴者胸部（取坐姿或卧位）为宜。

②入浴。放入浴桶（浴盆）架，待药液温度在 40～45 ℃时，嘱患者将躯体浸泡在药液中。

③泡浴。嘱患者一边浸泡一边揉搓、按压全身或患部，促进血液循环，以利于药物吸收。

④浴后用消毒毛巾擦干全身，及时更衣保暖。

（2）使用全身熏蒸机药浴。

①放药。将药液放置全身熏蒸机，调节合适的温度，患者取卧位。

②入浴。待药液温度在 37～42 ℃时，嘱患者平躺在全身熏蒸机内。

③药浴。开启全身熏蒸机，使药液喷洒于患者全身以渗透入肌肤，促进血液循环及药物吸收。

④浴后用消毒毛巾擦干全身，及时更衣保暖。

三、治疗时间及疗程

每日治疗 1 次，7 日为 1 个疗程。

第二十章　壮医香囊佩药疗法

第一节　壮医香囊佩药疗法治疗感冒

一、适应证

（1）符合壮医得凉所有辨证分型诊断标准。

（2）符合中医感冒的所有辨证分型诊断标准。

二、技术操作规范

（一）器械及材料

（1）药袋准备。通常选择透气性良好的布料制作成精美香囊以装药物。香囊上配置挂绳以方便佩戴，香囊的大小以能装 6～10 g 药粉为宜。

（2）药物准备。

阳证：薄荷、贯众、三叉苦、大叶桉、藿香、佩兰、防风、冰片各 10 g。

阴证：生姜、艾叶、藿香、佩兰、白芷、肉桂、高良姜、防风、冰片各 10 g。

将以上药物清洁处理，去除杂质，于烘箱 60 ℃下干燥后，在清洁区将以上药物混合粉碎过 100 目筛，置入密封罐中备用。

（3）辅助材料：压适板、一次性小布袋等。

（二）技术操作

1. 患者体位

以患者舒适及便于施术者操作为宜。

2. 治疗部位

白天佩挂于胸前，距离鼻腔约 15 cm，晚间睡眠时置于枕边。

3. 施术前准备

（1）环境清洁，温度适宜，符合制作卫生标准。

（2）洗手，戴医用口罩及帽子，保持双手清洁干燥。

4. 施术

（1）装药。采用压适板将研磨好的药物填满透气性强的一次性小布袋中，最后将小布袋置入精美布袋中即成香囊。

（2）佩挂。系带、纽扣、夹子等固定。

三、治疗时间及疗程

香囊内药物通常 5 ～ 7 日更换 1 次，可佩挂至病情明显好转直至痊愈。

第二节　壮医香囊佩药疗法治疗小儿厌食症

一、适应证

（1）符合壮医乒卟哏阳证、阴证辨证分型诊断标准。

（2）符合中医纳呆的所有辨证分型诊断标准。

二、技术操作规范

（一）器械及材料

（1）药袋准备：通常选择透气性良好的布料制作成精美药兜以组装药物。香囊上配置挂绳以方便佩戴，香囊的大小以能装 6 ～ 10 g 药粉为宜。

（2）药物准备。

阳证：五谷虫、使君子、胡黄连、麦芽、神曲、炒鸡内金、薏苡仁、莪术各 6 g，冰片 3 g。

阴证：党参、白术、苍术、槟榔、陈皮、砂仁、麦芽、白蔻仁各 6 g，冰片 3 g。

将以上药物清洁处理，去除杂质，于烘箱 60 ℃下干燥后，在清洁区将以上药物混合粉碎过 100 目筛，置入密封罐中备用。

（3）辅助材料：压舌板、一次性小布袋等。

（二）技术操作

1. 患者体位

以患者舒适及便于施术者操作为宜。

2. 治疗部位

佩挂于胃脘部附近或者胸前，距离鼻腔约 15 cm 为宜，晚间睡眠时置于枕边。

3. 施术前准备

（1）环境清洁，温度适宜，符合制作卫生标准。

（2）洗手，戴医用口罩及帽子，保持双手清洁干燥。

4. 施术

（1）装药：采用压舌板将研磨好的药物填充满透气性强的一次性小布袋中，最后将小布袋置入精美布袋中即成香囊。

（2）佩挂：系带、纽扣、夹子等固定。

三、治疗时间及疗程

香囊内药物通常 5 ～ 7 日更换 1 次，可佩挂至病情明显好转直至痊愈。

第三节　壮医香囊佩药疗法治疗乳腺增生病

一、适应证

（1）符合壮医嘻缶的所有辨证分型诊断标准。

（2）符合中医乳癖的所有辨证分型诊断标准。

二、操作规范

（一）器械及材料

（1）药袋准备：通常选择透气性良好的布料制作成精美香囊以组装药物。香囊上配置挂绳以方便佩戴，香囊的大小以能装 6 ～ 10 g 药粉为宜。

（2）药物准备。

阳证：玫瑰花、藿香、佩兰、薄荷、夏枯草、川楝子、郁金、冰片各 20 g。

阴证：玫瑰花、藿香、佩兰、薄荷、白芷、肉桂、高良姜、冰片各 20 g。

将以上药物清洁处理，去除杂质，于烘箱 60 ℃下干燥后，在清洁区将以上药物混合粉碎过 40 ～ 60 目筛，置入密封罐中备用。

（3）辅助材料：压舌板、一次性小布袋等。

（二）技术操作

1. 患者体位

以患者舒适及便于施术者操作为宜。

2. 治疗部位

白天佩挂胸前，距离鼻腔约 15 cm，晚间睡眠时置于枕边。

3. 施术前准备

（1）环境清洁，温度适宜，符合制作卫生标准。

（2）洗手，戴医用口罩及帽子，保持双手清洁干燥。

4. 施术

（1）装药：采用压舌板将研磨好的药物填充满透气性强的一次性小布袋中，最后将小布袋置入精美布袋中即成香囊。

（2）佩挂：系带、纽扣、夹子等固定。

三、治疗时间及疗程

香囊内药物通常 5 ～ 7 日更换 1 次，可佩挂至病情明显好转直至痊愈。

第二十一章 壮医水蛭疗法

第一节 壮医水蛭疗法治疗带状疱疹

一、适应证

（1）符合壮医奔呗啷阳证、阴证辨证分型诊断标准。

（2）符合中医蛇串疮的所有辨证分型诊断标准。

二、操作规范

（一）器械及材料

经过净化并检验合格的医用水蛭、治疗车、治疗盘、一次性治疗单、无菌干棉球、医用棉签、无菌小方纱、无菌手套、一次性注射器针头、医用胶布、速干手消毒液、一次性换药碗、75%酒精、生理盐水、止血粉、生活垃圾桶、医疗垃圾桶。

（二）技术操作

1.患者体位

根据病情确定体位，常取坐位、俯卧位、仰卧位、侧卧位等，以患者舒适及便于施术者操作为宜，避免用强迫体位。

2.取穴

遵循以灶为穴、龙氏取穴原则，在病灶处选穴，按疱疹出现的先后顺序进行操作，即取先发处，最后选择3～4条水蛭沿疱疹边缘外围进行围吸，或者以损伤的神经走向循行进行吸叮。

3.施术前准备

（1）洗手，戴医用口罩、帽子、一次性无菌手套。

（2）用75%酒精消毒局部皮肤，待干，再用生理盐水去除消毒部位的酒精异味。

4.施术

（1）醒蛭。用生理盐水注入瓶管轻缓摇晃以清洗水蛭，或把水蛭放在治疗碗内待用。

（2）标位。确定水蛭吸治的穴位或部位，做好标记。

（3）吸治。用无齿镊夹取水蛭，用无菌纱布包住水蛭后端，引导水蛭头部吸盘对准治疗部位，稍作停留，若治疗处皮肤较厚或长时间水蛭未叮咬，可予一次性注射器针头行局部刺血后再引导水蛭头部吸盘对准治疗部位使其叮吸，待水蛭叮吸固定后摊开纱布隔离水蛭与周围皮肤，施术者全程监护。

（4）脱蛭。水蛭吸血饱食后会自动脱落，用镊子将其钳至治疗碗内，吸治时间一般约1小时，如超过1小时水蛭仍不脱落，可使用棉签蘸75%酒精涂抹水蛭吸盘，使水蛭自动脱落至治疗碗内。

（5）术毕，常规消毒所有治疗部位。

（6）用医用干棉球按压吸治口15分钟，用医用干棉球加无菌纱布加压包扎后固定。

（7）施术后处理。直接用75%酒精浸泡吸治后的水蛭令其死亡后作医疗垃圾处理，吸治后的水蛭不可重复使用。

三、治疗时间及疗程

每周治疗1～2次，每次水蛭吸血时间为30～60分钟，连续治疗2周为1个疗程。

第二节　壮医水蛭疗法治疗湿疹

一、适应证

（1）符合壮医能唅能累阳证、阴证辨证分型诊断标准。

（2）符合中医湿疮的所有辨证分型诊断标准。

二、操作规范

（一）器械及材料

经过净化并检验合格的医用水蛭、治疗车、治疗盘、一次性治疗单、无菌干棉球、医用棉签、无菌小方纱、无菌手套、一次性注射器针头、医用胶布、速干手消毒液、一次性换药碗、75% 酒精、生理盐水、止血粉、生活垃圾桶、医疗垃圾桶等。

（二）技术操作

1. 患者体位

根据病情确定体位，常取坐位、俯卧位、仰卧位、侧卧位等，以患者舒适及便于施术者操作为宜，避免用强迫体位。

2. 取穴

遵循以灶为穴、龙氏取穴原则，在病灶处选穴，以壮医梅花穴、莲花穴、葵花穴、长子穴及病灶局部穴位为主，配以中医阿是穴、足三里、手三里、三阴交、太冲、血海等穴。

3. 施术前准备

（1）洗手，戴医用口罩、帽子、一次性无菌手套。

（2）用 75% 酒精消毒局部皮肤，待干，再用生理盐水去除消毒部位的酒精异味。

4. 施术

（1）醒蛭。用生理盐水注入瓶管轻缓摇晃以清洗水蛭，或把水蛭放在治疗碗内待用。

（2）标位。确定水蛭吸治的穴位或部位，做好标记。

（3）吸治。用无齿镊夹取水蛭，用无菌纱布包住水蛭后端，引导水蛭头部吸盘对准治疗部位，稍作停留，若治疗处皮肤较厚或长时间水蛭未叮咬，可予一次性注射器针头行局部刺血后再引导水蛭头部吸盘对准治疗部位使其叮吸，待水蛭叮吸固定后摊开纱布隔离水蛭与周围皮肤，施术者全程监护。

（4）脱蛭。水蛭吸血饱食后会自动脱落，用镊子将其钳至治疗碗内，吸治时间一般约 1 小时，如超过 1 小时水蛭仍不脱落，可使用棉签蘸 75% 酒精涂抹水蛭吸盘，使水蛭自动脱落至治疗碗内。

（5）术毕，常规消毒所有治疗部位。

（6）用医用干棉球按压吸治口 15 分钟，用医用干棉球加无菌纱布加压包扎后固定。

（7）施术后处理。直接用 75% 酒精浸泡吸治后的水蛭令其死亡后作医疗垃圾处理，吸治后的水蛭不可重复使用。

三、治疗时间及疗程

每周治疗 1 ～ 2 次，每次水蛭吸血时间为 30 ～ 60 分钟，连续治疗 2 周为 1 个疗程。

第三节　壮医水蛭疗法治疗桡骨茎突狭窄性腱鞘炎

一、适应证

（1）符合壮医吟相阳证、阴证辨证分型诊断标准。

（2）符合中医痹证的所有辨证分型诊断标准。

二、操作规范

（一）器械及材料

经过净化并检验合格的医用水蛭、治疗车、治疗盘、一次性治疗单、无菌干棉球、医用棉签、无菌小方纱、无菌手套、一次性注射器针头、医用胶布、速干手消毒液、一次性换药碗、75% 酒精、生理盐水、止血粉、生活垃圾桶、医疗垃圾桶等。

（二）技术操作

1. 患者体位

根据病情确定体位，常取坐位、俯卧位、仰卧位、侧卧位等，以患者舒适及便于施术者操作为宜，避免用强迫体位。

2. 取穴

遵循龙氏取穴原则，在桡骨茎突部按压疼痛处选取 1 个点，避免与其他穴位重复，取患侧手三里、偏历、阳溪、列缺、合谷等穴，避开浅表大血管，配以中医辨证取穴。

3. 施术前准备

（1）洗手，戴医用口罩、帽子、一次性无菌手套。

（2）用 75% 酒精消毒局部皮肤，待干，再用生理盐水去除消毒部位的酒精异味。

4. 施术

（1）醒蛭。用生理盐水注入瓶管轻缓摇晃以清洗水蛭，或把水蛭放在治疗碗内待用。

（2）标位。确定水蛭吸治的穴位或部位，做好标记。

（3）吸治。用无齿镊夹取水蛭，用无菌纱布包住水蛭后端，引导水蛭头部吸盘对准治疗部位，稍作停留，若治疗处皮肤较厚或长时间水蛭未叮咬，可予一次性注射器针头行局部刺血后再引导水蛭头部吸盘对准治疗部位使其叮吸，待水蛭叮吸固定后摊开纱布隔离水蛭与周围皮肤，施术者全程监护。

（4）脱蛭。水蛭吸血饱食后会自动脱落，用镊子将其钳至治疗碗内，吸治时间一般约1小时，如超过1小时水蛭仍不脱落，可使用棉签蘸75%酒精涂抹水蛭吸盘，使水蛭自动脱落至治疗碗内。

（5）术毕，常规消毒所有治疗部位。

（6）用医用干棉球按压吸治口15分钟，用医用干棉球加无菌纱布加压包扎后固定。

（7）施术后处理。直接用75%酒精浸泡吸治后的水蛭令其死亡后作医疗垃圾处理，吸治后的水蛭不可重复使用。

三、治疗时间及疗程

每周治疗1～2次，每次水蛭吸血时间为30～60分钟，连续治疗2周为1个疗程。

第四节　壮医水蛭疗法治疗痛风

一、适应证

（1）符合壮医隆芡阳证、阴证风寒湿型、浊瘀型的辨证分型诊断标准。

（2）符合中医痛风的湿热蕴结型、痰浊阻滞型、瘀血阻滞型辨证分型诊断标准。

二、操作规范

（一）器械及材料

经过净化并检验合格的医用水蛭、治疗车、治疗盘、一次性治疗单、无菌干棉球、医用棉签、无菌小方纱、无菌手套、一次性注射器针头、医用胶布、速干手消毒液、一次性换药碗、75% 酒精、生理盐水、止血粉、生活垃圾桶、医疗垃圾桶等。

（二）技术操作

1. 患者体位

根据病情确定体位，常取坐位、俯卧位、仰卧位、侧卧位等，以患者舒适及便于施术者操作为宜，避免用强迫体位。

2. 取穴

遵循以灶为穴、龙氏取穴原则，在病灶处选穴，以阿是穴为主。

3. 施术前准备

（1）洗手，戴医用口罩、帽子、一次性无菌手套。

（2）用 75% 酒精消毒局部皮肤，待干，再用生理盐水去除消毒部位的酒精异味。

4. 施术

（1）醒蛭。用生理盐水注入瓶管轻缓摇晃以清洗水蛭，或把水蛭放在治疗碗内待用。

（2）标位。确定水蛭吸治的穴位或部位，做好标记。

（3）吸治。用无齿镊夹取水蛭，用无菌纱布包住水蛭后端，引导水蛭头部吸盘对准治疗部位，稍作停留，若治疗处皮肤较厚或长时间水蛭未叮咬，可予一次性注射器针头行局部刺血后再引导水蛭头部吸盘对准治疗部位使其叮吸，待水蛭叮吸固定后摊开纱布隔离水蛭与周围皮肤，施术者全程监护。

（4）脱蛭。水蛭吸血饱食后会自动脱落，用镊子将其钳至治疗碗内，吸治时间一般约 1 小时，如超过 1 小时水蛭仍不脱落，可使用棉签蘸 75% 酒精涂抹水蛭吸盘，使水蛭自动脱落至治疗碗内。

（5）术毕，常规消毒所有治疗部位。

（6）用医用干棉球按压吸治口 15 分钟，用医用干棉球加无菌纱布加压包扎后固定。

（7）施术后处理。直接用 75% 酒精浸泡吸治后的水蛭令其死亡后作医疗垃圾处理，吸治后的水蛭不可重复使用。

三、治疗时间及疗程

每周治疗 1 ～ 2 次，每次水蛭吸血时间为 30 ～ 60 分钟，连续治疗 2 周为 1 个疗程。

参考文献

［1］庞宇舟.壮医药学概论［M］.北京：中国中医药出版社，2022.

［2］董少龙.壮医内科学［M］.南宁：广西民族出版社，2006.

［3］潘明甫，黄国东，贺诗寓.壮医特色技法操作规范［M］.南宁：广西科学技术出版社，2022.

［4］陈红风.中医外科学［M］.黄国琪，主译.上海：上海浦江教育出版社，2018.

［5］张伯礼，吴勉华.中医内科学［M］.北京：中国中医药出版社，2017.

［6］葛均波，徐永健，王辰.内科学［M］.9版.北京：人民卫生出版社，2018.

［7］陈孝平，汪建平，赵继宗.外科学［M］.9版.北京：人民卫生出版社，2018.

［8］谢幸，孔北华，段涛.妇产科学［M］.9版.北京：人民卫生出版社，2018.

［9］张学军，郑捷.皮肤性病学［M］.9版.北京：人民卫生出版社，2018.

［10］黄汉儒.中国壮医学［M］.南宁：广西民族出版社，2000.

［11］黄瑾明，宋宁，黄凯，等.壮医针灸学［M］.北京：中国中医药出版社，2017.

［12］庞宇舟，林辰.实用壮医内科学［M］.南宁：广西科学技术出版社，2011.

［13］钟鸣.简明壮医药学［M］.南宁：广西民族出版社，2009.

［14］钟鸣.中国壮医病证诊疗规范［M］.南宁：广西科学技术出版社，2009.

［15］庞宇舟，李伟伟.壮医内儿科学［M］.北京：中国中医药出版社，2019.

［16］岳桂华，黄国东.壮瑶医优势病种诊疗方案［M］.北京：化学工业出版社，2022.

［17］中国医师协会呼吸医师分会，中国医师协会急诊医师分会.普通感冒规范诊治的专家共识［J］.中华内科杂志，2012，51（4）：330-333.

［18］中国中西医结合学会男科专业委员会.勃起功能障碍中西医结合诊疗指南（试行版)［J］.中华男科学杂志，2016，22（8）：751-757.

［19］贝政平，蔡映云.内科疾病诊断标准［M］.2 版.北京：科学出版社，2007.

［20］那彦群，郭震华.实用泌尿外科学［M］.北京：人民卫生出版社，2009.

［21］贾金铭.中国中西医结合男科学［M］.北京：中国医药科技出版社，2005.

［22］中华医学会.临床诊疗指南骨科分册［M］.北京：人民卫生出版社，2009.

［23］中华预防医学会妇女保健分会乳腺保健与乳腺疾病防治学组.乳腺增生症诊治专家共识［J］.中国实用外科杂志，2016，36（7）：759-762.

［24］罗本华，林辰，李晶晶.壮医针灸疗法治疗颈椎病的疗效观察［J］.广西中医药，2012，35（5）：27-28.

［25］王洪田，李明，刘蓬，等.耳鸣的诊断和治疗指南（建议案）［J］.中华耳科学杂志，2009，7（3）：185.

［26］林辰，陈攀，黎玉宣.中国壮医外治学［M］.南宁：广西科学技术出版社，2015.

［27］黄杰之.实用壮医技术［M］.南宁：广西科学技术出版社，2017.

［28］李珏，容小翔.实用壮医目诊［M］.南宁：广西民族出版社，2013.

［29］甘霖，钟鸣.常见病证壮医诊疗规范［M］.北京：北京大学出版社，2016.

［30］谢海波.中医内科病诊疗与处方［M］.北京：化学工业出版社，2021.

［31］詹华奎.诊断学［M］.北京：中国中医药出版社，2021.

［32］朱红梅，黄鑫，柏春晖.壮医灯心草灸治疗甲亢的规范临床应用研究［J］.中国民族医药杂志，2012，18（6）：33-34.

［33］朱红梅.壮医灯心草灸治疗甲亢疗效机理研究［J］.中国民族医药杂志，2013，19（3）：7-8.

［34］赵辨.中国临床皮肤病学［M］.江苏凤凰科学技术出版社，2017.

［35］梁少娟.壮医火功疗法简介［J］.中国民族民间医药杂志，1994.

［36］王柏灿.壮医火功加熨浴疗法治疗痹病 89 例临床观察［J］.中国中医药信息杂志，2007，8：60-61.

［37］覃国良.壮医火攻疗法结合中药治疗腰痛 30 例［J］.广西中医药，2010，33（3）：22-23.

［38］钟远鸣，杨伟.壮医外伤科学［M］.北京：中国中医药出版社，2020.

［39］曲绵域，于长隆.实用运动医学［M］.4 版.北京：北京大学医学出版社，2003.